口腔颌面外科教学查房与思政教育

KOUQIANG HEMIAN WAIKE JIAOXUE CHAFANG YU SIZHENG JIAOYU

聂 鑫 主编

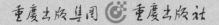
重庆出版集团 重庆出版社

图书在版编目（CIP）数据

口腔颌面外科教学查房与思政教育 / 聂鑫主编 . —重庆: 重庆出版社,
2023.5

ISBN 978-7-229-17658-7

Ⅰ.①口… Ⅱ.①聂… Ⅲ.①口腔颌面部疾病—口腔外科学 ②高
等学校—思想政治教育—研究—中国 Ⅳ.①R782 ②G641

中国国家版本馆CIP数据核字（2023）第092378号

口腔颌面外科教学查房与思政教育
KOUQIANG HEMIAN WAIKE JIAOXUE CHAFANG YU SIZHENG JIAOYU
聂　鑫　主编

责任编辑:程凤娟
责任校对:何建云
装帧设计:马　琳

重庆出版集团
重庆出版社　出版

重庆市南岸区南滨路162号1幢　邮政编码:400061　http://www.cqph.com
重庆三达广告印务装璜有限公司印刷
重庆出版集团图书发行有限公司发行
全国新华书店经销

开本:787mm×1092mm　1/16　印张:21　字数:500千
2023年12月第1版　2023年12月第1次印刷
ISBN 978-7-229-17658-7
定价:79.00元

如有印装质量问题,请向本集团图书发行有限公司调换:023-61520678

《口腔颌面外科教学查房与思政教育》
编委会

主　编：聂　鑫

副主编：赵树蕃　李　锋　师莉芳

编　委：（按姓氏笔画排序）

王彦亮（School of Dental Medicine, Rutgers University）

王晓丹（温州医科大学附属口腔医院）

师莉芳（西安交通大学第二附属医院）

刘捷凡（温州医科大学附属口腔医院）

李　锋（温州医科大学附属口腔医院）

何　帅（温州医科大学附属第二医院/育英儿童医院）

邹春莉（重庆松山医院）

赵树蕃（温州医科大学附属口腔医院）

胡孙强（温州医科大学附属口腔医院）

秦瑞峰（陕西瑞泰尔仓口腔医院）

聂　鑫（温州医科大学附属口腔医院）

主编简介

聂鑫　1972年生，四川绵阳人，四川大学华西口腔医院颌面创伤整形外科博士后，主任医师、副教授。1996年，本科毕业于空军军医大学口腔系。先后担任陆军军医大学大坪医院/野战外科研究所（现陆军特色医学中心）及温州医科大学附属口腔医院口腔颌面外科主任，历任重庆口腔医学会口腔生物医学专委会副主任委员、中华口腔医学会口腔急诊专委会委员，长期在口腔医学教育第一线工作。荣获腾讯·大渝网第七届"医者仁心"重庆名医奖，陕西省科学技术奖一等奖，重庆市科学技术奖二等奖，军队科学技术奖二等奖，中国人民解放军医疗成果二等奖、三等奖各1项，主持并参与"国家863计划"重大专项项目、"973前期"重点项目、国家自然科学基金面上项目、重庆市自然科学基金重点项目共计11项。在国内外期刊发表论文40余篇，其中以第一作者/通讯作者发表SCI文章20余篇，主编、参编专著9部，获得国家发明专利授权5项。

前 言 .

  教学查房是医学生临床实践活动的重要环节，临床教学查房是实习生和规培生从单一的临床理论教学逐渐发展为临床实践活动的重要环节，是培养医学生临床思维，更好地将医学理论知识与临床实践有机结合的重要途径之一。但在实际教学工作中，教学查房缺乏规范性，部分教师对教学查房的目的与要求并不十分了解，对如何组织教学查房缺乏正确认识，认为教学查房与医疗查房无本质区别；部分教师在教学查房中只注重相关专科知识的传授，忽略对学生人文素质、临床思维和操作技能的培养。尽管存在上述问题和困境，但相关教学查房的书籍匮乏，现有专业书籍也只集中于疾病的讨论分析，缺少针对教学查房的特质、管理和规范化实施的系统概述。笔者长期在临床教学第一线工作，先后在空军军医大学口腔医学院、四川大学华西口腔医学院、陆军特色医学中心/野战外科研究所、温州医科大学附属口腔医院学习和工作近30年，时至今日，仍记得学生时期参与教学查房的情景，从查阅资料到背记患者的病史信息资料，同时期待教授能提到熟悉的问题；在其后的教学工作中，空军军医大学金岩教授、四川大学田卫东教授的言传身教仍历历在目，并在以后的工作和学习中不断激励着自己。虽然时代的变迁使教学查房更加规范化和条理化，但核心内容和内涵不变，看到目前部分青年教师在教学查房中所表现出的困惑和焦虑，认为有必要撰写一本结合自己多年教学经验和专科知识的相关书籍，期待为从事临床教学查房及思政教育工作的医务人员提供有益参考。本书系统介绍了规范化临床教学查房的主要内容。于教师而言，阅读本书可以系统了解临床教学查房的特质与思政教育的融合点，规范临床教学查房设计、课程备课、教案书写，可提高语言表达和驾驭教学查房与思政教育的能力；于医学生而言，阅读本书可以了解颌面外科常见疾病诊疗的基本规律和基本方法，树立科学的、严谨的思想作风和学习作风。本书在编写过程中，笔者采用了自己在临床实践教学中积累的经验和临床思政资料，内容难免有偏颇；虽然也参阅了国内外的文献资料，限于水平，书中疏漏在所难免，敬请读者批评指正！

聂 鑫

序 言

　　临床教学活动是医学教学极为重要的环节，既是医学生理论联系实际、使医学基础知识与临床实际工作相衔接的重要时期，又是医学生临床思维能力、临床医生基本人文素质得到培养的关键阶段。这一阶段为医学生今后从事医疗工作所应遵循的行为准则及临床心理状态奠定了基础。

　　《口腔颌面外科教学查房与思政教育》系统介绍了规范化临床教学查房的主要内容，包括通过病案例举学习，培养学生全面收集患者病史资料；通过人文精神感化，培养学生正确处理医患关系；通过临床思维训练，培养学生分析问题和解决问题的能力。

　　对从事临床教学查房工作的教师而言，阅读本书可以系统了解临床教学查房的特点，规范课堂教学设计、课程备课、教案书写，提高自身语言表达和驾驭课堂的能力。本书前半部分共分四章，以介绍临床教学查房的理论与实践为主，主要集中介绍教师应如何重点指导学生进行病史信息收集、体格检查、病历书写、基本技术操作等医疗活动；后半部分共分十一章，以总结颌面外科常见疾病临床教学查房为主，主要集中论述疾病的病情特点、诊疗计划及相关教学讨论。

　　本书在介绍颌面外科常见疾病诊疗的基本规律和基本方法的基础上增加了临床思维培养与思政教育内容，有利于树立医学生科学、严谨的思想作风和学习作风。本书内容简明、扼要，对实习生、规培生及参与临床教学查房的年轻医生具有一定的指导意义，也为临床教学活动提供了有益的参考。

目 录

第一部分　临床教学查房理论与实践

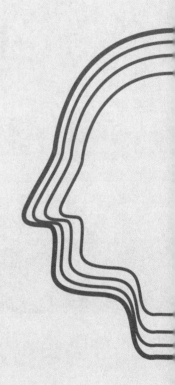

第一部分

临床教学查房理论与实践

第一章
规范化临床教学查房

第一节 概 述

自21世纪以来，我国高等教育快速发展，逐步实现了由精英教育向大众教育的转变。2010年7月中共中央、国务院印发的《国家中长期教育改革和发展规划纲要（2010—2020年）》，提出了教育发展的指导性意见，要求建立以提高教育质量为导向的管理制度和工作机制，把教育资源配置和学校工作重点集中到强化教学环节、提高教育质量上来，把提高教学质量作为教育改革发展的核心任务。临床医学教学活动既是医学生理论联系实际、医学基础知识衔接临床实际工作的重要环节，又是培养医学生临床思维能力，使之具备临床医生基本人文素质及品德的关键环节，这一环节为医学生今后从事医疗工作时所应遵循的行为准则奠定了基础。临床教学查房作为临床实践教学的重要组成部分与核心内容，旨在培养学生全面收集患者病史资料、正确处理医患关系的能力，同时通过临床思维和临床决策训练，提高学生分析问题和解决问题的能力。如何在临床教学查房中提升教育教学理论水平，提高教学实施技巧、完善教学方法，如何充分利用现代教育技术，对从事临床教学查房工作的教师提出了更高的要求。

临床教学查房通过有针对性地开展教学，解决临床问题，可以实现理论联系实际，医疗活动和教学活动的完美结合。其表现为一种以现有住院病例为基础的床边教学，教师带领实习生和规培生，以正在住院的典型或常见病例为查房对象，对典型病例的病情进行系统的回顾和分析，这既是临床与教学的结合，也是对课堂教学的补充和延伸。在指导思想上，以提高医学生临床专业思维能力，通过启发与引导的方式让其学习、探索和解决问题，促进其对"三基"的理解和掌握为目的。在教学方法上强调多样性和灵活性，以及各种教学方法的结合，目的是为医学生营造有利于其创新性发挥的环境。本章主要针对临床教学查房的模式、现状及注意事项等关键问题进行概述。

一、临床教学查房的模式

目前临床教学查房的主要模式为"查房主持人准备1~2例典型病例，先由实习生或规培生汇报患者病史，作初步分析；查房主持人结合患者病情，检查实习生或规培生的问诊、体检技能；展开引导式讨论；查房主持人作最后总结"。这种教学查房模式是国内大多数教学医院普遍采用的形式。除常规临床教学查房模式外，目前各大医院正在逐步探索和革新临床教学查房，更趋向于以学生为主导的模式，并在教学查房中采用"双语教学模式""以问题为导向的PBL学习模式"和"'标准化病人'教学模式"等。

1.双语教学模式

在高等医学院校内施行双语教学教育，可以培养复合型高素质医学人才，全面提高医学生的英语水平、国际医学交流合作能力，是我国为培养高等医学人才而制定的一项长期战略规划，也是让我国医学教育走向世界的必经之路。

双语教学可分为三种形式：浸入式、保持式和过渡式。不管采用何种形式，双语教学的目的在于让学生在获取学科知识的同时培养和提高其英语应用能力。在实际临床教学工作中可根据学生的不同层次及临床教学的具体内容进行调整。譬如，提倡在学生汇报病历，查房主持人指导学生问诊、体格检查中进行双语教学。临床双语教学有利于丰富临床教学的内涵，帮助学生复习专业英语与句型语法的表达，提高临床教学质量与教学水平。在病例病情讨论分析时建议师生通过母语进行交流，这不仅可以让医学生准确、自由地表达自己的见解，还可以使部分英语水平欠佳的学生参与讨论，使学术氛围更加浓厚，从而提高临床教学查房的互动性。在双语教学过程中，查房主持人应明确运用英语交流，目的是让学生掌握专业知识，因此在教学实施中要妥善处理好"教师—专业知识—双语教学—学生"的相互关系。

2.以问题为导向的PBL学习模式

以问题为导向的PBL学习模式是1969年由美国神经病学教授Barrow在加拿大首创，目前已成为国际上较为流行的教学模式。它打破了学科间的界限，具有以患者疾病问题为基础，以学生为中心，以教师为引导，学生自主学习的特点。它将基础学科和临床实践相结合，是一个讨论、自学、再讨论、再学习的过程，它让学生成为教学的主体，这种方法对提高学生解决问题的能力大有裨益。以问题为导向的PBL学习模式已经应用在医学教学中并取得了较好的教学效果。PBL基本教学形式为：对学生进行分组，简单汇报住院患者情况后，由教师提出问题，分组学生对患者进行病史询问及体格检查，教师可进行现场指导及技能培训，讨论期间按分组总结患者的病例特点，提出相应的诊断及治疗方案，同时根据检查结果与病历资料对相关问题进行解答，针对不同的诊断意见，由学生相互讨论取得共识，教师仅作简单引导，并不提供标准答案。

在临床教学查房中"以问题为导向的PBL学习模式"主要应用于病例讨论，现以"颌面部常见神经疾病——面神经麻痹"为例。教师参照临床典型病例撰写PBL教案，教案包括教师教案和学生教案，在教案编写过程中教师既要根据教学大纲要求，以解剖结构和病理生理等理论知识为基础，又要结合具体讨论的患者的病史、检查阳性体征情况提出具有代表性的、与典型病例相结合的问题。在进行临床教学查房前，教师应向学生详细介绍PBL的教学方法、课程安排、实施办法。学生自由组成学习小组，以小组为单位开展PBL学习，一般分为AB两组，有利于相互辩论。学生自学文献检索、图书查询的方法为课程的开展做好准备。

具体实施环节为：当床旁查房结束后，由学生介绍待讨论病例的病史、相关阳性检查图片和辅助检查结果，教师简单进行相关知识的补充后即可让学生分组讨论，在讨论环节应分阶段、分步骤进行，教师根据设计内容分别提出问题。

负责管理该患者的学生不参与讨论，但需对小组成员的部分问题进行回答，例如：①你对患者的初步印象是什么？患者病情发展可能的原因及诱因有哪些？②患者最可能的诊断结果是什么？该患者的诊断依据是什么？③下一步还需做哪些检查来明确诊断？④需要考虑与哪些疾病进行鉴别？

随着学生对患者疾病的进一步了解，通过相互辩论逐渐剖析并明确患者的疾病本质，可进一步深入到对相关疾病机理的探索与讨论，例如：①面神经麻痹的本质是什么？②目前对面神经麻痹的病因有何认识，哪些方面具有一定的争议性？③如何认识面神经麻痹的典型症状及非典型症状？

讨论的最终目的在于分析解决问题，制定诊疗方案。相关讨论问题包括：①目前面神经麻痹治疗的原则是什么？②药物使用的具体方法是什么？

在PBL教学中强调小组合作的重要性，即分工合作、各司其职、相互交流、互换角色。小组进行组内讨论，由学生轮流担任组长，整理大家的讨论结果，并阐述观点。观点不同的小组可进行辩论，由教师起引导作用，讨论结束后教师对学生的报告进行归纳、分析，认真剖析案例及设计方案，全面梳理教学内容，回顾相关知识，解答学生提出的问题，使学生融会贯通形成自己的知识体系。

3. "标准化病人"教学模式

医学不同于其他学科，医学生要获得临床实践知识必须同患者零距离接触以了解患者真实的、复杂的病情。医疗形势的不断发展，医疗环境的不断变化，患者权利意识的不断提高，使患者容易在就诊过程中对医学生产生不信任感和排斥心理。此外，部分病症具有一定的季节性，部分患者的临床表现与体征相对复杂，难以达到教学标准和要求，而医学教育的高要求化使越来越多的教学方法逐渐步入人们的视野，其中应用"标准化病人"教学模式就是一种客观、有效的教学方法，旨在为不同医学生提供尽可能标准一致的问题表征。

"标准化病人（SP）"指那些经过标准化、系统化培训后，能准确表现患者实际临床问题的正常人或患者。医学教育中"模拟患者"的概念由Barrow于1968年首先提出。SP的训练是根据实际患者的病历来进行的，训练时要采用各种技术，以帮助"演员"准确模拟患者的临床病史、症状、体征，并能配合临床诊疗操作练习。目前，"标准化病人"已开始应用于医学生的临床教学查房中，以此对医学生的临床实践情况进行考核。在实际操作中，"标准化病人"不仅扮演着被检查者的角色，还需要根据自身的体会对学生的具体操作进行考评和指导。

一般考核的内容应涵盖两个方面：一方面考核医学生的人文素质情况和医患沟通能力，包括与患者交流时是否有适当的眼神交流、面部表情和合适的语调；与患者交流时是否表现出应有的关心理解以及帮助意图；面对患者时是否有熟悉的语言结合肢体沟通。另一方面考核医学生的职业素养和专业技能，包括是否能准确把握患者主诉的病症；是否能结合患者自身情况做出合理的处理措施（包括患者病史询问）；能否对患者提出的问题做出令其满意的回答；在教学查房过程中，医学生是否准确地告知了患者下一步该如何配合检查，以及是否检查了患者对于传达的信息的理解度；是否向患者传递不利于病情的信息或对日后病情发展做出不切实际的承诺。

二、分级开展临床教学查房

临床教学查房的主持人一般由具有高级职称的医生（高级医师）担任，根据具体情况由中级医师、住院医师参与。在临床教学查房中应以高级医师主持的临床教学查房为主体，中级医师及住院医师参与查房并对临床教学查房进行补充和完善，特殊情况可由高年资主治医师担任主持人。临床教学查房应与临床查房相区别，临床教学查房以临床教学为目的，选择典型病例，以学生为主要对象，有着严格的计划性，临床教学查房应根据教学计划严格执行。无论哪一级临床教学查房，都要开展启发式教学，将教科书的理论知识与具体病例紧密结合，开拓学生的思维，使学生的主动性得到充分发挥。

1.高级医师主持的临床教学查房

高级医师主持的临床教学查房是整个临床教学查房的主体，一般由科室主任或长期从事教学工作的高级职称人员主持。高级医师主持的临床教学查房要有较强的理论性，要视野开阔、引经据典、偏重理论、丰富全面。由高级医师主持的临床教学查房，其人员组成应包括本学科全体实习生、规培生、中级以下医师、高年资护理人员以及教学管理人员。高级医师主持的临床教学查房作为临床教学活动的主体与关键环节，不只限于培养学生应用理论知识分析问题、解决问题的能力，还对促进青年教师教学意识的培养、教学内容的规范、教学水平的提高具有指导和示范意义。高级医师主持的临床教学查房每1~2周进行1次，每次2~3小时；科室高级医师根据自己擅长的专业方向确定主题，有计划地轮流开展临床教学查房；临床教学查房的程序一般分为床旁查房和病例讨论，由管床学生报告病例病历并概括病史特点，病例讨论时应以幻灯片讲解的形式首先对教学目的、临床分析，包括诊断结果、诊断依据、鉴别诊断、治疗方案及有关并发症和预防措施、治疗药物的副作用及防治进行系统概述，在讨论和提问的同时介绍本疾病国内外的最新进展，目的是使参与查房的人员了解国内外研究动态，同时培养下级医生的临床思维能力。

2.中级医师主持的临床教学查房

本专业一些常见病与多发病的临床教学查房也可由中级医师负责，中级医师主持的临床教学查房建议有教学经验丰富的高级职称医师全程参与，在查房前及查房过程中可在语言组织、表达能力、专业知识方面给予指导和帮助，目的在于提高年轻医生的教学水平和能力。查房后应对查房效果进行总结和评价，不足之处应及时告知中级医师以促进其不断修正和提高。与高级医师查房相比，中级医师查房的侧重点有所区别，查房时注意理论与实际病例紧密联系，理论与实践相当，注重培训学生的基本技能，切忌空谈理论。中级医师主持的临床教学查房的主要目的是解决临床工作中的各种实际问题并指导下级医生开展常规临床操作。查房一般在患者床边进行，分析讨论病情可在会议室进行。查房的形式有讲解、提问、讨论，参加人员主要是本学科的学生、住院医师。首先由学生报告患者病史及入院后病程经过，然后由中级医师检诊患者、做病情分析和讨论、提出诊疗意见。在查房中穿插提问，就某些实际问题提出意见和建议，对诊疗过程中所涉及的临床操作技能进行指导和示范。

3.住院医师主持的临床教学查房

目前对住院医师主持的临床教学查房的界定并不一致，大部分医院的临床教学查房仅包括中级医师主持的临床教学查房和高级医师主持的临床教学查房，且高级医师主持的临床教学查房应占全部查房的80%，以保证教学质量。但笔者认为，主持临床教学查房对于从事教学工作的年轻医生也是一种锻炼，住院医师与临床学生接触时间较长，没有明显的隔阂，在讨论临床问题时更能畅所欲言，各抒己见，更能营造出浓厚的学术氛围。

广义上的临床教学查房涵盖了学生要参与的临床教学活动，因此负责科室患者管理的住院医师的每日例行查房也属于临床教学查房的范畴。与其他临床教学查房相比，住院医师主持的临床教学查房以病例的实际情况为主，理论为辅，讨论具体临床问题。住院医师临床教学查房与住院医师日常临床查房的侧重点并不一致，临床教学查房一般以床旁教学为主，在临床教学查房中住院医师可以通过收集患者病历资料，具体指导学生询问病史技巧、规范体格检查、分析所获得的临床资料，对疾病作出正确的临床决策；指导学生观察记录、开展病床管理、规范病例书写；也可以对患者疾病资料作从发病、病因病机、辨证分型、诊断依据、治疗常规到预后与转归的详尽论述。在临床教学查房过程中应注重充分强调学生在临床实践学习中的主体作用，为其以后的临床工作打下坚实的基础。

三、临床教学查房的现状与困境

临床教学查房是临床教学中最生动、最重要的活动之一，也是实习生、规培生和进修生接受上级医生指导最多、最集中的环节。因此，如何提高临床教学水平和教学质量是医学教育改革所关注和研究的主要问题，但在实际操作过程中临床教学查房缺乏规范性。目前临床教学查房普遍存在的问题包括以下几种：

1.将临床教学查房混同于其他临床查房

临床查房除临床教学查房外还包括医疗大查房、三级查房、日常业务查房等。部分教师将医疗大查房与临床教学查房相混淆。部分临床教师在临床教学查房过程中只注重针对患者目前的医疗措施对学生进行指导，没有教学意识，尤其没有针对患者的病因、诊断分析等对学生进行引导。这种情况导致临床教学查房缺乏计划目标，对病例不能展开深入的分析讨论，也没有对学生实施检查指导、质疑释疑等双向性教学活动。在具体实施中未贯彻以问题和释疑为主导的思想和理念，学生只是被动执行医嘱，并未真正参与整个查房过程。

2.以传统教学模式代替临床教学查房

部分临床教师认为临床教学查房就要突出理论教学，将教学互动片面地理解为教师提问、学生回答或操作的过程。在教学方法上他们遵循传统课堂教学中以知识、经验的单向灌输为主的理念，缺乏启发引导，没有对方法进行讲解，没有针对患者的病情进行重点阐述。以颌面骨折患者为例，颌面骨折临床表现多样，有些患者的临床表现与局部损伤部位、损伤力量大小、致伤因素、骨骼肌牵拉及患者自身身体状况有关，因此患者的骨折部位、移位方向不一，在查房中不能一概而论。在教学内容上，部分临床教师以传授知识、传授经验为主，没有对具体体征进行归纳与分析，而临床教学查房并非是对理论知识的复习，培养医学生应全面，在查房中应侧重于对医学生临床思维能力的锻炼，将临床教学查房变成单一的临床理论教学活动无法充分调动学生的积极性，使学生始终处于一种消极被动状态，导致其缺乏主动参与意识，没有独立的临床思维。

3.临床教学查房缺乏计划性

临床教学查房的对象包括实习生、规培生和进修生，由于他们的学历背景、临床经历等客观条件不同，所以他们对临床问题的认识和解决能力存在很大差异。同时临床教学查房的病例又具有不恒定性，患者流动性较强，而只能以病房现有的病例决定临床教学查房的内容。在临床教学中，缺乏针对不同典型病例的不同类型的临床教学查房计划，也很少有针对不同层次的学生的不同阶段的临床教学查房计划。部分临床教师将入院病例临时拿来进行临床教学查房，因此随意性较大，缺乏计划性；还有部分临床教师单纯根据个人日程临时安排临床教学查房，导致学生难以进行充分准备，无法获得较好的临床教学查房效果。

四、临床教学查房与临床医疗查房的区别

规范的临床教学查房可以促使学生将理论知识与临床实践相结合，提高临床辩证思维、诊断和治疗能力，巩固深化基本理论、基础知识和基本技能，培养学生临床分析问题和解决问题的能力。临床医疗查房是医生的病房工作中最基本、最重要的医疗活动，是各级医生进行医疗工作时必须遵循的基本医疗制度，是提高医疗质量、贯彻各级规章制度和规范的重要环节，也是培养年轻医生的有效途径。临床教学查房和临床医疗查房都是医学生的主要学习任务，主持临床教学查房的教师必须注意，两者在查房目的、查房主体、查房方式、设计思路上仍有所区别。

临床教学查房的目的是指导学生通过典型患者的诊断及治疗问题来验证理论知识，针对患者的实际情况对病情作详细分析，让学生在复习专科基础知识的同时，提出进一步的诊治方案，以培养其正确的临床思维，提高其业务水平，最终让其对疾病有一个全面认识。临床医疗查房的目的在于收集和分析患者相关疾病信息，以明确诊断，确定有效的治疗方案，审查各项医疗行为的规范性、及时性和治疗方案的合理性、有效性。

在查房对象上，临床教学查房以学生为主体，将患者作为临床教具为教学服务，通过对病例进行分析以达到教学目的。临床医疗查房以患者为主体，患者的病情就是临床问题，查房围绕患者病情展开，重点是解决诊断及治疗上的关键问题。

在教学方式上，临床教学查房采取归纳、认证、分析、总结的方式，对典型病例、典型体征进行查房，通过全面归纳病史、体格检查与常规技能操作及讨论与总结病历，从普遍性与特殊性中认识疾病，对相关疾病进行有机综合，让学生通过临床教学查房全面了解某种疾病的发生、发展及研究前沿，在此基础上建立起临床思维，这是临床思维训练中的重中之重。临床医疗查房则是以患者的主诉作为主要问题，抓住患者目前需要解决的关键问题，进行对症处理，重点突破，针对患者术前状态作出安全评估，同时对具体患者的病情变化作出适当调整。

在教学设计上，临床教学查房如同理论授课，教学严肃性突出。临床教学查房有专人组织与管理，每年有教学安排与规划，每次临床教学查房应有专门教案，在实施过程中要求按查房计划进行，在规定的时间里事先做好准备，具有进行的优先权，不能随意更改或取消，也不能随意简化。临床医疗查房除应按计划进行外，在病情急、重、危等情况下应随时进行，体现明显的随机性。根据病情，临床医疗查房时间可长可短，而临床教学查房则应按照教学查房教案严格实施。从广义上讲，从患者入院治疗的第一天，

医学生进行的病史收集与医患沟通就属于临床教学查房的开端，现场临床教学是教学查房的重要环节，又可分为汇报病史、体格检查及病历讨论三个步骤。临床教学查房的病例选择针对性较强，一般选取典型常见病与多发病的患者为对象进行重点查房，此类患者诊断相对明确，临床表现相对典型，病例资料相对齐全，通过对患者病史、体格检查及相关实验室检查结果进行分析、综合与归纳，指导学生对疾病进行全面认识，教导学生培养对患者应有的人文关怀精神，以达到课程教学与专业教育目标。临床医疗查房主要针对目前科室救治的疑难或复杂病例进行重点查房，此类患者病例资料并不完善，需要通过医疗查房来分析患者的症状体征并确定疾病的诊断和治疗方案，必要时需补充部分检查。

五、临床教学查房的注意事项

现今最常见的查房模式都是主持者听下级医生汇报患者病史，然后向各级医生及患者追问病史，接着对患者进行体格检查，最后进行归纳、分析及总结，做出诊断及治疗方案。基本形式一致并不意味教学设计和内容僵化固定。在实际教学过程中，带教老师的水平参差不齐，教学对象来源不一。临床带教老师的临床经验相对丰富，但大多没有经过专业的教学训练，因此因势利导地将基本理论、知识和技能有机地结合起来还比较困难，其临床教学能力与要求还有一定的差距。而参与临床教学查房的学生当中，本科生虽然基础较好，但接触临床少，缺乏临床实践经验；规培生和研究生多数参加过临床工作，有一定的实践经验，希望通过临床教学查房来掌握更多的理论知识和研究进展。事实上，很多临床教学查房活动没有根据不同层次的学生进行教案设计，甚至住院医师、中级医师、高级医师的临床教学查房过程都是雷同的，从根本上失去了临床教学查房的实际意义。如果查房中主次把握不好，就会影响查房效果。如果临床教学查房变成对学生的考核，主持者不断向同学提问，让下级医生做各种检查，却没有及时指正示范，这样容易导致教学气氛紧张，使被考核学生不知所措。主持者若完全采用传统授课方式，仅仅让教学场所发生改变，就会使教学缺少互动，使下级医生成为陪衬，无法充分发挥各级医生的积极性。临床教学查房的教学方式要沿袭床边讲解的方式。这种方法除了使参加查房的下级医生受到教育外，还能让房间内的患者、护理人员接受同等水平的授课。但随着目前医疗纠纷不断增多，在家属及其他患者面前议论病例病情破坏了医疗保护制度，侵犯了患者的隐私，这也与人文素质培养背道而驰，这些问题在临床教学查房时值得注意。因此，在患者床边了解其病情是必要的，但病情及检验报告分析及治疗方案制定，应该在临床教室或会议室进行。

具体需要关注的有以下两点：

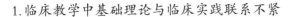

1.临床教学中基础理论与临床实践联系不紧

临床教学查房的最终目的在于以临床教学查房为手段使临床医学生的专业理论水平、临床技能及临床思维都得到提高。临床教学查房与医疗查房的区别在于：临床教学查房是通过认识具体患者的病情，使基础理论与临床实际有机联系起来，达到理论的巩固和提高，同时解决临床实际问题。但必须注意的是，对任何疾病的分析和归纳都应围绕当前查房的患者的具体病情，"空谈理论"或"就病论病"是临床教学查房中容易出现的问题。主持者高谈阔论，脱离了患者的具体病情，使查房变成理论性讲课。应该说，如果脱离了患者的具体病情，搞讲座式查房，就达不到临床教学查房的预期效果。然而有些长期从事临床活动的教师又常走入另外一个极端，在临床教学查房时不谈理论，医疗查房概念不清，完全从医疗目的出发。有些教师只顾自己查房，病史收集及体格检查不规范，缺乏指导意义，疾病的诊断与鉴别诊断没有详尽的归纳和分析，做临床决策时简单告诉学生开什么医嘱、用什么药、申请哪些检查项目等，未能向学生说明临床决策的依据和来源，这种查房其实就是医疗查房，因其对该病涉及的基础理论避而不谈，对相关学术新进展也不介绍。这种独唱式教学查房往往导致学生处于消极被动状态，缺乏主动参与意识和独立的临床思考能力。

2.对临床教学查房理解片面，全局把控意识不强

临床教学查房既是培养各层次医学人才的重要途径，又是强化师资队伍建设的重要手段。临床教学查房对教师的基本素质、知识结构、教学意识、实践经历等都提出了更高的要求，尤其是带教老师在全局把控上应用的方法技巧尤为重要，但部分教师对临床教学查房理解片面，查房过程缺乏中心，主要体现在两个方面：一是查房的内容不集中，发言随意性很强，反映出主持者的思路零乱；二是查房时发言不集中，主持者没有系统地归纳及分析，当下级医生提出问题时，其他医生随意解答，而主持者又没有给予肯定或指正，使大家对问题的正确答案感到茫然。担任高级医师教学查房的主持者应该是该科室的学术带头人，具有学术权威性，在组织查房中代表科室的学术水平。对下级医生提出的问题，主持者应该给予明确回复。当然，主持者也可指派其他医生回答，但对回答内容必须给予明确的肯定或进行纠正。主持者是临床教学查房的中心，应该把握大局，其他医生应该围绕主持者的思路进行学术探讨。定期的临床教学查房也是医学继续教育的重要内容。认为只有带学生才是临床教学查房，没有学生时就不需要搞教学查房，这种观念是错误的。有学生参与的临床教学查房的确是主要教学活动之一，通过反复临床教学查房，学生可以更好地将理论与实践相结合。但是，临床工作实行的是分级管理制度，各级医生都要在临床实践中进行不断学习，而上级医生主持的临床教学查房就是最好的学习机会。因此，有些医生由于对临床教学查房存在片面理解，于是在临床

教学查房中变成主持者后只带着学生查房，而其他各级医生不去参加，这对学术水平的提高是极其不利的。

第二节　临床教学查房的组织和管理

临床教学查房是一种以现有临床住院病例为对象的临床教学。规范有序地组织并开展临床教学查房，既有利于带教老师提高临床教学能力与水平，又有利于医学生提高临床思维能力与专业实践能力。做好临床教学查房的前提是，必须要进行周密的组织和管理，包括查房计划的制订、查房的教学实施、查房人员的组织、查房场所的安排、教学设施和资源的保证等，这也是与常规临床查房的主要区别，临床教学查房中的任何一个环节出错都会影响查房的效果。主持临床教学查房的人员必须明白科学的教学管理才是临床教学查房的质量保证，只有切实落实组织管理措施，才能保证临床教学查房的顺利实施。影响临床教学查房的组织和管理因素主要包括以下几种：主持临床教学查房的规范化管理、主持人员要求、主持临床教学查房的质量评价等。本节主要介绍如何不断完善临床教学查房的组织和管理规范，有效地开展临床教学查房工作。

一、临床教学查房的组织形式

开展临床教学查房时可根据实际情况选择不同的组织形式，包括"双语教学模式""以问题为导向的PBL学习模式"及"'标准化病人'教学模式"，每种模式的组织和管理形式并不一致，本节仅就目前常规采用的临床教学查房的组织形式与管理要求进行介绍，其他方式不再赘述。根据临床教学查房对象结合分级临床教学查房要求，目前主要采用三种形式：第一种形式为完整的临床教学查房过程在床边进行，由学生汇报病例病史、检查结果、分析病情，并对患者做体格检查，然后带教老师进行示范问诊、体格检查，学生观摩，最后由带教老师分析、讲解、提问、总结；第二种形式为由学生先在床边汇报病例病史及做体格检查，然后到教室讲解、提问，结合病例进行讨论；第三种形式是针对特殊病例的，由带教老师直接进行示范操作、讲解、提问。以上三种形式应根据实际情况加以灵活应用，不必拘泥于某一种形式，可在实践中探索并加以完善。本节仅就目前规范化临床教学查房的组织为例进行介绍，主要包括查房前工作组织、临床教学查房组织及查房总结与小结。

1.临床教学查房前工作组织

查房前应做好充分的组织准备，由带教老师和教学秘书共同完成准备事项，教学查房组织及时间分配以90～120分钟为妥。主要包括以下内容：①确定查房目标，即通过本次查房解决的主要问题；②按实习指导的要求组织查房，选择合适的病例、病种，书写教案；③熟悉病情，提前查看患者，掌握病情演变、发展及近期存在的问题；④参考相关专业知识、研究新进展资料；⑤通知有关人员做好准备，如通知患者将要查房，让管床医生准备好患者的病历、辅助检查结果等资料。

2.临床教学查房的基本组织程序

临床教学查房一般安排在下午为宜，可按照下列步骤进行：

（1）集合临床教学查房人员，介绍情况

介绍内容应涵盖查房患者所患病种及患者的基本信息，查房前为让教学目的更有针对性，应向全体参与查房的人员告知：①查房的基本流程与实施地点，包括病例汇报、专科检查，讨论、总结及小结；②查房目的，包括通过对病情分析，学习对疾病做出正确的诊断和治疗；③注意事项，包括注意培养学生的临床思维和基本技能。

（2）进入病房查看患者（汇报病史、体格检查）

临床教学查房属于临床教学的重要内容。参与查房的学生及科室从事教学管理的人员应做好相关记录，提前准备好临床教学查房所需的器械和设备。在组织与管理上应注意规范化，包括仪容仪表和站位规范化：汇报学生和一线医生立于患者左侧，查房主持者立于患者右侧，专家位于床尾（可根据病床位置调整）；病史汇报规范化：学生在汇报病历时应按照规范汇报，除相关病史外，还应对血清学检测及辅助检查指标的阳性结果、患者的基本病情评估、患者入院后重要指标的动态变化等进行简单概述，学生汇报完后由经管住院医师及主管医师进行补充说明，查房主持者就学生汇报和教师补充的情况进行点评和总结，并补充询问患者病史，同时告知学生医患沟通的技巧和人文素质在人际交流中的作用；体格检查规范化：学生对患者进行体格检查时应依照"全面查体，专科指向"的原则执行，在对部分患者进行体格检查时，主持者可考核学生基本的技能，如无菌操作、换药技术及包扎技术。教师需评价学生体格检查时的表现，指出其存在的问题，同时示范正确的体格检查，阐述体格检查及基本技能操作的方法与要领。在床旁查房阶段要注意两个方面的问题：一是爱伤观念，教师、学生查房时要体现对患者的人文关怀；二是院感控制，教师、学生查房时注意院感控制，体格检查前后要使用消毒液洗手。

（3）讨论环节

查房讨论并非只局限于具体解决患者目前所患疾病的治疗方案和措施，还应该注重锻炼医学生的临床思维和临床决策能力，即向学生讲授处理医学问题的基本方法和手段，讲授如何将专科基本理论与临床实践相结合，譬如分析该类疾病的基本病情特点与患者的临床表现是否符合，若不符合需分析可能存在的原因，在病例讨论时应注意调动学生的积极性。基本步骤包括以下内容：①学生归纳病例：概括病例特点时不能简单地重复汇报现病史，要系统归纳与诊断和鉴别诊断相关的阳性体征，提出诊断、鉴别诊断依据及治疗原则；②补充归纳病例：其他学生和主管住院医师对遗漏的病例特点进行补充，指出病例归纳、诊断、鉴别诊断的依据和治疗原则所存在的问题；③讨论分析：查房主持者使用PPT开展病例讨论，在讲解发病机制、手术方式和解剖学构造时适当加入患者的影像学检查结果以及相关动画、视频、图片等（可借助白板），同时讨论时融入思政教育内容。

（4）总结与小结

临床教学查房的总结应该是全方位的，包括教师对患者病情、学生表现、教学效果的总结，也包括质量评估专家对教师在教学实施情况、临床教学查房规范与技巧的总结，还包括在病史收集和体格检查环节中的关于基本技能训练情况的总结和在诊断和鉴别诊断环节中的关于逻辑思维锻炼效果的总结。总结既可在床旁教学和教学讨论阶段时进行，也可在查房结束后一并进行。现以常见的教师对本次临床教学查房的总结与小结为例展开论述。主要分为课堂总结与教师小结。课堂总结包括针对患者主诉与基本病情的临床思维途径，进行抽丝剥茧以探查最终致病机制，排除诊断及诊断依据内容，最终做出临床决策，制定治疗方案（注意理论联系实际，突出重点难点，条理清晰）；带教老师可以结合病例适当介绍学科新进展及临床思政内容。教师小结包括总结本次查房是否达到预期目标；点评学生及其他医生在临床教学查房中的表现，提出改进意见；根据需要，提出问题和布置下一次查房内容，要求学生提前做好准备。

二、临床教学查房的基本要求

成功组织临床教学查房，必须进行周密的组织管理与严格的质量控制。临床教学查房成功开展的关键在于查房教师应深刻领悟临床教学的目的与内涵，所有参与人员要对临床教学查房的各个环节引起高度的重视。临床教学查房的基本要求主要包括以下内容：

1.对带教老师的基本要求

首先要确立教师在临床教学查房中的引导地位。提高学生临床思维能力需要教师的正确引导。以颌面部肿瘤患者的临床教学查房为例，将临床教学查房过程分成四个重要的阶段，对教师在每个环节应承担的主要工作与要求列举如下：

（1）制订临床教学查房计划

根据临床教学查房项目选定拟解决的问题，如颌面部肿瘤的诊断与鉴别诊断，设计教学要点，如提出不同诊断手段在肿瘤诊断中的应用和可靠性、恶性肿瘤的分型与分期、肿瘤患者的临床特点与鉴别诊断，依据以上内容完成临床教学查房计划书。

（2）临床教学查房的具体实施

挑选已明确诊断的入院患者作为临床教学查房讨论时的对象。根据引导性提纲及现场的交流情况，查房教师需适时提出引导性问题。提问的目的是将学生的思维向拟解决问题的方向引导。对于学生争论不休的问题，查房教师应及时提出自己的意见，并提供相关依据。查房教师还应引导学生及时运用相关知识，对颌面部肿瘤疾病的特点进行延伸。查房教师在引导时还需融入思政教育元素，如指导学生在进行医患沟通时，如何体现人文关怀和医德医风。

（3）总结学生查房技能

查房讨论结束后，查房教师根据临床教学查房的设计思路和反馈要点，全面分析并总结颌面部肿瘤诊断的基本原则及诊疗方法；根据学生在临床教学查房中的技能表现，考察其运用知识的能力；评价临床教学查房中每个学生分析问题和解决问题的能力，总结临床教学查房是否达到预期的效果，必要时可通过慈善公益、人物传记等思政案例讲解对学生进行思政教育。

（4）评估临床教学查房效果

临床教学查房结束后，教师应认真完成临床教学查房评估，内容包括教学目的的完成情况和学生的参与程度。除教学查房评估外，还需进行效果总结。效果总结是下次临床教学查房改进的重要依据，同时可为其他教师提供教学参考。

2.对病例选择的基本要求

根据临床教学大纲内容选择合适病例作为查房对象，病例要有代表性，以多发病、常见病为主，不同教学阶段病种不同，后期可选择部分疑难病例进行讨论，根据所选择的病例撰写查房教案、制作相应的课件；每次备查患者应为1~2人。查房教师应提前告知学生所选择的病例，督促学生提前熟悉患者病情，全面掌握患者近期病变情况，管床学生需提前准备必要的临床影像材料，如心电图、X线片、CT片等。查房教师要提前与患者进行沟通，告知患者临床查房的基本情况，获得患者的积极配合。

病例选择的注意事项：①选择病情较复杂曲折的常见病患者，或是较疑难的少见病患者，如果病情简单会失去教学价值和讨论意义。②诊断一定要明确，如果是临床病理讨论，要有病理诊断；若是临床病例讨论，则要有活体组织检查结果或者其他临床确诊依据。如果诊断不明确，讨论就不能得出确切的结果。

3.对患者病情分析的基本要求

患者的病情可能复杂曲折，病历中所记载的内容也繁杂，查房教师应根据临床查房教案设计要求进行重点选取。教师作病情介绍时应注意：

（1）一般不明确写出病理诊断或临床确诊。

（2）为了引导学生自己思考，也不要明确写出对诊断有决定意义的检查结果，可在查房过程中根据讨论进展适时提示。

（3）记录体格检查的结果应全面，即便是重要的阴性结果也应该写出，以备临床讨论时鉴别诊断参考，也可提高讨论自由度。

（4）若患者同时患多种疾病，则每种疾病的临床症状均应描述，以增加病情的复杂性和讨论的难度。

4.对病例讨论的基本要求

病例讨论时要以实事求是为原则，尊重事实，认真观察，深入分析，全面综合，实事求是地对待临床资料，讨论发言要结合国内外有关文献，通过循证医学寻求诊疗依据，但也力求联系实际，解决本病例所存在的具体问题，在讨论中还可以介绍过去病例诊疗成功与失败的经验教训。在具体讨论时应注意以下基本要求：

（1）因每位患者的病情并不一致，讨论时切忌过分武断，不要妄作评论，应按教学意图对学生进行引导。诊断患者疾病时一般采用归纳分析法与排除法相结合，首先提出临床表现的主要内容，然后根据这些特点，归纳分析可能的疾病作为讨论对象，在提出待鉴别的疾病时，应尽可能保证涉及所有的疾病，以免漏诊或误诊；再提出可能的诊断后，根据疾病所表现出来的共性和个性进行鉴别，逐一排除可能性较小的疾病，直到留下一个或几个可能性较大的疾病，同时提出进一步明确诊断的检查手段。

（2）在讨论疾病的特殊病征时不能忽视某些重要的阴性结果。特殊病征是指仅见于该疾病不见于其他疾病的临床表现。特殊病征的发现对疾病的诊断很有价值，有时对疾病确诊能起决定作用，阴性结果对否定某些疾病、缩小鉴别诊断范围有所帮助。

（3）疾病的临床表现要用"一元论"解释，指的是尽量用一种疾病解释多种临床表现。患者的病情不管多么复杂曲折，如果能用一种疾病的特点来解释，就不要用两种或多种疾病来解释，这样可以减少误诊。这也是诊断疾病时应遵循的基本原则。

（4）发扬争鸣精神，强调共同参与，真理若越辩越明，诊断也越辩越清楚。查房教师要鼓励在场人员大胆发言，同时要求参加讨论者耐心听取各级医生发言的同时要勇于提出自己的见解。

三、临床教学查房的质量评估

临床教学作为医学生人才培养的重要阶段，其教学质量对人才培养质量的高低起着决定性作用。高效利用有限的教学时间让医学生充分理解和掌握临床诊疗所必需的理论知识的同时，还能够锻炼其较强的实践动手能力，掌握医患沟通技巧。开展临床教学查房的质量评估工作，其评价内容、评价指标、评价标准都在相当程度上指引着临床教学单位、临床教师和学生的努力方向以及教与学的方式方法和侧重的方向，对教学工作起着较强的导向作用。临床教学质量评估可分为自我评估和他人评估，二者共同构成了多源评估体系。自我评估主要由自我评估和教学总结组成，包括教学效果评价、个人不足和改进措施等部分。他人评估多由其他医生、护士和评审专家进行多源分析，因此评估结果相对客观真实，这对教学质量的持续改进具有非常重要的意义。因此，他人评估是临床教学查房评估的主要内容，主要包括以下几个方面：

（1）教学准备是否充分：是否熟悉临床教学查房的内容、要求和所选病例患者的病情，全面掌握患者近期病情的演变情况，准备必要的临床影像学资料，如心电图、X线片、CT片等检查结果。

（2）计划目标是否明确：是否重视对课程基本理论知识和基本技能的学习掌握，熟悉教学内容，了解教学要求。

（3）体格检查指导是否规范：是否重视体格检查的示范性指导，加强医学生体检技能的规范化训练。

（4）临床分析是否全面：是否结合病例分析、综合收集的资料，进行正确诊断，制订治疗计划。

（5）启发教学是否有效：是否善于诱导医学生的求知欲望，培养医学生的临床思维，耐心解答各种提问，及时纠正学生的错误，充分调动学生的积极性。

（6）归纳总结是否到位：是否引导医学生归纳总结查房中的学习内容和收获。

（7）是否融入思政教育：是否引导学生形成良好的医德医风，形成正确的人生价值观。

四、临床教学查房的管理

临床教学查房效果的好坏取决于个人因素、教师因素和组织管理因素。个人因素包括学生自身的临床技能水平、个人兴趣、准备情况；教师因素包括教学态度、体格检查教学情况、病例结合情况、结合前沿发展情况、双语教学情况；组织管理因素包括查房活动的组织评教情况、查房活动的规范性、查房活动的程序化。只有建立和完善教学管理制度，激励教学人员，才能保障临床教学活动的顺利开展。临床教学查房的有效管理不仅有利于临床教学查房目标的实现，而且有利于充分调动教、学、管、督的积极性，激励和督促临床教学实施单位不断改善教学条件、规范教学活动、重视教学投入，推动重点课程、师资队伍建设，激励和督促临床教师潜心钻研业务，积极投入教学。临床教学质量管理不限于教学医院的临床科室，其他相关行政及教学单位也应高度重视。

1. 教学医院的职责

主要包括以下内容：①负责制定临床教学查房的各类文件，包括临床教学查房制度、步骤和流程、过程评价、记录要求、满意度调查表等；②定期组织教学交流会，了解临床教学查房的开展情况、查房中所存在的问题、查房中是否有难点和需要解决的问题等；③评估科室组织的临床教学查房质量，以全面掌握科室临床教学查房的开展情况，鼓励具有中级职称以上的人员主持临床教学查房；④成立督导机制，进一步规范教学查房，针对存在的问题提出改进的措施和办法，提升临床医师教学水平和临床诊疗能力。

2. 科室教学管理

主要包括以下内容：①临床教学查房的具体实施，要求查房主持人尽量采取启发互动式教学模式，如展示实物和图谱、多媒体演示等方法；②协助查房主持人选择适合临床教学查房的病例，根据临床教学查房内容，设定临床相关问题，便于学生提前准备；③年度考评临床教学查房，写出讲评意见，记录科室临床教学查房情况，包括临床教学查房安排表、评分表、考评意见、查房总结；④制订科室年度或季度临床教学查房计划表，并向科室全体医护人员公布，科室相关人员应按期参加查房，做好查房前准备；⑤定期召开临床教学查房经验交流会，促使科室临床教学查房全面有序地开展；⑥鼓励科室具有中级职称以上的人员主持临床教学查房。

第三节　临床教学查房规范流程

临床教学查房是临床实习和规培教学的重要内容，通过这一环节，可以让医学生养成严谨的科学作风，培养其临床思维和独立工作的能力，并使其接受良好医德医风的熏陶。临床教学查房既是提高临床教学水平的重要方法，也是提高临床教师和临床医生自身综合素质的重要途径之一。因此，教学管理部门应规范临床教学查房，临床教师应加强自身带教意识和责任感，重视并做好临床教学查房工作，保证临床实习教学质量。

通过规范化临床教学查房，可以起到以下六个方面的重要作用：①分析讨论并解决学科常见病例的诊治规律与方法；②考核医学生对基本理论知识的掌握、对疾病的观察能力；③提升实习生、规培生和进修生的临床思维能力；④培养学科医务人员的医德医风，主持查房的教师在整个临床教学查房过程中要注意言传身教，德艺并重，培养自身良好的医疗作风、树立高尚的医德；⑤对下级医生理论知识的掌握和技术操作的熟练程度进行考核；⑥促进科室医务人员业务学习、活跃学术气氛、提高学科的专业技术水平。

一、规范查房前准备的基本形式

（1）相关教研室所安排的查房主持人，一般要求由副高或以上职称的老师担任，实际中具体查房主持人由科室统筹安排，科室根据年度教学目标及医学生的学习工作情况做好临床教学计划时间表。

（2）主持临床教学查房的教师应按照教学大纲的要求及教研室的安排做好准备，提前撰写临床教学查房备课方案。教研室主任应事先听取主持教师在查房前准备的简要汇报，并给予指导和认可。对于新担任此项工作的教师，教研室或病区可组织集体备课，安排试讲，听取汇报，并给予指导。

（3）主持教师应事先选择符合本学科教学要求的常见病例以保证教学的延续性，选择时优先考虑病例病情具有一定的典型性，或选择便于对某一症候群进行鉴别分析的病例，一般不选择诊断不明确的疑难杂症或罕见病例。注意选择思维清晰、善于表达沟通的患者，不选高龄、病情较重的患者。查房前做好患者沟通工作，得到患者的充分理解和积极配合。

（4）主持查房的教师应准备病例讨论所需的多媒体课件，课件要求既简明扼要，又能说明问题，内容要系统充实，文字要简洁，使人看后能对患者的病情有一个清晰完整的印象。

（5）保证临床教学查房取得预期效果的重要前提是学生参与的积极性，应至少提前3天确定病例对象，并通知学生，要求参加查房的学生做好充分准备，熟悉病史，复习相关理论知识。同时通知科室其他相关人员做好相应准备。

（6）经管医学生必须提前准备好资料，熟悉患者病史、临床表现及重要阳性结果。学生需针对患者病情查阅资料，通过分析归纳按病史摘要的形式进行汇报，同时提出具有针对性的诊断和鉴别诊断依据。查房前经管医学生需将相关资料打印成书面材料供查房人员参考；其他医学生要提前熟悉掌握查房内容，掌握相关疾病的病情特点、病变发展、存在的问题，做好病例讨论准备。

（7）查房教师需预先熟悉病情，熟悉相关专业知识及新进展，全面掌握病情的近期演变情况以及疾病相关知识。

（8）查房时各级医生的站位及入出病房有一定的顺序。患者右侧从头到脚的方向依次站位为：患者的主管医师、经管医学生、其他参与临床教学查房的医学生（5～9名）。患者左侧从头到脚的方向依次站位为：临床教学查房主持人、科室主任、护士长。患者床脚处所站的为负责记录的科室教学秘书。

（9）查房时间的分配为：病史询问20～30分钟、体格检查20～30分钟、病例讨论50～60分钟，合计90～120分钟为宜。

（10）临床教学查房时所有参与人员应穿戴整齐，白衣整洁，戴口罩，佩戴胸卡；注重无菌观念；语言应文明，操作应轻柔，注意保护患者。

二、信息收集的基本步骤

信息收集包括患者的病史询问及体格检查，这些通常在病房内完成。主持本次临床教学查房的教师在开始临床教学查房前，应告知参与人员本次临床教学查房的目的与要求，应告知患者的基本病情及查房中的注意事项，同时还应告知参与人员保持着装整洁。

具体流程如下：

（1）进病房。参加临床教学查房的人员应按顺序进入病房。经管医学生负责携带患者病历、辅助检查结果资料及查体时所需器材等，其他医学生需携带临床查房记录本。

（2）汇报病历。经管医学生需用双手将携带的病历及相关辅助检查结果资料交给临床教学查房教师并汇报患者的基本情况。汇报内容包括一般情况（姓名、年龄、性别、职业等）、主诉、现病史、既往史、个人史、婚育史、家族史、体格检查（重要阳性体征和阴性体征）、入院情况、诊断及治疗方案选择等，而住院后的病情变化、诊疗效果及重要的辅助检查结果应依次简明扼要地汇报。汇报时要求脱离病历采取背诵的方式进行，声音洪亮、语言流利、表达精练、重点突出、系统完整。

（3）由经管住院医师和上级主管医师依次补充汇报。需重点补充近期病情演变以及学生汇报中的遗漏，并提出需要解决的问题。注意补充汇报时语言要精练、重点要突出。

（4）查房主持教师核实汇报内容。教师应指导医学生正确规范地进行病史收集，系统全面地整理、归纳、汇报病史。查房主持教师应引导医学生掌握汇报病史的要领，同时向医学生传授问诊技巧，培养医学生良好的沟通能力。

（5）对患者进行检查。应由经管医学生对患者做体格检查操作，特别是一些专科重点检查项目，注意与诊断及鉴别诊断有关的体征。医学生应一边操作一边叙述检查的主要内容，主持教师应认真观察医学生的体格检查操作是否规范及有无发现阳性体征。主持教师对医学生的操作予以评价和指导，及时纠正医学生的操作错误。

（6）查房主持教师示范。结合患者病情，查房主持教师应进行规范的操作示范。示范时站在患者右侧，示范完毕后再回到原位。引导医学生注意所查病例重要的阳性体征及其在病程演进中的变化。观察经管医学生是否发现病例的阳性体征，并对其表现予以评价，指导学生在检查过程中应注意手法规范，体现爱伤观念，操作时动作轻柔，避免患者受凉。在临床教学查房中主持教师应言传身教，关爱患者，向患者做好病情解释和安慰工作，引导医学生树立良好的医德医风。

三、病例讨论的基本措施

查房讨论通常在示教室或办公室内完成，教师应引导学生积极参与病例讨论，避免教师以"一言堂"的方式进行查房讨论。

（1）经管医学生首先对患者的病史摘要进行阐述，包括病情特点、重要辅助检查、诊断依据、鉴别诊断、初步诊断及诊疗计划，然后由经管住院医师作补充，其他参与人员应持有患者病史摘要的书面记录材料。

（2）查房主持人采用多媒体，紧密围绕本次临床教学查房目的，结合病例特点，进行系统分析和讲解。讲解时突出重点难点，以循证医学指导临床实践，内容应扩展至相关疾病，知识应有较强的理论性，在讲解中注意结合疾病的最新前沿进展，以开阔医学生的眼界。

（3）主持人针对病例结合"三基"对参与人员进行启发式提问，先由医学生问答，住院医师、主治医师等依次作补充更正。按教学意图引导和组织学生就病史的完整性、必要的辅助检查、诊断和鉴别诊断及其依据、治疗方案的选择等进行讨论。

（4）归纳总结应全面并具有针对性，查房主持人要对查房中参与人员的观点或疑点进行点评答疑，最后对讨论的问题进行总结，总结的内容包括对学生的学习内容进行小结，对是否达到预期目标进行总结，对医学生在体格检查、讨论中出现的问题及表现进行总结。

（5）查房主持人在查房结束后可布置2~3道思考题，推荐相关参考书目。

第四节 临床教学查房的人文素质培养

现代医学模式已由生物医学模式向"生物—心理—社会—环境医学"的模式发展。

现代医学模式不仅要求医疗与服务同步、医术与医德并重，还要求疾病治疗与健康维护相统一；不仅要求医务人员转变观念、转换角色，努力提高医疗技术水平，还要求医务人员树立医学人文素质。人文素质是指人们在人文方面所具有的综合品质或达到的发展程度，这种精神品格从广义来说是指一个人发展为人才的内在精神品格。人文素质主要是指一个人的文化素质和精神品格。医学社会模式的改变要求临床医生不仅要具有扎实宽厚的专业理论，还必须具备高尚的医学道德、良好的医患沟通能力，即医生的基本人文修养。这种人文修养涉及一切医疗活动，如外科医生向患者展示的高超技术与人格魅力。

医学人文素质的内涵集中体现在医务人员对患者的价值上，即对患者的疾病和健康、权利和需求、人格和尊严的关心与关怀。从内容上看，尊重患者的生命、人格、尊严和权利，人人享有平等的医疗权利是医学人道主义最基本的思想。从对患者的人文关怀来看，包括对患者躯体健康的关怀、心理健康的关怀、生命终极的关怀。因此，临床实践教学中对医学生进行医德规范教育和人文素质教育培养，让他们有强烈的进取心和高度的责任感是非常有必要的。临床教学查房为临床教师展示医学素养、培养学生沟通技能提供了重要机会。具体而言，在临床实践教学中，医生的基本人文修养将落实到如何看待患者、如何看待自己以及如何看待和处理医生与患者之间的关系。培养医学生的人文素质不仅可以扩充医学生的知识范围，也可以改善他们的品行，使他们的个性得到充分发展，使他们拥有更广阔的思维空间。这种由人文修养所塑造的高素质临床医生的形象，不只在临床教学查房中展现，也在一切医疗活动中展现，当医学生在与患者会谈时，会不自觉地体现自己的人文素养。

一、医学人文素质培养的现状与要求

医学院校不仅肩负着传授医学生医学知识和医疗技术的责任，更应肩负起对医学生进行人文教育的重任。此外，医学教育的核心是为患者服务，目的是使现代医学模式得到更好的落实。但不可否认的是，现行的医学教育制度在医学人文教育方面是薄弱环节。医患关系的变化与患者对医疗卫生政策、医院管理、医疗卫生服务等各方面的要求和期望相比存在较大差距，社会对医疗卫生服务的满意度呈下降趋势，其中疏于人文精神的塑造导致医学人文关怀的缺失、医患之间的信任度下降是引发医患关系紧张的重要因素。随着现代医学模式的转变以及医患关系的现状，医学领域对人文关怀的呼唤尤为强烈。传统临床实践教学过于注重对学生专业知识和专业技能的教育和培训，忽视了医学生人文素质和医德品质的培养，这种教育模式的结果必然造成医学生服务意识淡薄，社会适应能力下降，无法满足社会对医疗服务内容、服务效果和服务态度的多层次需求。其主要表现为文化知识结构单一，缺乏医学人文知识，对现代医学模式和医学目的不能正确认知；工作缺乏主动性和积极性；注重个人利益得失，只讲物质实惠、不讲人文精神；工作中没有团队协作精神，自控能力差；对待患者缺乏权益尊重、人文关爱和责任意识。以上问题也是导致目前医患关系紧张、医疗纠纷频发的因素。随着现代科学技术的进步和社会经济的发展，我们对新形势下医学生人文素质培养价值进行了重新认识与思考，并逐步认识到在临床教学中穿插具有时代特点并符合中国国情的人文教育，有助于培养医学生的医风医德，也有助于对其未来的发展提供强大的精神动力和情感支持。

二、医患沟通技巧

医患沟通是指在医疗卫生和保健工作中，医患双方围绕病情、诊疗、健康及相关因素等主题，以医方为主导，通过各种有特征的全方位信息的多途径交流，科学地指引患者诊疗，使医患双方形成共识并建立信任合作关系，达到维护人类健康、促进医学发展和社会进步的目的。处理人际关系的核心能力就是沟通能力，沟通在人们的生活和工作中有着非常重要的作用。作为以人文关怀为核心内容的医疗服务，其服务品质的衡量标准就是患者及其家属的满意度，而满意度的高低则是由患者及其家属在和他们的期望值进行对比后得出的。如何去了解和把握患者及其家属的期望值，如何尽可能地使医疗服务效果达到患者和家属的期望值，除了医院的硬件环境、医务人员的技术、便捷的流程、合理的费用和高效的管理等因素外，医患沟通在一定程度上起着决定性作用。而目前在临床实践教学中发现多数学生和患者沟通时缺乏技巧，在问诊、体格检查和诊疗操作过程中不善于与患者交流、沟通。

有效的交谈是最重要的医患沟通技巧，对于医学生而言，要做到"感人之所感"，"知人之所知"。前者靠个人的生活体验，后者靠个人的认知能力。共情是医患双方有效沟通的基本要素。通过沟通能达到情感上的交流是最为重要的，只有这样，医学生才能了解患者的感受，而患者也才能意识到自己被理解了。只有如此沟通，医学生才能赢得患者的好感、信任、尊敬，同时患者才能积极配合，以至于将内心的感受和难言之隐向他们倾诉。

医患沟通时，患者若发现医学生对其所描述的内容有回应时将更有意愿与医学生进行持续交谈。对于医学生而言，最简便的方法是在交谈中使用"是、还有呢、我明白"之类的过渡性短语。还有一些技巧有助于医患之间进行持续交谈，主要有：①重述：指简明地重述来访者答复中的最后一句话；②释义：指对患者的回答换一种形式再说一遍；③澄清：指引导当事人就前一话题详述至尽，这种方式不仅在相互交流中使谈话继续，还可使当事人有机会叙述一些细节和特殊问题；④概括：指总结患者自述的意思，以阐明当事人所处的情境和存在的问题。

在医患沟通时，某些表述会使患者转移注意力或与医学生产生隔阂，这样的话应尽量避免。应避免使用的表述主要有两种：①判断性表述：指评价患者的思想、情感和行为的表述，通常包括"好、坏、讨厌、愚蠢、可怕"之类的词语；②探查性表述：指所表述要求的信息超越了患者自愿提供的范围，也常给交谈带来障碍。

三、人文态度与个人修养

态度是心灵的表白，极易受个人感情、思想和行为倾向的影响。体现良好人文态度与个人修养的关键之一是接待者适时恰当的输出情感。因此，医学生的人文态度与个人修养往往是决定医患沟通成败的关键，一个诚恳而温柔的眼神会向患者传递同情、温馨和关爱。在与患者进行交流时，人文态度与个人修养主要表现为以下几个方面：

1.善于把握倾听技巧

在沟通的各项能力中，最重要的是倾听能力。任何有效的沟通都始于真正的倾听。要做一个有效的倾听者，应做到：①全神贯注和适时回应，适时轻声地说"好的、是"或点头以表示你在注意倾听；②在沟通的过程中，对患者的陈述进行核实；③患者陈述完有关情况后，将部分或全部沟通内容反述给他，使他通过你的反述核对他的讲话和表现，重新评估并做必要的澄清。此外，开放性问题是最有用的倾听技巧之一。开放性问题要求来访者不能简单地说一两个词就结束回答，而应完全从个人的情况出发自由地表述。开始交谈时须采用开放性问题，以便能让来访者自由地敞开心扉。采用"是否"进行回答的问题称做封闭性问题，如果开始交谈就用封闭性问题，会造成来访者拘束、不自然而无法深入，常会使交谈戛然而止。

2.注重创造温馨和谐的气氛

交谈时的环境和气氛是影响交谈的重要因素，交谈地点要有私密性，座椅舒服，光线适宜，患者的座椅靠墙，与医务人员的座椅成一定的角度。在交流时，要掌握语言的艺术性，不要粗暴打断患者的谈话，要给患者增加信心、希望和力量，如果词汇运用不当，就会产生相反的作用。在进行正式的病史收集前，可通过交谈的方式对其社会阶层、经济、文化、社会生活及教育水平等社会背景做大致的了解；通过倾听、提问、解释等方法了解患者的就诊目的，与患者共同讨论检查目的及治疗方案。

3.强调交流的互动性

医患双方是互相依赖、互相影响的。患者相对比较敏感，在交流过程中，医生的任何情绪变化，包括紧张、焦急、冷淡都会对患者产生消极的影响。相反，一位热情的、沉着的、易接纳他人的、善于鼓励的医生对患者有镇静和安慰的作用。因此，有效交谈的第一步是积极的态度和适宜的声调。具有较高人文素质的医生在交流时通常保持自信、轻松自如的状态，这会使患者也处于相似的状态。

4.灵活运用肢体语言沟通

广义的肢体语言沟通包括以人体作为载体，通过人的目光、表情、动作和空间距离等来进行人与人之间的信息交流。在医患沟通过程中，可以通过非语言性沟通恰到好处地传达医务人员的交谈信息和丰富的人文精神，同时应注意患者的接受心理和基本感受，使交谈更富有生气和感染力，使医患沟通更顺利。

四、人文思维训练

临床医学生面对患者时还需要有正确的人文理念和良好的人文思维。毫不夸张地说，相同资质的医学生，尽管接受相同的医学基础教育，但那些具有高人文素质的医生在处理危重患者、疑难重病例治疗时更有勇气，以及对患者出现的并发症和非理想后果的解决更游刃有余。如何正确处理与患者的关系，人文素质中的思维与临床思维相似，其思维模式包括以下几种：①从一个问题出发进行分析，引出不同的可供选择的解决方案；②权衡并比较解决方法，评估不同解决方案的优点与缺点；③判断筛选一种全面而充分的处理方式，显示确定的基本原则；④选择一种或多种可作出某些判断的方案；⑤分析评价处理方式的主要依据，并鉴别对比其他类似的处理方式，重新审核所选择的方案。

五、伦理道德

"健康所系，性命所托"，医学生的誓言充分体现了医学生应遵循的伦理道德，这也是对医学生进行人文素质教育的主要内容。医学生必须清楚医学伦理学中的一些原则问题，例如动机与效果，目的与手段等之间的关系与冲突。在医学领域内要求医学生进行各项医疗活动既要有良好的动机，又要有良好的效果；既要有正确的目的，又要有正当的手段。因此，完善的医学伦理学必须要能明确地反映制度的道德规范，反映社会价值标准和个人价值标准的相互依存。实际上，医院的各项规章制度涵盖了"以患者为中心"的基本要求，专门规定了医学工作人员的权利与责任，这些都属于伦理道德的范畴。职责的完善和规范化最终的目的在于保证所有医学措施在道德上都要正当，道德上错误的行为都应该加以避免，无论个人动机如何正确。医学生在临床实践中的伦理道德范畴包括：帮助患者预防疾病或伤害，维护身体健康；尊重诊疗患者，无关身份或金钱，按照他们的健康需要为他们服务；实事求是告知患者病情和诊疗计划，对治疗效果不做任何承诺或保证。

在伦理道德方面应遵循下列基本原则：①获得患者的信任是将人文思维运用到临床实践中的基本要求；②保护来访患者的隐私是伦理道德的核心内容，医务人员要妥善保管好患者的病例资料，对于患者的个人隐私要严格保密，严禁无关人员随意查阅；③坚持"生物—心理—社会—环境医学"模式，对于器质性疾病合并心理焦虑患者，不仅要注重药物治疗效果，还要注意心理抚慰，多提供咨询服务。

第五节　临床思维分析与培养

临床思维是指训练有素的医生应用科学的、合乎逻辑的思辨方法和程序进行临床推理，根据已知的科学知识与原理，结合患者的临床信息建立诊断依据并进行鉴别诊断，作出临床诊断的过程。临床思维的发展是一个在实践中依靠经验积累不断完善的过程，临床思维是一门科学，与其他科学一样有其固有规律可循，是可以加以研究、总结、提升为系统的理论并加以传授的。事实上，部分医学院校已经把"临床思维培养"作为一门单独的课程，将其正式纳入医学课程体系。本节我们将介绍临床思维的一些概念和在口腔颌面部疾病的应用模式，希望通过临床教学查房让医学生学会临床思维的一些基本原则和应用方法，培养正确应用临床思维的职业习惯。

拥有临床思维的基本条件是扎实的医学知识和丰富的临床实践，两者缺一不可。所谓医学知识，包括基础医学知识和临床医学知识。前者包括解剖学、生理学、病理学、生物化学、药理学、微生学、免疫学等；后者包括口腔科学、内科学、外科学、妇产科学、儿科学、传染病学、心理学等。以上医学知识医学生在前期理论课的教学中已学习掌握。临床教学查房不同于临床查房，前者更注重对具体疾病的理论基础复习，譬如在对先天性唇裂畸形的患者进行临床教学查房时，首先应复习颌面部正常解剖结构、生理功能等知识，然后分析疾病的病因，通过颌面部的组织胚胎发育学分析颌面部病理机制等，最后过渡到诊疗方案，其中又涉及序列化治疗及整形美容学等。所谓临床实践，包括直接实践和间接实践。直接实践是指学生亲身接触患者，观察病情，掌握第一手临床资料，这是临床教学查房第一阶段的重点；间接实践是指通过阅读文献及参加临床讨论会等方式，从别人的实践中，间接获取经验或教训，这是临床教学查房第二阶段的重点。由此可见，对医学生而言，临床教学查房无疑是临床思维培养的最佳途径。

一、临床思维的基本原则

从事临床实践活动的医学生要学会掌握临床思维的各种步骤和方法，即掌握解决临床问题的关键，从而提高诊疗水平。临床思维的培养具有自身的科学性和规律性，在思维培养过程中要遵循一定的原则，医学生在诊断和治疗疾病时，须严格遵守这些原则。通常临床诊断的基本思维原则为先常见病，后少见病；先器质性疾病，后功能性疾病；既要坚持"一元论"，又要坚持"重点论"，强调理论与实践结合，经验与具体统一。现简述如下：

1.注意器质性与功能性疾病的鉴别原则

患者来院治疗的目的是希望解决病患，在考虑基本病因时，要先考虑器质性疾病，给患者最大的关心，同时对患者进行认真周到的检查，并为此寻找疾病的根源。部分患者因长期受病痛折磨，故心理压力相对较大，精神处于高度紧张，医生不可随意对患者下功能性疾病诊断，以免加重患者心理负担；同时目前缺乏先进的诊疗设备及检测手段，故还无法对某些疾病的致病机制及病因进行确切的解释，因此绝不能根据有限的信息资料就断定患者患功能性疾病。

2.坚持"一元论"思维原则

临床医学上，若一种病因诊断就能解释临床表现时，则避免用两个或更多的诊断来解释。正如牛顿的名言"如果某一原因既真又足以解释自然事物的特性，则我们不应当接受比这更多的原因"。诊断疾病应先遵循"一元论"原则，尽量用一种疾病去解释多种表现，在无法用"一元论"解释时，再考虑多元化。

3.坚持从常见病与多发病角度考虑原则

临床上遇到的多是常见病、多发病，而非疑难病。即便是常见病、多发病，由于患者的基本状况不一致，可能还伴有全身其他系统性疾病，导致患者临床表现多样，可能会出现与典型症状不一致的表现。医学生进行病例分析时，诊断疾病应先考虑常见病与多发病，充分考虑这些非典型临床表现的存在机制，只有在常规疾病无法充分解释的情况下，再考虑罕见病的存在。

4.注重疾病特征的个性与共性原则

疾病的临床表现大多有一定的规律，即所谓的典型表现，此即"共性"，但临床上也有"同病异症，同症异病"的现象，此即"个性"。在考虑共性的同时不忽视个性，才不会误诊。在设计诊疗方案时，虽然有的患者患同一种疾病但治疗方案并非完全相同，药物的选择和药物的剂量也要遵循个体化原则，否则会造成严重后果。

5.注重全面考虑主要与次要诊断原则

当患者同时患有多种疾病或所患的疾病有多种并发症时，应该找出危及生命和健康的主要疾病进行治疗；同时对于部分与患者主诉无关的系统性疾病也应进行全面诊断并写入病史，只有对患者的病情及基本情况进行全面评估，才能避免诊疗风险。

6.注重充分权衡对因与对症处理原则

对因治疗是治本，对症治疗是治标，标本兼治最理想。但有些疾病病因不能在短期内查清，其症状却严重危害机体健康。针对急诊患者，应该把精力先放到危及性命的症状治疗上，待患者脱离危险，病情平稳后再进行对因处置。

二、临床思维的基本模式

临床思维的基本模式为收集初步临床资料，对诊断信息加以归纳分析，然后进行诊断假设，诊断假设可谓若干个，通过假设疾病的临床表现进一步检查，从而验证或推翻各种假设，逐步减少假设诊断的个数，最后达到或接近正确诊断。在实际临床应用中临床思维分析的表现方式还有以下几种：

1.症状鉴别诊断分析法

某类患者通常主诉自己有某一常见症状，例如患者以"颌面部疼痛"或"面神经麻痹"前来就诊，未在其他医院就诊，也未行相关检查，这类患者可以归入"症状鉴别诊断分析"的范畴。偶尔也可以是一个临床问题，例如"牙龈出血"，其共同特征是相关信息资料比较匮乏。这类诊断分析法通常采用简单的方式列出具有这些症状的所有可能的疾病或诊断条目，其中每个诊断都有可能是患者的病因，可将需要验证的问题一一列出，用于诊断与鉴别诊断，在问题设置上，应尽可能选用：①贯穿病程始终的主要症状性质；②鉴别诊断范围较明确或比较局限的伴发症状，例如疼痛起因是否有"扳机点"等。

2.排除诊断分析法

通常在收集病史时，某类患者难以让医学生给出大致的诊断意见，需要采用排除诊断分析法确认。排除诊断是指某些诊断比较困难的疾病需要在确立诊断之前排除类似疾病，而这一整个思维过程称为排除诊断分析法。排除诊断从本质上讲实际是一种"排他"的逻辑程序，它之所以有效是因为当"是什么"不容易确定时，"不是什么"往往相对比较容易确定。如果将其他可能情况全部排除，那么剩下的最后一个可能性最大。譬如最终诊断为"舌咽神经痛"的患者需要排除"三叉神经痛、茎突综合征、牙髓炎及其他非典型性面痛"。在排除诊断疾病的选择上不要无的放矢，一般从这些疾病的诊断标准中列入，需要将鉴别诊断作为前提条件。还有一种诊断思维可以说是"排除诊断法"的另一应用特例。某些疾病缺乏正面的确诊依据，这时可以根据其临床规律中那些不可能出现的现象从反面增大该诊断的可能性。

3."契合法"归纳推理法

契合法又称求同法，即在不同场合考察研究现象，如果这些不同场合里只有一个共同的先行现象，那么这个先行现象就是这种研究现象的原因。譬如，某地幼儿园有多名患儿前来就诊，最终诊断为"流行性腮腺炎"，如再有相关症状患儿前来就诊，根据疾病的临床表现，可以采用求同法进行分析，在这类疾病的诊断上尤其要将位于疫源区的患者或从事特殊职业的患者作为重点关注对象。

4.溯因推理分析法

溯因推理是一种非演绎的推理程序，更倾向于逆向思维模式，通过患者的特征性临床表现逆行推理可能存在的病因。譬如，颌面部急诊患者入院后出现心情烦躁症状，相关检查排除出血性休克早期症状的可能，通过溯因分析，颌面部毗邻颅脑，部分颅脑血肿患者形成脑疝前可出现头痛、呕吐、烦躁不安或淡漠、嗜睡、定向不准、尿失禁等症状，通过溯因推理立即对患者进行相关检查和会诊。这种思维方式要求我们熟悉并掌握相关理论知识，溯因推理的结论只是一种合理的推测。当难以对患者的疾病做出诊断时，可采用此方法进行紧急处理。需要注意的是在临床实践中有大量疾病存在"一果多因"现象，因而使溯因推理变得复杂和困难。

三、循证医学的临床思维与应用

迅速增长的医学信息使临床医生在诊疗患者的过程中，其临床决策变得越来越困难。不断增多的医疗技术、同一病症有多种诊疗方法供选择，使得临床患者的诊治决策更为复杂。循证医学是近十几年来医疗领域中越来越广泛应用的一种新的理论指导。对于广大临床医生而言，循证医学是一个新的概念，循证医学以系统查询、评价，应用同期发生的研究结果作为临床决策的过程，是科学证据、现代信息学和临床技能与经验结合的医学新模式。

随着循证医学的迅速发展，其包含的范畴不断深入，应用也不断扩大。循证医学使用的主要方法是系统评价（Systematic Review）和量化分析，量化分析又包括Meta分析和成本效益分析。循证医学将最好的研究证据、临床专业技能和经验以及患者的价值有机结合，是临床思维的巨大革新。当临床医生为患者制定诊疗方案时，可以避免经验医学带来的不确定性，对于临床医生而言，在采用循证医学模式提高工作效率的同时，还可不断改善临床诊疗质量。学习循证医学要与临床工作紧密结合起来，要切实可行地解决临床中遇到的问题。譬如从临床经验上看，患有牙周病的患者在进行牙种植时成功率比正常患者低，这个问题是否存在？如何规避？如何做好预防措施？我们把临床中遇到的问题转化成主题词，在文献或数据库中进行有效的文献信息检索，充分运用统计学原理严格评价证据，确认有质控的数据和被普遍承认的牙周炎模型，获取最新的、有关的临床研究证据，最终结合循证结果与患者的具体情况，有效地运用证据来解决临床问题，指导临床实践。循证医学是未来医学发展的趋势之一，是临床医学生不断学习，提高医疗质量，增加工作效率的重要途径。

在充分利用循证医学原则服务临床思维的同时，也要注意向医学生介绍循证医学的局限性。医学界对某些疾病状态或新的疾病情况尚未进行严格的临床治疗试验设计并取得相应的评价数据。即便有大量证据证明其有效性，但必须意识到概率问题，得出的结论应是具有参考价值而不是决定意义，不同个体素质有差异，个别患者会对治疗产生不同程度的反应。循证医学分析统计大规模的临床试验结果固然有更高的可靠性，但不同的实验设计方案、具体实施方式及评价指标并不一致，得出的结论可能比较模糊，在实际选择方法时，要考虑临床试验设计是否适用于患者。

四、临床思维的注意事项

诊断的核心思维活动就是推理，而要进行有效的推理首先需要对现有的临床资料进行组织架构，即临床思维的必要前提包括详细可靠的病史、仔细正确的查体、必要的实验室检查和辅助检查。临床思维最终是利用基础医学和临床医学知识对这些临床资料进行综合分析、逻辑推理，从错综复杂的线索中找出主要矛盾并加以解决。正确的临床思维是临床医生长期从事临床实践的经验总结，是临床医生的基本功，不能用任何仪器替代。

临床思维的方法多种多样，培养临床思维是将思维条理化、系统化，临床思维可使医学生知道第一步怎样考虑，第二步怎样考虑，按照程序思维可避免重要疾病的遗漏。程序思维是在长期医疗实践中形成的，具有积极作用，它来自多年的积累，对许多疾病的思考是有益的，但程序思维也有它的局限性，容易引导医生按照固定的思路去考虑、分析疾病。医学生必须明白任何疾病都是发展变化的，原本不典型的疾病可能逐渐变得典型，原来隐匿发展的疾病表现可能变得逐渐明朗。程序思维不是固定不变的，在临床诊断中随着相关检查需要不断完善、不断修正、不断充实。为了防止机械运用程序导致思维僵化和教条化，我们对颌面外科一些常见疾病的临床思维方法做了简单介绍，提供了一些讨论用的病例，将纵向思维和横向思维结合，可作为训练思维的参考。

（聂　鑫）

第二章

临床病史收集与信息记录

第一节　概　述

临床医生诊治患者的根本是认识疾病，也就是诊断疾病。只有在诊断正确的前提下，才能制定最佳的治疗方案，否则将会误诊误治。如何认识疾病？正确收集与记录患者信息是诊断过程中的第一步，其中包括收集病史信息、体检信息、实验室检查信息、辅助检查信息等。信息资料的系统性、全面性和真实性是进一步分析综合、推理判断的先决条件，是确立诊断和对患者病情进行评估的基础和依据。临床病史收集有助于正确、快速地诊断疾病。

信息记录主要表现为病历书写，它是临床医生一项重要的基本功，也是每一位临床医生的日常基本工作。能否如实进行信息记录，不仅能够体现出临床医生的医学基础理论水平，还能够表现出临床医生对医疗专业知识的认知和诊疗水平。通过书写完整而规范的病历，可以培养医学生的临床思维能力，提高医学生的业务水平。病历书写质量的优劣是考核医学生实际工作能力的客观检验标准之一。医学生必须以高度负责的敬业精神，以实事求是的科学态度，认真书写病历。

1. 病史记录

通过询问，了解患者的主观感觉，即症状，这是调查研究的基本方法。通过询问病史了解疾病的发生原因、发生时间、急缓、主要症状及伴随症状、发展过程及患者的诊疗过程，医生可根据患者疾病的主要特点和规律作出初步诊断。病史记录中应有侧重点，对于患先天性疾病的患者应重视家族史的询问；对于肿瘤患者要注意对其个人史尤其是烟酒史进行了解。

2. 体格检查

通过医生对患者进行观察和检查获得客观资料。根据病史资料嘱患者做全面系统体检，在体检过程中要注意抓住要点，重视患者所诉症状与体征的内在联系，病史中提示的病变部位及对诊断有价值的体征要重点仔细检查。通过体格检查了解病变部位的形态、大小及周围组织情况。

3. 实验室检查与辅助检查

根据病史中的症状和体检的阳性体征所提供的线索，有目的地、针对性地进行某些实验室检查和器械检查，这是调查研究、收集诊断的依据。对于实验室检查结果要综合考虑，部分症状系患者病情导致，部分症状可能是患者的系统性疾病或基础性疾病改变，这些指标对患者的术前评估极其重要。

需要注意的是：患者提供的资料往往比较零乱，缺乏系统性，甚至有些资料可能与病史无关；实验室检查和辅助检查资料也可能由于多种原因而不完全真实，部分阳性结果与患者病情无必然联系。临床医生必须将调查收集来的资料进行归纳整理，加以分析，使其系统化、条理化，然后综合、推理，逐一进行鉴别，最终形成初步诊断。

第二节　病史收集基本要点

详细精确的病史有助于临床医生明确诊断和制订诊疗计划，而不完善的术前评估可能会延误治疗，也可能导致患者做不必要的检查和被误诊。目前，计算机的应用和电子病历的普及使病史收集程序化，这种方式有利于全面了解患者的情况并节省询问病史的时间。但电子病历存在一定的弊端，导致临床医生忽视患者的某些异常症状，其中回顾既往病史能提供重要信息并为术前准备节省时间，而部分医生常以"既往体健"一概而论。收集既往病史时应注意患者的曾用药史及其剂量、既往手术史及疗效。对于电子病历中未涵盖的内容有时也应记录并及时调整诊疗措施，如长期服用类固醇药物可降低患者术后抗感染力；长期服用阿司匹林类药物可能会影响患者的凝血功能。另外，要特别注意麻醉与抗生素类药的过敏史，如部分患者在既往手术时出现插管困难或麻醉意外，应提前告知麻醉医师以调整麻醉方式及麻醉用药。除需常规了解的病史资料外，对患者的治疗要求、配合情况和心理状态也要进行评估。

一、病史询问的基本要求

医学生进行病史询问时，与患者的第一次会面首先要问患者是哪些问题导致患者前来就诊，即我们经常说的主诉，这对诊断和鉴别诊断非常重要。大多数患者都能说出主要症状，学生在书写主诉时应把握简单明了的原则，包括症状、部位及持续时间，部分患者应对伴发症状或近期变化进行描述。病例书写既要避免过于口语化，也要避免过于专业，如一名慢性牙龈炎患者的主诉可写为"左上颌牙龈肿痛3个月，伴刷牙后出血"；如患者出现急性改变导致牙龈脓肿形成可描述为"左上颌牙龈肿痛3个月，流脓1周"。

收集的病史资料应包括患者当前的病情及患者曾经的治疗情况。医生应掌握患者的完整病史，包括与患者目前病情直接或间接相关的先前治疗及全身健康概况。现在采用的电子病历基本涵盖了大部分病史内容，但无论电子病历记录得多么详细都不能完全替代医生和患者之间的交流。学生应以主诉为中心询问患者病史，围绕主诉重点询问起病时间、起病缓急、病变进程快慢、治疗经过、治疗效果、重要的与鉴别诊断有关的病史等，在询问过程中注意引导患者叙述病史。与主诉疾病无关或关系不大的病史只需稍作了解，主诉疾病的病史要详细了解。学生在询问患者病史时，应注意以下几个方面：①询问病史时切忌按照电子病历内容步骤采用一问一答的方式，不要进行诱导性谈话；有的患者由于文化程度不高、表达能力不强，回答问题的答案可能与医生的诊断有一定的差距，这时医生不应用暗示的方法提问，以免患者为满足医生而随声附和。②在询问患者时应保证环境相对安静；也不要一次性问患者太多问题，应给患者足够的时间考虑；为使患者更容易理解问题，避免用特定的医学术语；切忌采用家长方式或审问方式询问病史。③患者在描述病情时，医生的态度要和蔼可亲、耐心体贴，询问时应具有足够的同情心，不要打断患者的谈话，否则可能会导致患者遗忘重要的信息。

询问现病史时应涵盖以下内容：①患者的主要临床症状有哪些，病情是否严重到需进行诊疗处理。②这些症状的起因是什么，譬如成年人颌面部感染多数为牙源性，而儿童患者多为腺源性。③这些症状是突急性的，还是慢性的；若这些症状已经持续很长时间，应明确这些症状是持续加重还是偶有反复。④症状的主要临床特征是否伴发其他症状。⑤到目前是否经过治疗；所有治疗的具体情况、过程及疗效。⑥是否存在可能影响病情的外在因素，如烟酒史、个人生活史。

询问患者的既往史、家族史及个人史时，根据患有先天性疾病的患者家庭成员中有无类似疾病的记录，判断是否存在遗传因素。在了解女性患者的生理周期及怀孕情况时应注意保护患者的隐私，但切忌主观臆断，按照自己的想法盲目填写。询问患者病史时，应对患者病情相关情况作重点询问，如牙颌面畸形患者应了解其幼年时及目前有无口腔不良习惯（如伸舌吞咽、吐舌、咬物、吮唇、吮指、吸颊、口呼吸等），是否有牙齿及颌骨外伤等，对于颞下颌关节强直患者应特别关注下颌骨外伤史，对于习惯采用口呼吸的患者应重点关注其气道通畅。此外，患者的年龄、职业、社会活动、家庭活动状况等也不能忽视。

询问患者病史时可参考以下常见问答，这里仅作举例说明，并未涵盖所有内容。

（1）您最近住过院吗？医生是否对您进行过治疗？采用过哪些治疗措施？

（2）您最近是否进行过药物治疗，知道使用的药物名称和剂量吗？

（3）您是否吸烟、饮酒或服用其他易成瘾的药品？您每天吸多少支烟？饮酒频率如何？每次饮酒量是多少？

（4）您的呼吸系统和心脏有问题吗？这些疾病是否进行过治疗，治疗效果怎么样，目前是否影响了您的正常生活，日常生活中有无注意事项？您一口气能爬几楼？

（5）您的血压正常吗？如血压异常是否服药控制，是否出现过起立后头晕等不适症状？

（6）您是否对食物或其他物质过敏？如面粉、花粉等。您对注射药物或口服药物是否有过异常反应？

（7）您是否患有或曾经患过肝炎或其他传染性疾病（乙肝、结核病、艾滋病等）？

（8）您是否患过其他严重的疾病（如果是接受过放化疗的肿瘤患者应明确终末治疗时间及有无相关并发症）？

（9）针对女性患者：您是否已怀孕？生理周期规律吗？目前是否处于月经期？

（10）对于有疼痛描述的患者应填写一份专门的疼痛调查表，包括疼痛类型、强度及持续时间等。

二、病史记录的基本模式

一般项目包括患者的姓名、性别、年龄、职业、民族、出生地、家庭地址等。这是容易被医生忽略的重要环节，不同疾病在性别、年龄及职业相关人群中具有一定的相关性。如牙源性腺样瘤患者女性较多，唇癌患者男性较多；一些疾病多发生在一定的年龄组，如智齿冠周炎以及面部疖、痈多发于青少年；某些职业如歌唱家、教师易发生颞下颌关节紊乱病；某些疾病多发于某些地域，如湖南喜咀嚼槟榔，则颊癌发病率较高，而四川、重庆喜食火锅，则舌癌发病率较高。

1. 主诉

用患者的语言记录其主要症状或就诊的目的。患者的主诉有长有短，也有无关的话题，记录时应简明扼要，包括主要症状、症状的部位与患病的时间三要素，还可包括伴发症状。格式如"左侧下颌区疼痛三年，伴面肌抽搐一年"。

2. 现病史

现病史是病史询问与记录的主要内容，也是诊断患者病变的主要依据。医生应仔细询问与主诉有关的病史，如症状发生的部位、性质、强度以及频率等。现将疼痛作为主诉的"三叉神经痛"患者作为典型病例进行现病史询问与记录。

（1）疼痛的病因：是否与大张口，进食硬物有关？疼痛是牙源性还是非牙源性？三叉神经痛的"扳机点"。

（2）疼痛的部位：疼痛是在颊部、颧面部、咀嚼肌区还是神经分布区？

（3）疼痛的性质：疼痛是尖锐痛还是钝痛？是浅部疼痛还是深部疼痛？

（4）疼痛发生的时间：是晨起时疼痛，还是下午时疼痛？

（5）疼痛的强度：疼痛能否忍受？每日疼痛的变化情况，与冷热刺激及大张口时是否有关？

（6）病情发展过程：疼痛是逐渐加重，还是逐渐缓解或消退？

除主要疼痛部位外，还应询问患者颌面部其他部位是否伴有疼痛或放射性疼痛？疼痛是否伴有颌面部运动障碍？患者是否经过治疗，所使用的治疗方法有哪些？治疗效果如何等。根据对患者疼痛的询问情况，可以作以下记录：

患者于20××年×月在刷牙时轻微地触及左磨牙后区，即在左下颌颏孔区、口角、颊部及耳屏前区域出现刀割样、针刺样阵发性剧痛。后一旦触及该区域或出现气候骤变、情绪激动、面部运动等因素皆可诱发疼痛，疼痛发作与冷、热刺激及大张口无明显关系。白天疼痛发作明显，晚上有所缓解，每次发作时间一般在数秒或数分钟，疼痛骤然发生，骤然终止。两次发作之间有间歇期，间歇期无任何疼痛。早期间歇期较长，后发作次数渐频繁，且疼痛持续时间延长。20××年×月疼痛发作时开始出现颜面表情肌痉挛性抽搐，左侧口角牵向一侧。20××年×月在某医院就诊，被诊断为"三叉神经痛"，建议先行保守治疗，给予卡马西平口服，具体用法及用量不详，服用后疼痛有所缓解，后因疗效降低停止服用。患者又于20××年×月来我院就诊，要求行手术治疗，门诊以"三叉神经痛"收治入院。

3.既往史

应特别注意损伤史、手术史、出血史、输血反应史，以及抗生素和其他药物应用史的描述。

（1）颌面部是否有外伤史，包括交通事故，面部受外力打击等。外伤是否伴有骨折，有无颅脑外伤等。判断外伤与病变关系，如颞下颌关节强直的患者既往多有创伤病史，动静脉瘘患者自述外伤后出现瘘急剧增大。

（2）曾经有住院病史、外科手术史的患者，应询问手术的麻醉方法、手术部位及疗效，评估其对目前的治疗是否产生影响。

（3）曾患过口腔疾病，如龋齿、牙周病、阻生牙、冠周炎、间隙感染、颌骨骨髓炎、牙缺失等的患者需询问和记录其是否接受过对症处理，治疗时间的长短以及治疗的效果。部分疾病不排除医源性因素，如翼颌间隙感染可能是由注射器污染导致。一些不良修复体也可能导致口腔恶性肿瘤的形成。

（4）询问患者是否有药物治疗史，若有，询问其使用的药物的种类、治疗的效果。

（5）询问患者有无过敏史，包括食物、药物过敏。

（6）若怀疑患者为发育性或遗传性疾病，应询问患者出生时的情况，生长发育过程等，以及患者的食欲与睡眠等情况。

4.个人史

询问患者以前或现在的精神状况，是否有焦虑或抑郁，出生时的情况，出生地及生长地。个人是否有烟酒嗜好，有无不良习惯，如偏侧咀嚼、紧咬牙等。询问患者的工作环境，是否在很嘈杂或噪声很大的环境中工作。此外，还需询问患者的婚姻状况等。

5.家族史

先天畸形患者应询问其母亲妊娠及分娩时的健康状况、药物使用情况，有无先天疾病等。对于具有遗传因素的疾病和综合征患者，还应询问在其父母三代直系亲属中有无类似疾病。

6.系统回顾

系统回顾由很长的一系列直接提问组成，是病史收集常用的一份清单，设计用来作为收集病史资料的最后程序，以避免问诊过程中患者或医生有所忽略或遗漏。系统回顾可以帮助医生在短时间内扼要地了解患者其他各系统是否发生目前尚存或已痊愈的疾病，以及这些疾病与本次疾病的因果关系。

三、病史收集过程中的思维能力的培养

病史收集过程是临床医生利用自己已有的临床知识边询问、边思考、边鉴别，去粗取精、去伪存真，不断分析、归纳，不断向诊断靠拢的过程，病史收集并不仅仅是听取和记录患者的自述。其实医生对患者病变的认识从患者第一句话就已开始，病史的询问是针对患者就诊时最主要的问题（即主诉）来进行的，收集除现病史以外的其他病史部分中与现病史密切相关的资料，要求医生具有病史资料分析能力及提出假设诊断的能力。医生应根据患者的临床表现及病情的轻重程度来选择询问的时间和方式，对于创伤急诊患者，可以在抢救的同时进行问诊；对于颌面外科而言，专科问诊应采用一种较为简洁的形式，如针对某一症状、体征或治疗措施直接提问，如"您何时开始疼痛的呢？什么时候受过外伤？以前做过手术吗？"通过这种提问所获得的信息具有针对性。但问诊的内容必须要获得主要的症状，如症状的发生情况和时间演变，如颌面部疼痛的发生时间、强度、性质、频率、部位，加重或缓解因素以及相关伴随症状等。在病史询问时可根据不同的情况采用不同的方式进行病史询问，如在问诊开始时常用一般式提问了解患者的入院目的，可让患者像讲故事一样叙述自己的病情。如果患者所谈内容离题太远，或者只是叙述一些家庭纠纷等与疾病的发生、发展、诊治关系不密切的内容，此时医生切记不要急躁，或带有训斥的语气打断患者谈话，要用诱导的方式转移话题，譬如通过选择提问诱导患者进入正题。选择提问也是病史询问的一种形式，提出问题让患者

做出肯定或否定回答，或者要求患者对所提供的问题做出选择回答，如"肿痛发生前是否出现感冒症状？颌下肿物膨大是否与饮食有关？疼痛是阵发性还是持续性？"。为了系统地获得准确的资料应遵循从一般询问到重点询问的原则。

1.一般询问

询问病史的过程就是医生通过询问建立假设诊断，然后检验假设，修正假设的过程。医生对疾病的认识程度及对询问资料的整合能力决定了病史收集的实践过程。在整个病史询问期间临床实习生应有全局把控观念，按医生思路线索一步一步询问下去，使询问内容真实、可靠。

若是询问患者病情的基本特征，可按照下列程序进行：

（1）不同的疾病起病或发作特点各不相同。临床医生应详细询问发病急缓、地点、环境，发病的原因和诱因。如创伤、炎症患者起病急剧，而囊肿、肿瘤患者起病缓慢，牙颌面畸形及唇腭裂患者病情无明显改变。

（2）起病时间是起病到诊断或入院的时间，患病的时间应与主诉时间保持一致。如果症状不连续，则应追溯到首发症状的时间。如果有多个症状，则主要记录主诉症状的首发时间，根据时间长短按顺序记录不同的症状，如"拔牙后面部肿胀2周，伴张口受限4天"，可以看出疾病的发展有一个演变过程，医源性导致颌面部间隙感染，感染向局部扩散累及咀嚼肌群，导致张口受限。

（3）症状的特点及其演变过程，包括症状出现的部位、性质、持续时间、缓解或加重的因素，以及在主要症状的基础上是否又出现了一系列的其他伴随症状，从而分析疾病发展的规律演变，做出假设诊断。

（4）患者本次就诊前是否接受过其他医疗单位诊治，或者是否在本医疗单位其他科室接受过治疗，若有，则询问患者曾经接受过什么治疗措施及其效果；若患者正进行治疗则应询问其所使用的药物名称、剂量、时间、用药方法以及疗效，了解这些为本次诊治提供参考。如果此次假设诊断与既往的诊断不同，应分析可能存在的原因及疾病的发展变化。

2.重点询问

在病史询问中，临床医生应对患者疾病有初步认识，在获取一些信息之后，应针对疾病的特点进行重点询问。主要包括两个方面的因素：根据患者的主要症状或主诉提示可能需要对某些情况进行重点询问；医生在围绕患者主要症状的询问过程中逐渐对疾病形成假设诊断，根据假设诊断考虑患者可能有哪些脏器或系统疾病，从而对既往史、家庭史、个人史和系统回顾中出现的相关内容进行重点询问。通过重点询问不仅能全面了解患者的病情，还可以证实患者所提供的信息的准确性，尤其是患者在回答过程中使用了诊断术语，医生应通过询问当时的症状和辅助检查来核实其信息是否可靠。譬如，主诉为"发现颈部肿物3个月，缓慢增大"的患者，在既往史提及曾患有结核病史，医生应提问"还记得当时的病情吗？当时是如何诊断出来的？还记得做过哪些检查吗？进行过抗痨治疗吗？"患者若进行过相关处理，医生可继续提问"知道服用的药名吗？服用了多长时间？"通过患者的具体回答来证实信息是否属实，并可将淋巴结核作为可能的诊断之一。

3. 补充询问

医生一般要直接询问患者，这样能较准确地获得第一手资料，在问诊的过程中，医生应全面、如实将情况记录在案，切勿认为某些病史内容与本次就诊问题可能无关而选择性省掉不记录。但如果条件不允许可进行补充询问，主要包括以下几种情况：

（1）患者入院后精神紧张，或存在医疗保险或工伤认定等顾虑，在病史直接询问时部分内容回答存在缺陷或患者隐瞒部分病史；后期了解实际情况后应予以补充或修正。

（2）年龄较大、病程较长、精神状况较差，或者部分基础性疾病或老年痴呆等疾病的患者无法流利自如地表达思想，叙述的内容不连贯，针对此类患者医生应给予适当地鼓励和启发，使其思考、回忆，部分内容可暂时空缺，待患者回忆后予以补充。

（3）患者因创伤急诊入院，处于昏迷状态无法进行病史收集，或存在短暂意识障碍，必要时询问家属或知情人进行病史补充。

（4）通过体格检查和已有的实验室辅助检查结果分析后再有目的地进行补充询问，这更有利于明确诊断和鉴别诊断。

四、病史收集过程中的人文素质培养

有效的医疗活动要求医生不仅要有精良的医疗技术，还要有良好的职业道德和人道主义精神，因此在病史收集过程中，应注意培养医学生的人文素质。患者一般会对就医的医疗环境感到生疏，容易产生紧张情绪或恐惧感，如果医生在病史收集过程中不能营造轻松和谐的气氛，消除患者紧张的情绪，那么患者将无法对自己的病情演变进行有序的表达，部分患者还会有意回避部分病史。对医学生而言，人文素质培养首先要求穿着整洁，佩戴胸牌，讲清自己会谈的目的和意义，让患者产生信任感。在问诊中注意礼节与仪表，言语和蔼，举止得体。礼节性语言的合理应用包括询问病史前作自我介绍，问诊结束后要感谢患者的合作，并说明下一步要做什么。

1. 人际交往能力与技巧

医生除了需要具备夯实的医学理论知识外，还要有一定的人际交往能力。医生应时刻关注患者的情绪变化，适时使用恰当的语言缓解患者不安的心情，这可缩短医患之间的距离，使病史收集更顺利，也可为以后在诊治过程中建立良好的医患关系奠定基础。医生问诊先用关怀、关心的语气询问患者"您哪里不舒服？""您为什么来看病？"这种开门见山的方式可以把握患者的主要症状或感受，也就是问出患者的主诉内容。医生可以根据患者的回答加以思考，明确进一步讨论的方向和内容，提出针对性问题，然后再有目的、有层次、有顺序地逐步深入询问。

病史询问时，医生应围绕主诉，有目的、有层次、有顺序地询问，针对不同内容的问诊注意过渡语言的合理使用，要向患者交代清楚询问新问题的理由，不能让患者感到困惑。若要过渡到既往史，则需告诉患者，了解他以往的健康状况和曾患疾病以及有无过敏史对此次诊断有帮助。过渡到家族史时，要向患者说明有关疾病有遗传倾向，家族成员有相关疾病的相对患病率高。

2. 职业道德与节操

在与患者谈话时要求医学生既要有良好的动机，又要达到良好的效果；既要有正确的目的，又要有正当的手段。若涉及患者隐私，有同事、亲属在场时医生可主动要求陪同人回避。在问诊中切忌盲目承诺，告知患者"肯定能治愈""治疗结束病肯定就好了"等，某些承诺可能会导致患者盲目自信，一旦术后治疗效果与预期不符，可能会导致医疗纠纷。虽然不能给患者承诺，但可以多给予宽慰、鼓励的语言，如"不用担心，一切会慢慢好起来的"。在医患交流过程中，医学生应熟悉相应的医学法律法规，应仔细分析患者在其他医院做的检查与治疗，切忌盲目否定，以免导致患者对治疗效果及医生素质产生怀疑。在病史收集过程中可能会涉及后续的医疗活动，因此应在患者知情同意的情况下进行询问，告知患者相关检查和治疗的真实目的与意图。

第三节 专科检查基本要点

通过详细的病史询问和细致的体格检查，观察各种症状体征，进行综合分析判断，仍然是临床医生诊断疾病最先使用的、最基本的、最简单的手段和方法，也是医学生诊断疾病的主要线索和依据。根据阳性体征进行鉴别诊断是提高符合率和治愈率的前提，也可以降低误诊的可能性。不能简单地认为资料的收集只是将患者对症状的描述、医学生的临床检查和某些先进的诊断技术与手段的客观结果记录在案。医生在专科检查过程中要善于探索症状、体征、实验室检查结果及辅助检查结果资料之间必然而稳定的内在联系，因每种疾病都有其自身发生、发展和演变的规律及特点。只有记录并掌握前述的各种资料，即疾病现象与疾病本质的关系，才能做出正确判断。

体格检查的基本方法有5种：视诊、触诊、叩/探诊、听诊和嗅诊。在病史收集过程中，应对患者进行全面、有序、重点、规范和正确的体格检查，所发现的阳性体征和阴性表现，都可以成为诊断疾病的重要依据。医学生在对患者进行临床检查时应遵循以下原则：

（1）注重无菌观念，检查时必须戴口罩和手套，如果患者有免疫功能障碍问题，如白血病、艾滋病及其他免疫抑制病变或通过空气传播的传染性疾病，还必须戴面罩和护目镜。

（2）强调爱伤观念，检查时手法应轻柔，避免加重患者痛苦。

（3）光线要充足，特别是进行口内检查时。可以采用辅助光源，但应使用白光源，避免颜色差异导致误诊。

（4）注意检查的顺序性与条理性，按从外到内，由表及里的原则，即视诊、触诊、叩/探诊、听诊和嗅诊的顺序，以免遗漏。

（5）强调健侧与患侧对比、常人与患者对比、受伤前与受伤后对比。

（6）注重专科检查，不忘整体意识，口内检查时应注意牙、牙周及咬合关系的检查。专科检查的同时也要重视全身情况，尤其是检查颌面部损伤患者时应密切注意其颅脑变化，观察患者有无重要脏器损伤及四肢是否骨折。

一、体格检查的基本步骤

（一）全身检查

检查内容包括观察患者步入诊室的步态、姿势、步伐的快慢，以及患者营养发育是过胖还是过瘦；从患者面容与精神状态判断其是否有全身性疾病；从检查询问时患者的对答情况，判断患者的情绪以及判断其是否有焦虑或抑郁症状。进行全身检查期间应对患者的基本生命体征做记录。

体格检查须遵循先左后右、两侧对照、先上后下、先前后背、按解剖部位分区进行检查的基本原则。现以对一名颌面部肿瘤患者进行体格检查为例：医学生首先对患者进行一般情况和生命体征的观察，然后嘱患者取坐位检查其头颈部（专科检查）、上肢及后背部，随后嘱患者改为卧位，检查其前胸部、侧胸部、腹部及下肢，最后医学生以站立位检查患者肛门直肠及外生殖器与神经系统。通过上述方式既可保障体格检查按顺序完成，又可避免患者频繁改变体位。

进行全身体格检查应根据患者的病情灵活掌握，注意重点检查患者重要脏器和其诉

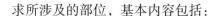

求所涉及的部位，基本内容包括：

（1）通过视诊观察患者的表情与意识、神态，判断患者的意识状态、体质、病情轻重：伴有颅脑外伤的患者可能会出现意识障碍；而有活动性出血的患者可能出现失血性休克，根据出血的严重程度患者可出现焦躁不安或神情淡漠；炎症患者多伴有急性面容。

（2）观察患者皮肤外形的丰满度、对称性、协调性，有无突出与凹陷，了解皮肤色泽、质地、弹性、温度等，观察患者全身淋巴结有无肿大。

（3）对患者的心肺、腹部、脊柱及四肢进行检查，主要观察有无功能性及器质性病变；对于遗传性疾病、先天性畸形的患者尤其要注意其有无合并其他组织器官的畸形和功能异常。

（二）颌面部专科检查

口腔颌面部检查除临床常规检查外，由于其解剖、生理特点和疾病具有多样性，因此在临床检查上又有其特殊规律，对于颌面外科检查，医学生应坚持认真细致、手法正确、客观有序的原则，避免出现漏诊或误诊。

1.检查前准备

颌面部及颈部病变患者的检查一般可在病房内完成，口腔病变患者建议在综合治疗椅上进行检查，急症患者也可在床旁急救的同时进行简单检查，待患者病情趋于平稳后再行补充检查。

检查时，一般检查者位于患者右侧，检查前应保持光线充足，便于观察患者皮肤、黏膜、瞳孔及牙齿牙周组织的色泽改变，同时以患者感到舒适的姿势为准调整综合治疗椅至垂直或成45°，以便于检查者检查。

检查器械包括检查手套、探针、口腔镊、口腔镜，检查前检查者应向患者简单说明检查项目。

颌面部专科检查应首先从颌面部开始，主要观察重要组织器官的外形与功能，畸形与双侧不对称患者应注意其一侧是肿大膨隆还是萎缩缺损。

2.颌面部检查基本内容

首先进行颌面部的大体观察，包括外形与色泽，比较左右是否对称、比例是否协调，严重外伤和畸形都可能导致外形发生改变，同时检查颌面部皮肤色泽、质地和弹性变化，譬如微静脉畸形患者皮肤会出现葡萄酒色斑，其血管瘤由于血管扩张皮肤可出现红斑高出皮肤表面并发展为草莓状。

眼、耳、鼻、腺体等面部器官与颌面部疾病关系密切，是颌面部检查的重点，具体检查内容为：

（1）眼：主要检查眼裂大小与眼睑运动情况；眼球位置与眼球运动情况；粗测视力；瞳孔形状及大小；对光反射情况。眶底骨折患者可能会出现眼球上抬困难，而眶尖综合征患者会出现辐辏反射障碍和视力下降，瞳孔变化是颅脑损伤和颅内病变的重要体征，相关患者可出现对光反射迟钝。

（2）耳：观察耳廓外形；畸形或缺损部位的大小；颅底骨折可导致脑脊液耳漏，主要表现为有清亮透明液体流出；儿童跌倒后出现耳道流血应考虑髁状突骨折的可能。

（3）鼻：检查鼻外形；畸形或缺损部位的大小；鼻通气及嗅觉情况；鼻道有无异常分泌物；颅底骨折可导致脑脊液鼻漏，主要表现为有清亮透明液体流出。

（4）腺体：检查腺体的形态、大小和质地；注意分泌物的颜色、流量和性质，导管口有无脓性分泌物；必要时可按摩推压腺体，增加分泌，以便更好地观察分泌情况；注意对比双侧是否对称，其中腮腺病变以肿瘤多见。

3.口腔检查基本内容

口内检查可采用由前至后、由外至里、由上至下的顺序进行，按组织器官分类依次为口唇、前庭沟、颊黏膜、牙列、软硬腭、舌体、口底、舌/咽腭弓及舌根。检查时若考虑患者患肿瘤应重视肿瘤的好发部位，如口底、舌腹、舌根、软腭等部位。现分述如下：

（1）口腔前庭：检查唇、颊、前庭沟、牙龈、系带。口腔前庭情况包括口唇有无畸形、溃疡、新生物、腮腺乳头情况。

（2）黏膜：检查固有口腔黏膜的颜色、质地，观察口腔有无溃疡、缺损、新生物；形态及大小有无改变。

（3）牙列：依次检查牙体硬组织、牙周。患者有28~32颗牙齿都属于全口牙列范畴，第三磨牙因发育因素可不作考虑，但如果出现病变应予以记录。记录病变牙齿时可采用ABCD分区法或象限分区法，值得注意的是，两种方法并不一致，ABCD分别对应一二三四象限。在记录牙列状况时，包括牙体及牙周组织情况。牙周情况包括牙龈红肿、牙龈出血、牙龈增大、牙龈溃疡、牙龈萎缩、牙结石、牙周袋形成，牙体情况包括牙齿龋坏、牙髓活力异常、牙折、牙松动、牙疼痛、牙烟斑/色素沉着及发育异常。若有修复冠桥异常情况也应作好记录。

（4）咬合关系：主要确定正常𬌗及错𬌗。颌骨骨折、发育畸形、肿瘤、颞下颌关节疾病均可引起咬合关系错乱或紊乱。其中髁状突骨折易导致前牙开𬌗、后牙早接触。

（5）舌体：舌的运动、感觉、味觉，舌质及舌苔有无变化。

（6）口底：舌系带、颌下腺导管开口情况。

（7）口咽：检查咽侧壁、咽后壁及腭咽闭合情况。

4. 颈部检查基本内容

首先通过视诊对颈部大体情况进行检查，包括外形、色泽、轮廓、活动度，有无肿胀、畸形、溃疡、瘘管、斜颈。患者若系颈部病变可在其完全松弛状态下进行触诊，检查颈部活动情况，并按顺序对每个区域进行系统触诊，顺序依次为"颌下—颏下—颈前区—颈外区—锁骨上区—甲状腺区"。譬如，患者颈部有肿块应明确部位和性质，判断是炎症还是肿瘤，注意病变与周围重要神经、血管的关系。颈部淋巴结病变的检查包括部位、大小、硬度、活动度；有无压痛及波动感；与皮肤或基底有无粘连；是孤立的还是呈串珠样改变，或相互融合。若怀疑患者有转移瘤的病变在体检记录时应明确到具体分区。

（1）颏下及下颌下区：采用双合诊方式，注意有无淋巴结肿大及颌下腺肿大，下颌骨骨髓炎患者可能有瘘管形成。

（2）颈前区：上部触诊观察有无甲状舌管囊肿，囊肿与舌管有无粘连；下部触诊观察甲状腺有无病变，一般采用后位，并嘱患者做吞咽动作，间隙感染患者应检查其气管有无挤压、移位等。

（3）颈外侧区及锁骨上区：检查者站在患者对面，嘱患者颈部放松并向检查侧偏斜。采用触诊按区检查，手指缓慢推移，如有异常可轻微按压。检查锁骨上区时，检查者拇指放在患者肩部，其余四指深入锁骨上窝，注意颈部有无肿块，若有，观察肿块大小、质地及活动度、单个或多个、散在或融合、有无压痛及搏动。如病变部有瘘管可进行探诊或轻捏瘘管，观察蒂部走行。

二、口腔颌面部检查的基本方法

口腔颌面部检查主要包括视、触、叩/探、听四种基本方法，这些方法具有直观、全面、方便快捷等优点，这是临床医生诊断疾病最基本的手段和方法。因此，医学生在检查时一定要细心，按规定顺序进行，不可粗枝大叶，遗漏项目。

1. 口腔颌面部视诊检查

视诊是以视觉来观察患者全身或局部表现的一种诊断方法。视诊可观察患者的一般状态和许多全身性体征，如发育、营养、体型或体质、意识、表情、体位、姿势和步态等。对于局部视诊可了解患者病变部位的基本病情。譬如，颌面部创伤患者可通过视诊观察其创伤局部是否出血、是否肿胀、是否有凸出或塌陷，有无涎瘘、神经麻痹及眼球下陷等异常表现。

2. 口腔颌面部触诊检查

触诊是以触觉来判断某种器官特征的一种诊断方法。触诊还可进一步补充视诊未能明确的体征，如体温、湿度、震颤、波动、摩擦感，以及包块的位置、大小、轮廓、表面性质、硬度、压痛及移动度等。因口腔颌面部病变毗邻口腔，因此可采用双合诊的方式。譬如，当病变位于患者右颊黏膜部位时，检查者应左手扶住患者右面部，右手深入口腔病变部位，以左手为依托进行探诊。

触诊应了解以下内容：

（1）了解病变范围、大小、深度、形态、移动度、触压痛、波动感、捻发音，与周围组织的关系等。

（2）畸形与双侧不对称者可明确是一侧肿大膨隆还是一侧萎缩缺损。

（3）骨膨隆性病变可通过触诊了解有无乒乓球样感或波动感、压痛或异常动度。

（4）发现瘘管、窦道时，可结合探诊方式了解其走行及深度。

3. 口腔颌面部叩/探诊检查

颌面部叩/探诊是口腔组织检查的基本手段，主要通过口腔探针和口腔镊检查来确定病变部位、范围和异常情况。叩诊用口镜柄或镊子柄叩击患者牙齿并询问其有无疼痛，用以检查是否存在根尖周或牙周病变。探诊用于检查牙齿有无龋坏，确定其部位、深浅，有无探痛以及牙髓是否暴露。当有充填物时，探查充填物边缘与牙体是否密合及有无继发龋。若患者颌面部有瘘管也可通过探诊的方法明确其走行及来源。

4. 口腔颌面部听诊检查

听诊是医生根据患者身体各部位发出的声音来判断病变与否的一种诊断方法。颌面部舌、腭参与了口腔的语音功能，这些部位的组织改变可能导致语音异常；此外，部分疾病可能导致颌面部血流改变及相关功能异常，通过听诊也有助于诊断。

（1）腭裂患者由于腭咽闭合不全可出现腭裂语音。

（2）舌系带过短的患者由于舌体运动受限可出现发卷舌音困难。

（3）舌根部有肿块的患者发音呈含橄榄状。

（4）蔓状血管瘤及颈动脉体瘤患者听诊检查时可出现吹风样杂音。

（5）颞下颌关节紊乱病开闭口时可出现弹响。

三、口腔颌面部功能检查

1. 颅神经功能检查

颌面部严重创伤或肿瘤累及颅脑的患者，除观察其颅脑功能外，颅脑神经功能也应仔细观察。具体可检查以下内容来明确颅脑神经功能是否正常。

（1）嗅觉反应。

（2）视力情况，包括视锥及视杆细胞检查。

（3）动眼神经、滑车神经及外展神经的运动功能（有无眶尖综合征）。

（4）角膜反射情况、面部感觉情况，下颌开闭口及咬合力检测。

（5）面部表情，包括皱眉、眼睑闭合。

（6）患者听力是否正常。

（7）腭部的提升、吞咽功能。

（8）颈部侧向运动情况，是否有抬肩困难。

（9）舌体运动及味觉有无异常。

2. 下颌运动功能检查

下颌运动障碍表示咀嚼肌群和颞下颌关节可能存在异常。在下颌运动过程中，关节由转动改为滑动，喙突向前、下颌体部向下推移，其他因素如颧骨骨折塌陷、间隙肿物等影响运动轨迹也可导致运动异常。

（1）张闭口运动：张闭口运动能力的检查可通过观察上下颌切牙切缘之间的距离。

（2）张口型：正常、偏斜、绞锁。

（3）张口度：正常值是 3.5 cm，将三横指可置入口腔视为正常。异常可分为：①轻度受限——二横指，2～2.5 cm；②中度受限——一横指，1～2 cm；③重度受限——不足一横指，<1 cm；④完全性张口受限——牙关紧闭。

3. 颞下颌关节功能检查

颞下颌关节由四部分组成，分别为下颌骨的髁状突、颞骨的关节窝、两者之间的关节盘及包绕关节外周的关节囊，关节的主要功能是参与咀嚼、言语、吞咽和表情等。

（1）大体观察颞下颌关节区有无肿胀，下颌运动时双侧髁状突是否有动度，运动是否自如，双侧髁状突运动是否一致。

（2）扣诊颞下颌关节区，检查有无压痛，了解疼痛的性质，观察有无肿块，肿块的大小、质地，是否可移动等。

（3）检查颞下颌关节开闭口、侧方及前伸运动时两侧髁状突的活动度，有无下颌偏斜，有无下颌疼痛，检查两侧关节运动过程中有无弹响与杂音。

（4）检查外耳道前壁有无压痛，能否扣及髁状突运动，有无外耳道出血。

4. 腮腺分泌功能检查

患有唾液腺疾病，如慢性阻塞性炎症、舍格伦综合征或良性肥大等疾病可导致唾液分泌异常。分泌功能检测主要是通过酸性物质或其他刺激唾液分泌的物质刺激腺体来观察腺体本身的变化和分泌情况，从而判断腺体的分泌功能和导管的通畅程度。

（1）慢性阻塞性腮腺炎由于反复刺激导致腺体纤维化，舍格伦综合征患者腺体内有大量淋巴细胞增生，导管口唾液流出明显减少或无唾液流出。

（2）涎石病患者导管口阻塞，刺激后腺体迅速肿大伴疼痛。

（3）此外还可以对唾液流量和唾液成分进行定量检查。

四、专科检查中思维能力的培养

体格检查是对病史资料的补充，是对初步设想的验证，体检时不仅要求检查者手法正确，而且要全面系统，需要边检查，边思考，如思考查什么、怎么查、为什么查、查到的结果怎样解释等。检查者需要不断核实并补充客观检查结果的正常限度、临床意义，可根据自己的学识和经验，作出正确的分析和判断。因此，要想熟练地进行全面、有序、重点、规范和正确的体格检查，既需要扎实的医学理论知识，又需要丰富的临床经验。体格检查的过程既是基本技能的训练过程，也是临床经验的积累过程，它也是医生与患者交流、沟通、建立良好医患关系的过程。

在对患者进行体格检查时应注意全面系统，尽可能收集完整的客观资料，完整的资料有助于患者的诊断及全身系统器官的评估筛查，也便于完成住院病历规定的各项要求和规避诊疗风险。此外，检查者通过问诊可对患者的病情有大致的了解，对于可能产生阳性体征的检查应做到心中有数，需重点检查的器官应更为深入细致地检查，这样才能在全面系统的基础上有所侧重，使检查内容既能涵盖住院病历的要求条目，又能重点深入患者患病的器官系统。

五、专科检查中的人文素质培养

检查过程中与患者适当交流，不仅可以融洽医患关系，还可以补充病史资料，通过查到哪里，问到哪里，询问简单的几个问题便可简捷地获取各系统患病的资料，掌握检查的进度和时间。此外，熟悉检查项目之后，可以使体检流程从容不迫、井然有序地进行。在检查中应注意医患互动，及时了解患者的感受，如健康教育及心理安慰。为了避免检查给患者带来的不适或负担，检查者在检查时动作尽量轻柔，一般应尽量在半小时内完成。检查结束时应与患者简单交谈，说明重要发现，告知患者注意事项或下一步检查计划。若对患者体征的意义把握不定，不要随便解释，以免增加患者的思想负担。

第四节 颌面部相关辅助检查及临床意义

诊疗技术的进步促进现代临床医学的发展。长期以来，疾病的临床诊断，除了主要依靠症状、体征外，还辅以实验室诊断、穿刺、组织活检、超声、X线、CT、磁共振、PET-CT及内窥镜等各辅助检查，这些对于提高临床诊断水平有着重要作用。虽然这些检查手段能提供更微观、更细致的病理改变图像，甚至可以作出病因学或病理学的决定性诊断，但辅助检查仍然不能取代问诊及常规物理检查，更不能取代临床诊断思维。

颌面部相关辅助检查可分实验室检查和器械检查两大部分。辅助检查是在问诊及体检的基础上，针对患者身体状况和病情进行必要的检查和评估，辅助检查能使医生直接深入而准确地观察器官的功能和形态改变。随着医学学科的发展，先进的诊断技术、检查手段层出不穷，尽管辅助检查会给诊断提供一定的科学依据，但不能完全依赖这些检查来最终确定疾病。辅助检查结果要结合病史、体检情况进行综合分析判断，才能得出正确结论。

一、实验室检查

实验室检查主要是运用物理学、化学和生物学等学科的实验技术和方法，通过感官、试剂反应、仪器分析对患者的血液、体液、分泌液、排泄物以及组织细胞等进行检验，以获得反映机体功能状态、病理变化或病因等的客观资料。临床检验与检查是全面认识疾病的重要辅助手段，对疾病的诊断、治疗及对全身情况的了解均有重要参考价值。常规检验包括三大常规检查（血、尿、便），生物化学检验，肝、肾功能检查等；特定疾病可能还包括部分特殊检查，如免疫学检验、微生物检验、染色体检查和过敏原测试等。一般患者入院后检查项目较多，医学生容易忽视一些检查项目，除通过常规检查排除手术禁忌外，呼吸障碍患者应注意检查代谢性疾病，外伤并伴有活动性出血患者应及时了解其血象改变，对于出血不止的患者必要时采用特殊检测以排除血液性疾病，高热并出现全身反应的患者应进行细菌学检验。医学生应将化验结果与入院后不同时间点的检测指标进行对比，了解患者病情变化，而肿瘤患者的部分检测指标，如血清肿瘤标记物检测还应追溯到既往入院时的情况，一旦发现化验检验结果出现危机值，应立即告知上级医生及当班护士。

1.血液及生化检验

临床血液检验主要是对起源于血液和造血组织的原发性血液病，以及因非造血组织疾病所致的血液学变化的检查，检查内容包括红细胞、白细胞和血小板的数量，生成动力学、形态学和细胞化学等检验，还包括凝血功能、血栓栓塞、抗凝和纤溶功能检验以及血型鉴定和交叉配血试验等。应根据患者病情确定各项检查，其中血常规检查为必需项目，通过血常规检查可以对患者的基本情况和初步诊断进行简单评估，如急性出血患者可出现红细胞及血红蛋白的急剧下降；细菌性感染，尤其是化脓性感染可出现白细胞总数及中性粒细胞升高；若白细胞总数正常而单核细胞升高提示可能为病毒性感染，而结核可出现白细胞减少，嗜酸粒细胞增多见于急性寄生虫感染；在白细胞分类中有不成熟细胞出现见于急性白血病、骨髓增生异常综合征；有异常淋巴细胞出现见于传染性单核细胞增多症；全血细胞减少伴发热见于急性再生障碍性贫血；血友病患者可见血小板减少。

（1）检验排泄物、分泌液及体液是对尿、粪和各种体液进行常规检验。颌面部的体液包括唾液、囊液和脓液。

（2）临床生物化学检验是对组成机体的生理成分、器官代谢、生化功能的检验，包括糖、脂肪、蛋白质及代谢产物的检验，血液和体液中电解质和微量元素的检验，血气和酸碱平衡的检验，临床酶学检验，内分泌腺功能的检验。

（3）临床微生物学检验包括感染性疾病的常见病原体检查、性传播疾病的常规病原体检查及细菌耐药性检查等。

2.穿刺检查

穿刺检查是通过抽吸肿物（病变）内容物了解内容物的颜色、透明度、黏稠度等，必要时送病理检查、涂片检查或细菌培养、药敏试验进一步明确病变情况。穿刺检查必须在严格消毒条件下，选用合适的穿刺针头。在穿刺时注意穿刺的深度和方向，避免损伤重要神经和血管。颈动脉体瘤或动脉瘤严禁穿刺。腮腺组织及结核灶慎穿刺。

二、影像学检查

1.超声波检查

超声波检查是利用超声来探查人体内部器官和组织的大小形态及内部回声的一种影像学检查方法。因人体各部位组织、器官密度不同，发生病变后密度也有所改变，当声波通过人体时，根据不同的密度以不同的速度反射回来被超声探头收集。因此超声波检查可确定病变的外形、边界及内部结构的物理性状，病变占据的组织层次及与周围组织的关系，还可测量病变的大小、深度。超声波检查炎性脏器组织可显示筋膜间隙增厚的

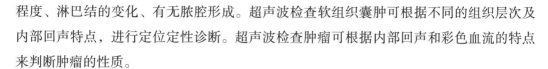

程度、淋巴结的变化、有无脓腔形成。超声波检查软组织囊肿可根据不同的组织层次及内部回声特点，进行定位定性诊断。超声波检查肿瘤可根据内部回声和彩色血流的特点来判断肿瘤的性质。

2.口腔常规X线检查

口腔颌面外科常规X线检查可分为两种：一种为专科影像设备检查，这种检查可获得譬如口内根尖片、咬合片、全口牙位曲面体层X线片等摄片；一种为常规X线对某些特殊部位进行检查，这种检查可获得譬如华氏位片、铁氏位片、头颅侧位片、颞下颌关节开闭口位片。通过X线检查可初步明确部分重要组织器官，如牙齿、牙周膜、颌面部诸骨及关节病变。此外，通过X线还可进行照影检查，主要包括瘤腔照影、颞下颌关节照影及腮腺照影，然而目前应用较少，逐渐被计算机体层摄影（CT）及核磁共振成像（MRI）技术替代。

（1）口内根尖片：能清楚地观察牙体及牙周组织的正常解剖结构，包括牙釉质、牙本质、牙髓腔、牙周膜、牙槽骨等，特定位置可见上颌窦。可根据摄片判断局部有无牙槽骨的病变，如骨囊肿、残根滞留、骨质疏松等。

（2）咬合片：上颌咬合片能观察到腭部全貌及上颌全部牙列，对硬腭骨组织的变化有良好的诊断价值，如可观察腭部发育性囊肿、多形性腺瘤、中心性肉芽肿及各病变是否侵入骨组织等。对切牙孔病变的诊断也有重要意义。下颌咬合片能观察到颏部及下颌体，对下颌骨皮质有无膨隆和破坏有重要意义，视野包括口底软组织，可用于诊断颌下腺结石。

（3）全口牙位曲面体层X线片：有助于鉴别颌面部重要的解剖标志，采用钢珠辅助可以对牙槽骨的垂直高度进行初步测量，可以了解颌骨的解剖全貌，同时还可以发现颌骨的各种病理变化和余留牙的情况。

（4）华氏位片：华氏位片是检测副鼻窦的常规片，在颌面外科应用广泛。全部颌面部均投射于圆形颅骨断面之中，在颌面外科华氏位片中主要显示上颌窦、额窦区、鼻额区及颧骨区，又称顶额位或鼻额位。

（5）铁氏位片：铁氏位片显示颌面上部及下部，为颌面部损伤所拍摄的常规片。可以观察眼眶、上颌窦、颧骨及下颌骨等结构及其相互关系，尤其是颧骨下缘，上颌骨外侧壁、喙突以及颌间间隙，均清晰可见。

（6）下颌骨侧位片：本位片是诊断下颌骨病变最常用的方法，是下颌体及下颌支的侧面观，主要显示下颌骨体部及升支诸结构，多与颌骨后前位片相对照，可以得到更明确的诊断。

（7）颞下颌关节开闭口位片：此位片是患者大张口和闭口时的颌骨侧位片。当口张大时，髁状突滑至关节结节的下方，喙突亦下降至髁状突的下方，因此，髁状突外形可以清楚显示。可与闭口位相对照了解髁状突运动情况，有利于诊断髁状突发育的情况及髁状突脱位等。

3.X线头影测量

X线头影测量是对头部进行头影测量，是用于检查颅面生长情况和畸形的重要手段，选择代表牙骀与颅面解剖位置相对稳定的一些标志点，通过线距、角度及比例的测量后，再与正常值或自身不同阶段相应指标进行比较分析。X线头影测量分析的目的在于全面了解患者牙颌面软硬组织形态结构与位置关系变化，弄清畸形的特征与严重程度，并用测量分析所取得的资料进行治疗方案设计。因此，X线头影测量分析是牙颌面畸形诊治程序中疗效预测和评估的必要辅助检查方法。

4.计算机体层摄影（CT）

CT对于硬组织病变显示具有优势。CT检查可以准确地测量颌骨的高度、宽度和角度，螺旋CT还可以对颌骨进行三维重建。骨折患者，通常采用三维成像检查，从不同角度观察其病灶情况。目前，通过图像分析、三维打印技术可实现病变模型重现，这些技术对于术前分析、模拟手术及手术计划具有重大意义。

5.锥形束CT影像（CBCT）

目前，CBCT可提供高质量的薄层图像，在口腔颌面部检查中应用比较广泛，主要为牙种植提供颌骨情况评估，为正颌治疗计划提供牙骀及面部结构图像，评价颞下颌关节的骨退行性改变，明确牙与下颌神经管的关系，发现可能存在的骨感染、囊肿和肿瘤。

6.核磁共振成像（MRI）

MRI具有比X线影像检查技术更好的软组织对比分辨率。MRI检查软组织、关节病变更具有优势，常用于颞下颌关节紊乱病的诊断，判定关节盘位置；用于评估软组织病变，尤其是舌、面颊、涎腺和颈部肿瘤的形成；用于观察恶性肿瘤是否侵袭周围神经及淋巴结等。

三、病理学检查

近年来，内窥镜检查技术、肿瘤影像学诊断技术及肿瘤标志物诊断技术等的发展和临床经验的积累，使颌面部疾病的早期发现、早期诊断和准确定位已成为可能。但确定的最终诊断仍有赖于病理学技术。譬如，确定肿块的性质，确定肿瘤的组织学分类、良恶性质和恶性程度分级，判断肿瘤的预后和疗效，以及判断是否复发、扩散和转移等，也都有待病理诊断技术来确认。常规病理诊断技术，按标本采集类型可分为组织学检查和细胞学检查，按标本制备方式可分为石蜡切片染色法、冰冻切片染色法及细胞涂片染色法，按染色方法可分为HE染色法、特异性染色法、免疫组化染色法及其他方法（染色体及流式细胞技术等）。

1.组织学诊断技术

（1）活体组织检查：从病变部位取一小块组织制成切片。通过染色技术观察病变细胞的形态和结构变化，可确定病变的性质、组织学类型和分化程度，这也是目前常规结论性诊断的主要依据。需要注意的是：部分切取活检由于切取部位存在差异，标本不一定反映全貌，必要时可反复、多次活检。有些病变单一，通过病理标本难以诊断，如NK细胞淋巴瘤、淋巴结核患者，需结合临床和其他检查综合分析。组织切取属于创伤性诊断手段，血管瘤/血管畸形、唾液腺一般不做组织活检，以免造成大出血或涎瘘。

（2）手术探查：若不能明确疾病的性质，且病变部位深在，可采用手术探查的方式获取组织标本，在手术探查时应了解病变范围、与周围组织关系，切取小块组织行病理学检查。但术前应充分考虑，做出完善的诊疗措施方案，也可将探查标本即刻行冰冻检查，明确病变性质后同期行手术治疗。

2.细胞学诊断技术

（1）刮取细胞法：适用于口腔黏膜病变、口腔肿瘤及体表皮肤破溃的肿瘤。刮取细胞可采用压舌板或拭子，通过该方法容易获取细胞。

（2）涂片检查法：取脓液或溃疡、创面分泌物或脱落细胞进行涂片，可做细胞学检查。

（3）细针穿刺法：同本节"穿刺检查"。针吸细胞术若能在影像学的导向下进行，其成功率更高。肿瘤穿刺由于组织量较少，易引起肿瘤播散，难以明确病理结果，若患者条件允许，建议以活体组织检查为佳。

细胞学检查操作相对简单安全，对患者造成的创伤较小，但相对于组织学标本检测，细胞学检测误诊率相对较高，一般假阴性较多，多因取材不当所致。针吸细胞学检测可能导致某些位于深部的肿瘤扩散，较难确定肿瘤的类型和所在的具体部位，在进行诊断时应与患者临床表现特点及其他辅助检查如CT或MRI等结果结合考虑。

四、其他辅助检查

1.正电子发射计算机断层显像（PET-CT）

PET-CT是将病变代谢功能与CT相结合的技术，能全面了解患者全身整体状态，达到早期发现病灶和诊断疾病的目的。对于怀疑恶性肿瘤的患者可考虑行PET-CT检测，恶性肿瘤可出现高密度影像。PET-CT检查有利于恶性肿瘤的早期诊断和微小肿瘤的发现，对肿瘤大小、侵犯程度、是否转移也有指导价值。

2.关节造影检查

关节造影检查是将造影剂注射入关节下腔，利用荧光使软组织显影的影像学方法。关节造影检查可以对关节进行动态观察，根据造影剂在张闭口时的流动形态，对粘连、关节盘穿孔等病变进行显像。

3.颈动脉造影检查

颈动脉造影检查是将造影剂注射入血管，结合CT或MRI观察颈动脉及其分支血管、动静脉血管畸形、病变的情况，了解供血、侧支循环的建立及颅内外血管交通的情况，结合三维成像技术可显示复杂的血管立体结构、血管瘤栓塞前后的局部区域改变情况。

4.牙𬌗模型分析

牙𬌗石膏模型分析检查是牙颌面畸形诊断和制定治疗方案最基本的检查手段，基本步骤为将取自患者口腔，包括牙列的石膏模型，安置固定于解剖性𬌗架上，获取与记录患者的牙、牙槽骨、唇颊系带以及咬合关系。此模型也可用于颌面骨折患者的修复重建，按设计骨切开线切开模型，形成牙—骨复合体石膏模块，再将模块移动至最佳矫正位置后，用蜡固定。通过模型进行外科模式重建，达到指导手术的目的。

5.颞下颌关节内窥镜检查

颞下颌关节内窥镜主要用于颞下颌关节疾病的检查，可直接洞察和揭示以往无法获知的关节腔内活体结构的正常或病理情况，特别是能发现其他检查手段如关节造影、CT及MRI等难以发现的关节表面结构的早期病变。关节内窥镜检查系统包括关节镜、光导纤维、冷光源、监视系统。基本步骤为通过关节外侧入路，确定两个穿刺点分别穿刺置入灌洗针与内窥镜外套管穿刺点，关节腔穿刺扩张建立灌流通道，置入关节镜检查视野。通常关节内窥镜检查与治疗同期进行，关节内窥镜的适应证包括不明原因的耳前区或关节的持续性疼痛，经保守治疗半年后无明显改变的病例，滑膜以及关节表面组织标本的取材以及关节滑液的获取与分析。

五、辅助检查的临床思维

实验室检查和辅助检查是患者病史询问和体格检查的延伸。临床上，要根据患者病情选择检查项目，不能"撒大网、捉小鱼"。在判断检查结果的临床意义时，要考虑患者个体性和实验室检查结果两个方面因素的影响。例如，血清淀粉酶增高对急性腮腺炎的诊断有重要价值，但它对腮腺炎并不具备特异性。辅助检查的关键临床思维是如何选择合适的辅助检查，以此与其他临床资料相结合进行综合分析，对协助临床明确疾病的诊断、观察病情、制定防治措施、判断预后等提供有益的数据资料。当实验室检查结果与临床表现不符时，应结合临床慎重考虑，结合分析或进行必要的复查。实验室检查偶尔出现阳性或数次阴性的结果，均不能作为肯定或否定临床诊断的依据。

临床检验的内容日益丰富，项目繁多，选择检验项目时一定要在认真和详尽地进行病史询问和体格检查得到初步诊断的基础上，从疾病诊断的实际出发，选用针对性和特异性较强的项目进行检查，做到有的放矢。此外，实验室检查对有关标本检验的结果可以有不同的临床意义，实习医生应有一定的鉴别能力。有的疾病可直接得到确定诊断，如白血病依靠骨髓检查、肿瘤依靠病理学检查就可明确诊断；有的具有辅助诊断价值，如患者血糖增高，既可能是糖尿病引起，也可能是创伤导致的应激性血糖增高。医生不能单凭这些检验就做出诊断，必须结合其他临床资料综合分析后才能明确诊断。而有的检验则具有鉴别诊断和排除诊断的意义。因此，选择检查项目时必须了解各项检验的临床价值，应选择对疾病诊断灵敏度高和特异性强的检验项目来进行检查。

随着科技的进步，越来越多的先进医学检验技术面世。在选择检查项目时尽量避免成本—效益观的医疗行为，避免滥用辅助检查，以防不必要的检查增加患者的治疗费用。在选择辅助检查时，应掌握各种辅助检查的优缺点。以常用的影像学诊断技术为例，B超检查价格低廉，操作简便，适用于颌面部疾病初筛，但超声对于骨质结构难以传导至深部成像，骨骼系统超声成像效果差；超声成像显示人体的大断层结构或是整体的断层图像不如CT或MRI效果好，尤对于肥胖患者或是深部组织结构，有时显示欠佳；MRI软组织对比明显优于CT，但MRI扫描数据采集时间长、空间分辨率不如CT；CT的应用扩大了X线诊断范围，它敏感度很高，但特异性相对较差。只有熟悉不同辅助检查技术的能力与限度，才能正确和充分发挥其作用。

临床上应对检查结果保持客观评价，医生应具有临床辨证思维能力。不论检查技术多么先进，它们中的每一项都有自身的短处和限制，即便是最先进的医疗设备，其数据也需要操作人员进行进一步分析才能得出诊断依据。操作人员技术水平的高低仍起着决定性因素，有时甚至会出现信息资料传递错误。当检验结果和理性的临床判断不符时，实习医生一定要保持客观的心态，必要时要坚持以临床为主，追求最终的真理。在各种诊断证据的诊断价值上要保持客观心态，从临床实用的角度，还可以把不同的辅助检查证据区分为三种：①确诊性检测指标，如病理标本中发现确切的癌细胞，三维CT发现下颌骨骨折；②特征性检测指标，为某病所具有的特殊表现，但还不是排他性的特征，如大量的变异淋巴细胞是传染性单核细胞增多症的特征性诊断依据，但尚不具备确诊价值；③依据性检测指标，符合某种疾病的临床特点与规律，有利于作为疾病的主要诊断依据。

（刘捷凡）

第三章

颌面部疾病的诊断逻辑思维

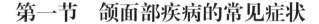

第一节　颌面部疾病的常见症状

症状是患者患病后机体生理功能异常的自身体验和感受。症状是病史的主体，是临床诊断疾病的主要线索和重要依据。在许多情况下，患者的临床症状是描述其病情特点的重要内容，可以通过临床思维分析患者的常见临床症状来缩小诊断范围，有些症状有"定性"意义；有些症状通过交叉分析、评估可以使我们的视野逐渐缩小，直到落实到某一疾病，如根据发生张口受限的可能原因进行逐一排查：这种临床思维分析方法叫做"归缩诊断分析法"。此外，在临床思维分析过程中还可以以临床常见的症状为主线，进行程序设计，了解症状发生的细节、可能相关的体征、哪些辅助检查可能具有代表性，顺藤摸瓜，最终找到病因及制定最佳诊疗方案。譬如，以颌面部肿胀为主要症状的颌面部间隙感染患者，通过其症状询问了解其病情并做出初步诊断，通过程序化诊疗设计完成相应流程，进行体格检查了解患者局部红肿热痛及功能障碍情况；若患者是牙源性疾病，则检测口腔局部有无牙齿病变，通过实验室辅助检查观察白细胞数有无升高，通过辅助B超检查明确患者患部有无脓肿形成；若有脓肿，则用针吸脓液进行细菌培养及药敏试验：这种临床思维分析方法叫做"程序诊断分析法"。颌面部疾病的常见临床症状包括以下八类。

一、张口受限

张口运动有赖于颞下颌关节、咀嚼肌群、牙齿咬合和神经系统的协调作用。中枢神经支配运动，颞下颌关节提供解剖基础，咀嚼肌群提供动力，牙齿咬合提供最终运动位点。其中任何一环节，尤其是咀嚼肌群的功能异常均可影响下颌骨运动，导致张口受限。

张口受限的具体原因可能有：咀嚼肌群或颞下颌关节病变、骨折断端移位或异常动度、外伤性瘢痕挛缩、肿瘤侵袭或占位性阻挡。咀嚼肌群或颞下颌关节病变表现为张闭口运动时疼痛，关节、咀嚼肌处有压痛点；关节强直严重到牙关紧闭，可见角前切迹及下颌面部发育畸形；外伤性瘢痕挛缩根据严重程度受限不一，有外伤史其面部可扪及条索状结构。间隙感染以咬肌间隙及翼颌间隙感染导致的张口受限较为严重，局部表现为红肿热痛及压痛，询问患者病史多为牙源性疾病。当肿瘤累及咀嚼肌群时可出现张口受限，一般多表现在中晚期患者中，多伴有疼痛及恶臭。由骨折导致的张口受限多为开闭口时咀嚼肌群牵拉骨折断端导致患者疼痛，不愿张口所致；部分患者系骨折移位导致，如颧骨骨折，由于咀嚼肌作用导致颧骨下移，阻挡下颌骨喙突开口时前移，导致张口受限。在收集以张口受限为主诉的患者病史时应注意以下几点：

（1）张口受限程度：是否严重，描述从轻度受阻到牙关紧闭的受限程度；发病急促还是缓慢，是持续性还是间断性，目前是否持续加重，治疗或处理后是否有缓解。

（2）运动轨迹：闭口时是否处于正中咬合位；开口型是否正常，若异常是偏斜还是绞锁；运动时是因疼痛、阻挡还是其他因素导致难以开口。

（3）伴发症状：是否关节弹响、是否疼痛（包括关节及腮腺咬肌区压痛）、是否有口腔溃疡或异味（晚期肿瘤患者可出现恶臭）、是否有牙源性病变存在、颌面部有无红肿。

（4）相关病史：包括颞下颌关节外伤病史、颌面部腮腺炎、关节及间隙感染病史、颌面部烧创伤病史、颅脑及颌面部肿瘤病史、其他病史（帕金森病可导致咀嚼肌群不自主振颤、张口受限）。

二、疼痛

疼痛是发生于神经末梢和刺激传导系统的病理性异常状态反映到脑而引起的感觉。疼痛不仅是颌面外科最常见的症状之一，而且也是某些严重疾病的信号。对于以疼痛为主诉的患者，医学生了解疼痛的发生机制、掌握疼痛的诊断方法和鉴别诊断极为重要。

颌面部疼痛既包括由外周神经系统诱发的颌面部及口腔疼痛为主诉的临床综合征，也包括由炎症、外伤及肿瘤等器质性疾病引发的继发性疼痛。在临床思维上，通过疼痛的特点及伴发症状可对病变进行初步诊断，如急性牙髓炎对温度刺激敏感，并有自发痛和激惹痛，疼痛常不能定位，夜晚或头低位时疼痛会加剧；急性根尖周炎诱发的剧烈疼痛能定位，有伸长感，温度刺激不痛，有明显的叩压痛；急性智齿冠周炎表现为持续性剧痛，能定位，常放散至半侧头部痛，伴有张口受限及吞咽困难。颌面部间隙感染表现为局部软组织肿胀疼痛，能定位，局部皮温升高，伴有张口受限、吞咽困难，涎腺急性脓肿可出现导管口溢脓；颞下颌关节功能紊乱症疼痛可发散至耳颞部、肩颈部，开闭口受限加剧，可伴有张口型异常；三叉神经痛的特点是阵发性剧烈锐痛、有"扳机点"，疼痛可突然自发，亦可自行停止，每次疼痛可持续十几秒钟或几分钟不等；恶性肿瘤疼痛为持续性剧烈钝痛，可定位癌肿部位，局部破溃或形成癌性溃疡时可出现疼痛加剧，可发散到半侧头部，可伴有张口受限。在收集以颌面部疼痛为主诉的患者病史时应注意以下几点：

（1）疼痛部位：包括疼痛能否定位、疼痛是否发散到其他部位，如牙髓炎定位模糊，常向颞部发散。

（2）疼痛时间：包括疼痛是持续痛还是阵发痛，持续时间长短，疼痛是间歇性还是周期性。

（3）疼痛性质：包括酸痛、胀痛、跳痛、隐痛、钝痛、针刺样痛、烧灼样痛及撕裂样痛。

（4）疼痛原因：包括冷热刺激痛、酸甜刺激痛、手术创伤后痛、伤口感染后痛、咀嚼吞咽时痛及自发性痛。

三、肿胀

由炎症导致的血管通透性增加会出现充血或渗出增多，局部毛细血管破裂导致淤血，肿瘤或瘤样病变导致局部组织体积增大成为肿胀。颌面部发生肿胀症状的因素较多，医学生在临床思维分析中要充分考虑，通过肿胀的特点及伴发症状可对病变进行初步诊断。血肿特点是有外伤史或手术史，血肿被逐渐吸收后可出现颜色改变；气肿特点是有外伤史或拔牙（拔阻生牙）创伤史，触诊柔软，捻发音明显，边界不清，部分患者嘱鼓气时可出现肿胀加剧。间隙感染导致的肿胀具有局部红肿热痛等临床特点，严重者可出现发热等全身症状，血象检查可见白细胞总数和中性粒细胞数增多。血管神经性水肿的特点是有过敏原接触史，起病突然，肿胀迅速，无压痛，皮肤紧张发亮，常发生在唇口面颊。在收集以颌面部肿胀为主诉的患者病史时应注意以下几点：

（1）肿胀部位：是单侧还是双侧，描述时应具体到口腔颌面部解剖分区，如眶区、颧区、鼻区、唇区、咬肌区、腮腺区、颌下区、硬腭区、软腭区、颊部、口底部、颌下部等，包括肿胀深浅及累及界限范围。

（2）肿胀时间：根据肿胀的发展变化按时间顺序进行描述，包括突发肿胀、急剧肿大、肿胀缓慢加剧及持续肿大。肿胀的持续时间可为几天到几年，如口腔颌面部炎症一般时间较短，而血管畸形患者出生后即可发现局部肿胀。

（3）肿胀性质：包括软硬度（柔软、中等硬、坚硬），有无波动感，有无压痛，局部是否发红发热，指压诊有无凹陷等。

（4）肿胀原因：有无过敏史、外伤史、手术史、炎症史或其他相关原因。部分颌面部感染患者有肿胀前拔牙病史。血肿特点是有外伤史或手术史。

四、溃疡

溃疡是黏膜上皮发生持续性缺损或破坏，其表层坏死脱落形成凹陷，由于缺乏黏膜的屏障保护作用，溃疡底部由纤维肉芽组织和渗出物形成的纤维蛋白组织构成。深层溃疡可波及黏膜下层，愈合后会遗留瘢痕。口腔颌面部溃疡好发于舌体、唇颊及腭部。溃疡可为原发，也可由疱或大疱破溃导致。不同病因导致的溃疡其临床表现并不一致。溃疡的临床特点及病史分析对疾病诊断尤为重要，结核性溃疡应注意溃疡表面有脓性渗出物和干酪样坏死，结核性溃疡病程长，难以愈合，患者具有结核接触史，肺部可见肺结核病灶；创伤性溃疡有明显诱因，溃疡面相对清洁，可见新鲜肉芽组织覆盖，如有残根残冠刺激疼痛剧烈，多伴有局部淋巴结肿痛；癌性溃疡表面多为火山口状，可见坏死组织存在，基底组织形态不规则，质地发硬，患者多伴有癌臭；药疹性溃疡患者有长期服药史，多伴有皮肤药疹。在收集以口腔颌面部溃疡为主诉的患者病史时应注意以下几点：

（1）溃疡病因：感染因素、创伤因素、肿瘤因素、免疫因素、药物因素。

（2）溃疡性质：持续时间长短、有无明显变化、是否具有周期性和反复性、溃疡是否游走。

（3）其他病史：口腔治疗史、结核病史、创伤病史、长期服药史。

五、瘘管/窦道

颌面部瘘管是指连接口腔与颌面部皮肤之间的病理性管道，仅有一端开口的称为窦道。口腔、颌面及颈部都可能形成瘘管/窦道，但病因及致病机制并不一致。牙齿冠周炎、根尖周炎未能彻底治愈，迁延为慢性炎症，多数病例会有瘘管/窦道，X线显示有病灶牙；外伤、手术意外也可遗留瘘管，如腮腺区会出现涎瘘，瘘口分泌物与进食相关；颌骨囊肿破溃后并发感染、口腔颌面颈部特异性感染（结核病、放线菌病）临床也可见瘘管；此外，某些先天性发育畸形在面突的融合部位可出现瘘管，当患者免疫力下降或合并感染时可有分泌物溢出。

（1）瘘管/窦道部位：是单侧还是双侧，描述时应具体到口腔颌面部解剖分区，第一、二、三鳃裂各位于特定部位。颈部可通过颏下、颌下、颈前区、颈根部、胸锁乳突肌区进行划分，甲状舌管瘘患者的瘘管多位于舌骨与甲状腺之间，牙龈瘘管多来源于根尖周炎和智齿冠周炎。

（2）分泌物性质：涎瘘多为清亮拉丝状，淋巴瘘分泌物呈牛奶状，感染灶多为脓性分泌物并有咸味，鳃裂瘘分泌物多为淡黄色或褐色。

（3）瘘管、窦道病因：感染因素、创伤因素、医源性因素。部分患者有手术史，乳糜瘘多见于行颈根部手术患者。

六、咬合异常/紊乱

全口牙齿的生长排列具有一定的规律，上、下颌牙齿闭合时的接触关系称为咬合。

健康的咬合除下颌中切牙外，其余各牙交错接触，紧密闭合，下颌位于面部正中。因各种因素导致牙和部分牙弓或颌骨的移位而出现咬合关系的异常改变称为咬合异常/紊乱。临床上要重视对病因的研究，先天性咬合异常/紊乱与牙颌面畸形密切相关；渐进性咬合异常/紊乱多与创伤或感染后颞下颌关节发育不全及肿瘤导致下颌骨局部组织破坏有关；急性咬合异常/紊乱多由外力作用导致。颌面部外伤患者，咬合紊乱症状不仅可作为颌面骨折诊断的重要指标，还可作为手术后观察疗效的重要依据。

（1）咬合紊乱症状病因：外力因素（牙、牙槽骨损伤，颌骨骨析），疾病因素（颞下颌关节疾病、颌骨肿瘤）和发育因素（颌骨发育不足或过度）。

（2）咬合紊乱的性质与程度：是先天性还是急症出现；是个别牙咬合关系紊乱还是全口咬合关系异常；临床表现为个别牙骨折导致牙列连续性中断，先天性颌骨畸形表现为开𬌗、偏𬌗及反𬌗。

（3）颌骨骨折和颞下颌关节疾病导致的咬合紊乱既可作为口腔颌面部损伤及骨折诊断的重要依据，也可作为判定治疗效果的主要标准。

七、疱症

疱主要由黏膜内贮存的液体形成，疱壁破裂可形成糜烂或溃疡。急性疱疹性口炎病毒感染一般多见于婴幼儿，急性发作，全身反应重，临床表现为口腔黏膜及口周出现成簇样小水疱，水疱破裂后渗出物凝结形成痂壳，注意与口炎型口疮相区别；三叉神经带状疱疹由水痘带状疱疹病毒引起颜面皮肤和口腔黏膜病损，水疱聚集成簇，沿三叉神经的分支排列成带状，但不超过中线，临床表现为疼痛剧烈，甚至愈后在一段时间内仍有疼痛，愈后不再复发；疱疹性咽峡炎由柯萨奇病毒A引起口腔疱疹损害，临床表现易与"手—足—口病"混淆，病损分布限于口腔后面，为丛集的小水疱，不久形成溃疡，可自愈。在收集以口腔颌面部水疱为主诉的患者病史时应注意以下几点：

（1）疱症病因：细菌因素、创伤因素、神经因素、病毒因素、药物因素，疱症多见于病毒感染、药物反应、黏膜创烫伤和系统性疾病的口腔表征等。

（2）疱症性质：口腔解剖位置，是上皮内疱还是基底下疱，疱内容物是透明还是浑浊，水疱是单一还是聚集成簇状、持续时间长短、有无明显变化、是否具有周期性和反复性。

（3）其他病史：是否有药物史或烫伤史。

八、淋巴结肿大

颌面部及颈部淋巴组织分布极其丰富，该区域淋巴管成网状结构收纳口底和颌面部的淋巴液，并形成颈部弧形链和垂直链，在左侧汇入胸导管，右侧汇入淋巴总管，最终进入颈内静脉，构成颌面部避免炎症侵袭和肿瘤转移的重要防御系统。在正常情况下，淋巴结小而柔软，不易扪及，当发生炎症或肿瘤转移等病变时，相应的淋巴结就会发生肿大。在进行临床思维分析时，尤其要重视淋巴结的所属区域。非特异性淋巴结炎由所属部位的急、慢性炎症引起，如化脓性扁桃体炎、牙龈炎可引起颈部、颌下淋巴结肿大。初肿时柔软、有压痛、表面光滑，最终可缩小或消退。淋巴结结核常发生在颈部血管周围，呈多发性、大小不等、质地稍硬，可互相粘连或与周围组织粘连。若发生干酪样坏死，则可触到有波动感，晚期破溃后可形成瘘管，愈合后可形成瘢痕；恶性肿瘤淋巴结转移，淋巴结质地坚硬或有橡皮样感，与周围组织粘连，不易推动。在收集以淋巴结肿大为主诉的患者病史时应注意以下几点：

（1）局部淋巴结性质：注意部位、大小、数目、硬度、压痛、活动度、有无粘连。

（2）周围皮肤及组织情况：有无红肿、瘢痕、瘘管等。注意寻找周围组织有无病变，排除肿瘤原发病灶。

（3）全身情况：有无发热、盗汗，是否仅限于颈部，全身有无淋巴结肿大。

第二节　常见系统性疾病

我国人口结构更加趋向老龄化，随之而来的是老年疾病逐渐增多，而老年口腔健康和生活质量问题更是越来越引起社会的关注。手术仍是口腔颌面部疾病患者最重要的治疗方法之一。统计显示，颌面外科手术诊疗的老年患者逐年增加，而增龄性变化无法避免，各个器官、组织会出现衰老和功能减退，若患者出现精神因素或手术应激状态，其组织器官的代偿功能则常会显示不足或低下，常常发展为危重情况甚至死亡，因此老年患者围手术期的风险大大增加。综上所述，老年口腔疾病患者的临床特点、术前合并症及手术的并发症等问题的研究受到了更多关注。

对于口腔疾病患者尤其是老年患者，做好术前合并症及全身情况的评估及控制，对患者手术及术后恢复均有重要意义。研究显示，70%的住院患者伴发1种以上的系统疾病，其中最主要的伴发疾病为心脑血管疾病，其次是呼吸系统疾病，以慢性支气管炎、肺气肿为主，其他还有糖尿病、前列腺炎、消化道溃疡及肝胆疾病等。在临床查房过程中，医学生须对患者的基本病情进行汇报，对患者术前情况进行评估，术前评估应包括多个方面。通过全面体格检查明确患者术前的手术风险，必要时可改变临床决策。在临床工作中，大多数患者由于年龄、性别及系统性疾病因素在病史询问、体格检查及辅助检查中常会发现一些异常指标，这些指标是否与疾病相关，是否会影响患者的愈后疗效还需进一步研究。譬如，需手术的患者不能忽视其心脏及呼吸情况，外伤患者应对其颅脑情况及变化密切注意。心血管系统疾病是常见病和多发病，常见于中老年人。

以上内容都是医学生必须思考的内容，若不及时作出相关对症处理，可能会影响患者的诊疗计划。正确诊断患者疾病，评估并作出诊疗措施也是临床教学查房的重要内容。

一、血液性疾病

行口腔颌面部手术后如不及时处理，可因失血过多而发生意外。术前检查应排查有无血液性疾病，有无出血倾向或凝血障碍。为了避免术后出血，手术前后还需要适当应用止血药物。

1. 贫血

贫血患者除可通过实验室检查外，还可通过口腔的病史询问和专科检查来了解其症状。贫血患者常表现为乏力、低热、身体虚弱、头晕，行物理检查时可见指甲、眼睑、唇红部及口腔黏膜苍白，舌部病变较明显，早期舌缘、舌尖发红，上皮脱落，有时形成白色溃疡。缺血会导致细胞代谢异常，舌体丝状乳突萎缩甚至完全丧失，从而发生味觉失调。由于舌面乳突消失，舌背变得平滑光秃，并常伴有口干症状。

（1）一般指血红蛋白在 100 g/L 以下。患者常表现出心搏过速、低血压、尿量减少、尿浓度增加、尿中钠减少。

（2）口腔颌面部疾病患者常见的贫血原因包括因口腔颌面部创伤、系统性疾病、肿瘤侵袭血管导致急性或慢性出血性贫血，咀嚼功能下降、肿瘤急剧增长导致营养不良性贫血。

（3）贫血患者应限期或择期行手术，宜纠正贫血后再手术。肿瘤侵袭血管导致贫血的根本性措施是切除肿瘤，消除隐患；营养不良性贫血可通过鼻饲或静脉输入途径增加营养纠正贫血；创伤因素导致的急性出血性贫血主要是在有效扩容的基础上进行术前输血纠正，紧急复苏应坚持"先晶后胶，最后输血"的原则。一般血红蛋白低于 70 g/L 时应给予输血治疗，血液中含有大量的血红蛋白（120~160 g/L），每输一单位血液约可增加血红蛋白 6 g/L，输血后应在 1~2 日内进行手术。同时应用抗生素，注意忌用对造血系统有影响的药物。

2. 血小板减少

（1）凝血酶原时间测定、活化部分凝血活酶时间检测、血小板数目及出血时间检测等结果出现异常，应考虑血液性疾病，其中血小板低于 $8 \times 10^4/mm^3$ 者可明确诊断。

（2）病史询问非常重要，如术前是否服用阿司匹林等药物。通常有自发性出血病史的患者，口腔治疗后出血时间延长，受伤后有血肿形成或关节内出血，或者皮肤容易瘀青等。

（3）若患者无牙龈出血史、无鼻出血史，出血时间正常，血块收缩功能良好，可不做特殊处理；若有牙龈自发性出血倾向，出血时间延长或血块收缩不良者均需转入血液内科对症处理。

（4）需手术的患者可在术前给予凝血糖浆、维生素 K 或止血敏；并应在术中及术后准备好血小板悬液，以备急用。

3. 血友病

血友病是一种常见的先天性凝血功能障碍性疾病，为 X-连锁隐性遗传。它是口腔颌面外科门诊及拔牙手术中容易被忽视的问题，一旦出现出血不止便难以处理，因此前期应在病史询问中了解其病情，同时积极做好术前准备。我们不仅需要保证患者的生命安全，更需要提高患者的总体健康水平，提高其生存质量。

（1）血友病属于遗传性疾病，实验室检查凝血因子Ⅷ（血友病 A）或凝血因子Ⅸ（血友病 B），其结果会出现异常。

（2）详细询问病史和家族史，多见于原因不明的自发性出血者或有颌骨血外渗性囊肿患者。

（3）若怀疑患者有血友病，必须做进一步的实验室检查，一旦确诊，一般禁忌手术。

（4）若必须行手术者，应在内科医生的协助下做好术前准备工作。预防血友病出血，须术前 2 小时给予负荷剂量的血浆冷冻沉淀物，并于术后每隔 12 小时追加 1 次。此外手术中及手术后应准备足够的抗血友病球蛋白和新鲜血液。

二、心血管疾病

心血管疾病是口腔颌面外科老年患者最常见的伴随疾病，手术创伤的刺激往往可诱使发病或使病情加重。对于需住院手术治疗的患者应详细询问其病史并进行体格检查。通过病史可以了解到患者的一些严重心血管病，并进一步询问患者如近期有无心梗及脑梗发生，是否规律服用药物及服用何种药物，有无定期复查等，进行一些相关的体格检查及辅助检查也是必要的。

1. 高血压

术前充分而详细地了解患者病史，并分析其有无高龄、吸烟、肥胖、糖尿病、高脂血症等危险因素存在，先对患者的病情评估有全面的认识，再进一步做一些针对性检查。

（1）高血压患者应根据其自身的具体条件综合考虑。患者入院检查时发现有高血压，若其高血压仅属轻度或中度，可不做特殊处理；血压高于26/14 kPa（195/115 mmHg）一般应视为手术禁忌。

（2）应详细询问高血压患者的病史，包括是否有相关合并症、是否采用药物控制、控制效果如何。如服用萝芙木类、肌乙咤和甲基多巴等药物的高血压患者，麻醉时易引起心动过缓和低血压，因为这些药物会消耗患者体内的儿茶酚胺。

（3）需手术的患者若属轻度或中度高血压，可在术前适当用些降血压药物，使血压有一定程度的下降即可。术前应尽可能避免其精神紧张，术中应尽量减少疼痛刺激。血压高于195/115 mmHg的患者可能发生高血压危象或脑血管意外，术前可请高血压内分泌科会诊进行对症处理。晚期高血压往往合并有心、脑、肾病变，必须要对心、脑、肾的病变及其功能有充分的了解。

2. 心功能异常

70岁以上、术前发现心衰征象、既往有心血管病史及血管相关手术是围手术期心肌梗死发生的独立危险因素。在围手术期，可根据患者的临床症状、相关检查结果，如心肌蛋白升高，心电图及心肌酶谱发生动态变化等指标来判断心肌缺血，心肌梗死的发生。

（1）心脏方面的异常包括原发性异常与继发性异常。继发性心脏病大多来源于糖尿病、高血压、肥胖等因素。

（2）可通过病史询问、体格检查及心电图检查来初步了解患者心功能异常的严重程度。国内外常通过运动耐受测试及Goldman术前心脏危险因素评分表进行评估，评级越高发生意外的可能性越大，一般认为患者6个月内发生过心肌梗死为手术禁忌。

（3）心功能异常患者入院后的评估对其手术的顺利进行及其重要。轻度先天性心脏病、风湿性心脏病、高血压性心脏病、心律正常而无衰竭趋势者，手术耐受力良好；冠状动脉硬化性心脏病，容易发生心搏骤停，手术耐受力较差；急性心肌炎患者的手术耐受力更差，6个月内最好不施行手术；心律失常者，建议安置人工起搏器后进行手术。

3. 心律失常

心律失常是患者围手术期很常见的一种心血管并发症，严重的心律失常是导致围手术期患者死亡的一个重要原因。非心脏手术指南指出，在非急诊手术时，严重的心律失常应取消手术或延迟手术。严重的心律失常包括症状性室性心律失常、室率未控制的室上性心律失常、Ⅲ度房室传导阻滞、新发的室性心动过速等。

（1）围手术期发生心律失常的原因是多种因素共同作用、互相影响的。常见的影响因素有高龄、伴有心血管疾病、电解质紊乱等。

（2）心脏起搏器作为治疗心律失常的方法之一，近年来逐渐被广泛应用。但在术中使用高频电刀容易使患者安置的起搏器发生故障。

三、重要组织器官的功能异常

1.呼吸功能障碍

呼吸系统伴发疾病主要为慢性支气管肺炎、肺气肿、痰多、咳排能力差，结合口腔颌面部的解剖特点，呼吸功能障碍决定了术后容易发生呼吸道梗阻等危急症状。

（1）病史询问、体格检查、胸透或胸片可发现肺部病变，多为有长期吸烟病史的患者、高龄患者及既往曾患心血管、肺部疾病的患者。

（2）一般可根据患者运动后呼吸是否困难作出初步判断，必要时嘱患者做肺功能检查。一般来说，最大通气量在预计值的85%以上者较好，60%~80%较差，60%以下者极差，血气分析也非常重要。

（3）最大通气量预计值在60%以下者，手术的并发症发生率和死亡率都高，不宜施行手术；活动性或开放性肺结核，经常发作的支气管哮喘，经常咳痰的慢性支气管炎和支气管扩张，肺功能并发感染者应请呼吸内科会诊后进行对症处理，暂缓手术。

（4）肺部疾病较轻或得到控制的患者，术前应多练习深呼吸和咳嗽，以增加肺通气量和引流；痰液稠厚的患者可采用药物雾化吸入，经常发作哮喘的患者术前口服地塞米松，以减轻支气管黏膜水肿。

2.肝功能异常

术前患者的肝功能情况是术前评估的重要指标之一，其中谷丙转氨酶值是肝脏损伤的主要检查指标，对于肝功能异常的患者首先要通过病史询问明确原因。在手术评估中，医学生要明白肝功能异常对患者术中麻醉和术后恢复非常重要，在应用药物时应避免使用进一步加重肝脏代谢负担的药物。

（1）血清学检测发现肝功能异常可初步诊断，询问病史可知患者多有肝疾病史，部分有长期服用药物史，尤其是长期服用中医药。

（2）肝功能损害程度主要依据临床表现和临床肝功能检测结果值，肝功能异常可影响肝脏对药物的解毒功能，减缓组织的修复能力，导致凝血功能障碍，创面易渗血、出血；手术麻醉、药物使用等原因会进一步加重肝功能的损害，可产生严重的并发症。

（3）急性肝炎及肝功能发生严重损害时，如严重营养不良、肝硬化腹水、昏迷前期神经精神症状者不宜手术。其他慢性肝疾病患者，无明显异常患者术前应检查凝血酶原时间，同时给予高碳水化合物、高蛋白饮食以改善全身状况，提高手术耐受力，术后可使用护肝药物。

3. 肾功能减退

肾功能障碍一般涉及肾小球和肾小管功能异常两个方面，绝大多数肾功能障碍同时有肾小球和肾小管功能异常，但程度不一。肾功能轻度或中度障碍的患者可能没有明显的临床迹象，但麻醉和手术会导致急性肾功能障碍甚至肾衰的风险明显增加。因此，术前应通过病史询问、体格检查、尿量检查及一些生化检查了解患者的肾功能，对疑有肾脏疾病、肾功能损害的患者应做详细的肾功能检查，以便对其功能和机体的影响有一个正确的评估。

（1）血清学检测发现肾功能异常可进行初步诊断，询问患者病史多有肾疾病史，肾功能减退程度可通过尿常规、血尿素氮、血清肌酐值测定或其他检查来评估。

（2）治疗口腔颌面部恶性肿瘤的某些化学药物，手术创伤，失血，低血压，脱水，输血反应等又可加重肾功能损害，发生严重并发症。

（3）需手术的患者应纠正水、电解质和酸碱平衡失调情况，术后用药应以肌肉注射为主，减少静脉用药，总量控制在 500 mL 为宜。避免使用对肾脏有明显损害的药物和利尿剂，尿量少时可使用甘露醇，它具有降低血液黏稠度，防止肾血管收缩和扩张血容量的作用，可增加肾血流量和肾小球滤过率。

4. 糖尿病

老年糖尿病患者对手术的耐受力差，手术可造成水、电解质失调与酸中毒，术后易并发感染，可导致严重败血症。糖尿病病情隐匿，容易漏诊，临床上有 1/3 的糖尿病患者既往并无糖尿病症状，也未曾诊断糖尿病，因此入院时检查血糖必不可少。

（1）血糖正常值为 3.5 ~ 6 mmol/L，部分患者创伤或手术后出现应激反应可发生血糖短暂升高，应予以排除。血糖过高的患者可采用糖耐量试验和糖化血红蛋白检测进一步确诊。

（2）询问糖尿病患者病史时注意患者是否有硬化性高血压、冠心病和肾功能减退等并发症，必要时行血气分析了解有无酮症酸中毒及水与电解质紊乱。

（3）糖尿病患者容易被细菌感染，其创口也延迟愈合。糖尿病患者施行口腔颌面部手术时，血糖须在 8.88 mmol/L 以下，一般在术前后宜用胰岛素控制血糖，术后应用抗生素预防感染。

四、营养不良

营养不良是由于摄入不足、吸收不良或过度消耗等原因导致，长期营养不良会降低骨骼肌与呼吸肌的正常功能，引起明显的肠道吸收不良及蠕动异常，使肝微粒体酶功能降低和蛋白质合成不良，使肾脏尿浓缩力降低、无法排出酸性代谢物及某些药物，也使心脏功能受损以及体液与细胞免疫力降低。当出现下列各项指标时应考虑给予营养支持：①体重下降超过原先体重的10%；②体重/身高指数低于正常值的90%；③血清白蛋白低于35 g/L；④血清转铁蛋白低于1.5 g/L；⑤长期处于分解代谢状态。

住院患者的热量需求要考虑其年龄、性别及体重，其他诸如情绪、心理及生理上的应激也要考虑。临床上 Harris-Benedict 公式估算法可根据体重与预估的应激度求出热量需求。为了得到更精确的热量需求公式，Bong 等人修改了计算基础代谢率的方程式，这一方程式是根据年龄、性别、体重及身高并以活动度与应激度修改而成的。本文不再进行赘述，仅针对颌面外科可能导致营养不良的病因进行简单阐述。

（1）先天性唇腭裂婴幼儿患者吸吮不良；创伤患者因骨折或颌间牵引影响吞咽功能；烧烫伤/感染患者出现高代谢率状态；部分肿瘤患者因肿瘤增长需求过度摄取宿主营养导致代谢能量消耗反常增加；代谢紊乱患者也会出现营养不良。

（2）营养不良会使免疫力降低，增加术后感染概率。术前给予营养支持，纠正水、电解质平衡失调及低蛋白血症，能有效减少术后并发症发生和死亡率。

营养支持可通过口服、管饲和静脉三条途径，从目前的研究来看，胃肠内营养支持为绝大多数头颈肿瘤患者补充营养的最好方法。营养不良的患者应根据病因实施处理，高代谢率患者除接受足够的热量与蛋白质来维持脏器蛋白与体重，还应对症处理高代谢状态与外伤应激的急性期反应；严重营养不良患者还应加强氮量补给，避免负氮平衡。

（胡孙强）

第四章

颌面外科基本操作与基本技能训练

随着医学技术的快速发展，患者对医疗卫生服务的需求不断提高，同时也给临床医务工作提出了更高的要求。临床教学查房坚持"基本知识、基础理论、基本技能"的核心教学理念，在临床教学中不仅要培养医学生正确的临床思维和人文素质，还应让其掌握过硬的操作技能。这些操作技能既包括临床医生必备的基本技能，又包括颌面外科医生必备的专业技能。

第一节　无菌操作技术

无菌操作技术是指在执行医疗操作过程中，为防止一切微生物侵入机体和保持无菌物品及无菌区域不被污染的操作技术。其涵盖内容广泛，包括环境卫生的洁净程度，工作人员的仪容仪表，无菌物品的管理与操作。对于医学生而言，无菌操作既是基本技能也是基本理念，应贯穿于整个医疗活动中。这里仅对常见的几个无菌操作环节进行简要介绍。

一、常规无菌操作与换药

1. 手卫生操作

根据2019版《医务人员手卫生规范》中的规定，手卫生为医务人员在从事职业活动过程中的洗手、卫生手消毒和外科手消毒的总称。洗手即医务人员用流动水和洗手液（肥皂）揉搓冲洗双手，去除手部皮肤污垢、碎屑和部分微生物的过程。卫生手消毒即医务人员用手消毒剂揉搓双手，以减少手部暂居菌的过程。外科手消毒范围包括双手、前臂至上臂下1/3。通过洗手法，可达到清除手臂表面细菌，显著降低手术感染率的目的。手卫生的方法有多种，医学生的手卫生基本技能操作包括两个步骤，即清洗剂清洗皮肤和消毒剂消毒皮肤。既往以肥皂水刷洗为主，目前基本被成品手术清洗液及相关设备代替，操作相对简单容易，关键在于施术者应细心仔细，首先取适量洗手液揉搓双手至少15秒。

正确的洗手方法仍采用六步洗手法：

第1步：掌心相对，手指并拢相互揉搓。

第2步：手心对手背沿指缝相互揉搓，交换进行。

第3步：掌心相对，双手交叉沿指缝相互揉搓。

第4步：一手握另一手大拇指旋转揉搓，交换进行。

第5步：弯曲各手指关节，在另一手掌心旋转揉搓，交换进行。

第6步：将五根手指间并拢放在另一手掌心中揉搓，交替进行。

待手清洁后行手消毒，手消毒剂常规使用方法与手清洁一致，目前以速干性手消毒剂为主。首先用消毒凝胶搓洗双手进行消毒，然后将消毒凝胶滴入左手掌心，从右手腕部开始经双手、前臂至上臂下1/3搓洗。按解剖部分依次进行消毒，左手按此操作，操作完毕后将双手交叉，上臂与水平面平行，待消毒凝胶干燥。

2. 穿戴及更换手套法

待手卫生完成后，操作人员首先应核对无菌手套的号码及有效日期，打开手套袋，确定左右手方位，右手捏住手套反折处内缘（手套内面）取出手套。左手按手套方位对准五指插入，左手将四指插入另一只手套翻边处内缘（手套外缘）固定手套，右手按手套方位对准五指插入，完毕后右手将左手手套反折部分反转套在工作服衣袖外，左手同此操作，最后双手十指交叉，调整手套指间部位使其贴合。戴手套时注意未戴手套的手不可接触手套的外面，已戴手套的手不可接触未戴手套的手或手套的内面。戴好手套仔细检查有无破损。

换手套前首先应清除手套上的血迹，由巡回护士帮忙解开衣带，将手术衣向前翻转脱下；脱衣袖时，顺带将手套上部翻转于手上；右手伸入左手手套反折部之外圈中，脱下该手套，左手拿住右手套内面脱去该手套；穿手术衣。戴手套时若手已污染应重新手卫生消毒，在认为未污染的情况下，可省略手清洁，但也需使用碘伏或消毒凝胶进行消毒。

3. 皮肤消毒与铺巾法

颌面部常规消毒使用碘伏，但需注意皮肤与黏膜使用的浓度并不一致。若使用具有皮肤刺激性的碘制剂进行消毒，最后应采用乙醇进行脱碘处理。消毒应采用敷料钳夹持含消毒液的纱布球进行，由手术区中心开始，呈对称性以相邻两道消毒液相互重叠向周围皮肤涂布消毒液，注意消毒液不能浸蘸过多，也不能有空间遗漏。手术区皮肤消毒范围不只限于手术切口周围的区域，应涵盖全部手术野约5 cm范围，避免移动手术巾导致手术野暴露。一般颌面部手术消毒液应涵盖颌下，颈部手术消毒液应涵盖锁骨以上区域。一般以同样的方式涂布消毒液三遍。若消毒区为污染或感染伤口，应从手术区周围向中心涂布消毒液。

消毒后手不可触及手术区。皮肤消毒完毕后，首先铺无菌手术巾，使用巾钳固定手术巾，操作人员位于患者右侧，按照"由远及近、从头到脚"的原则顺序铺巾，颌面外科一般采用3~4块治疗巾使操作视野呈三角形或四边形；继续铺中单，首先上单应呈"C"形覆盖手术区域，下单应覆盖至患者膝部，完毕后操作人员再次进行手消毒；最后采用大洞巾铺巾。

4.注意事项

（1）所有操作应在相对清洁区域操作，无论是进行体格检查还是进行手术操作都应按照无菌原则处理。

（2）进行无菌操作时，若不慎接触污染物应全部重新开始，切忌抱侥幸心理。

（3）在操作过程中应密切观察患者变化，进行皮肤消毒与铺巾时动作应熟练快速，但切忌巾钳误夹患者皮肤。

二、敷料更换技能

患者创面敷料更换简称换药，是处理伤口和保持创面清洁的必要措施。敷料可以保持创面的清洁和干燥，位置固定，避免创面污染或移位，还可促进组织修复与重建。此项操作常被临床医务人员疏忽，应根据创面的具体情况选择不同的换药方法。

1.术前准备

口腔颌面外科一般嘱患者在综合治疗椅上对其进行换药，医生位于患者右侧。目前有专用口腔换药盒，含药镊、酒精棉球及干纱布，医生可根据需要选取其他器械，如拆线需准备组织剪及止血钳等器械。换药时坚持无菌操作原则，戴手套及口罩，换药区分为清洁区和污染区，切勿混用。

2.基本步骤

一般左手握持换药镊加持敷料或两手各握一镊，保持左"脏"右"净"。用镊子顺伤口方向轻轻揭除各层敷料，注意避免撕裂伤口。如果内层敷料与伤口粘连，可用生理盐水或过氧化氢溶液浸湿后缓慢揭除。用酒精棉球从创内缘向外擦拭，创口处应注意轻柔，避免肉芽或新生皮肤组织受损。首先应观察创伤创面情况，包括缝线及引流条有无脱落，肉芽组织生长情况。一般术后48小时取出引流条。感染创面每次换药都应更换敷料，如有坏死组织应予以剪除。如系切开引流创面可采用过氧化氢溶液及生理盐水冲洗等。不同类型的创面可做特殊处理，如肉芽组织色暗、触之不易渗血、无生长趋势，可能存在局部血液循环不良，可采用碘伏、纱条或b-FGF软膏设法改善局部血循环。创口红肿明显时可用高渗盐水湿敷；烧伤感染创面常用磺胺嘧啶银；若考虑有真菌感染，则需用酮康唑等抗真菌药；对迁延难愈的肉芽组织创面可用创玉舒软膏，其具有抗菌、刺激肉芽组织生长、收敛创面等作用。换药完毕后，根据创口情况更换纱布，一般应覆盖无菌纱布3～4层以上，用胶带固定，大型手术或复杂手术应放置棉垫同时采用绷带包扎。

3.注意事项

（1）换药时动作要轻柔，避免动作粗暴。

（2）有无菌观念。无菌镊不得触及污染部位；脏敷料，包括用过的棉球应放到指定部位。

（3）如需为多名患者进行换药，应按无菌创面、污染创面、感染创面顺序进行。为每名患者换药后医务人员必须洗手换手套，避免交叉感染。

（4）换药地点应在换药室进行，卧床的患者可在床旁进行，所有医疗废物应按分类进行抛弃，注射器应置入锐器回收器内。

第二节　颌面部创伤急救技术

一、心肺复苏术

因各种原因导致的呼吸和（或）心搏骤停均是心肺复苏术的适应证。若患者得不到即刻及时的抢救复苏，5分钟后会造成脑和其他人体重要组织器官的不可逆损害。呼吸、心搏骤停时通过人工通气和心脏按压形成暂时的人工循环，从而使患者心脏复跳和自主呼吸恢复所采取的一系列急救措施即为心肺复苏术。必须在现场立即进行该操作，才能为挽回患者生命赢得宝贵时间。心肺复苏术是医学生须掌握的基本技能之一。初期复苏即现场急救，整个过程可徒手完成，通常用"A、B、C"三个字母来代表："A"保持呼吸道的通畅，"B"人工呼吸，"C"心脏按压，新的心肺复苏指南建议按照CAB顺序实施。

1.基本步骤

（1）保持气道通畅：首先将患者就近移至平坦坚实的平面上，摆好急诊抢救体位。首先托颈，松解其衣领；用一手掌下压患者前额将头向后翘，另一手将患者颏部向前抬起使头部后仰至下颌平面与地面垂直；怀疑有颈部外伤者应注意保护颈椎，可改用双手将患者下颌角向上向前托起，避免头部过度后仰或转向；然后将左手食指平行于下颌牙𬌗面，向下用力，同时拇指通过指腹顶住上门牙切面，通过"交叉手指"技术使下颌下移，口腔开放，另一手食指伸入口内按压舌根，观察口腔异物及分泌物。气道有异物阻塞者可采用隔下腹部猛压法，即将双手交叉重叠抵于患者正中线脐部稍上以快速向上猛压的动作压向患者腹部，通过腹压改变促进异物排除。若明确单纯系异物进入气管导致患者呼吸道梗阻，进行急救时建议采用海姆立克急救法，其原理与隔下腹部猛压法基本一致，主要是通过腹压改变使肺部残余气流排除，从而促进异物排除。

（2）人工呼吸：一般以口对口人工呼吸为主。操作人员位于患者右侧，靠近患者肩部，面向患者，将患者头后仰，用按于前额一手的拇指与食指捏紧患者鼻翼下端，将鼻孔捏闭，操作人员深吸气后屏气，对准患者嘴并将其完全包住，用力吹气至患者胸部上抬，潮气量6~7 mL/kg，并用眼睛余光观察病人胸廓是否抬起。每次吹气1~1.5秒为宜，完毕将口移开再次深吸气，患者同时被动呼气。有条件时可使用口对面罩呼吸，使用方法为用一手食指和中指上托下颌，扣紧面罩进行吹气，吹气频率不变。

（3）胸外按压：操作人员的体位与人工呼吸的一致。首先应确定按压部位，胸外按压的部位是胸骨下半部，双乳头之间。按压时将一手掌根置于按压点，另一手掌跟覆盖于前者之上，两手的手指相互交叉，下方的手指向上方翘起，固定不动，两臂伸直，凭借自身重力和腰部的力量垂直向胸骨加压使胸骨下陷深度为5~6 cm后放松，手掌不离开患者胸壁。胸外按压频率为80~100次/分。

2.注意事项

（1）进行人工呼吸时应保障足够的通气量，同时患者通过肋骨回弹运动进行被动呼吸需要一定的时间调整，切勿通过加快频率保障通气量。

（2）在进行人工呼吸和胸外按压时应注意协调统一，既往认为胸外按压与人工呼吸的比为15：2，目前认为通过胸外按压可以间接促进呼吸改善，新心肺复苏指南中建议胸外按压与人工呼吸的比为30：2。

（3）当多人参与救治时，可采用双人徒手心肺复苏方式，即一人胸外按压，另一人进行人工呼吸并监测生命体征恢复情况。胸外按压对操作人员体能要求较高，可进行轮换。

（4）胸外按压与人工呼吸合为一体，同步可对患者进行基本生命支持。

二、窒息的急救技术

窒息容易出现在颌面部多间隙感染、颈部大手术术后及颌面部暴震伤后阻滞水肿严重的患者中。当窒息发生时，患者最初表现为烦躁不安，鼻翼扇动；继而出现口唇发绀，吸气时出现"三凹"（锁骨上窝、胸骨上窝、肋间隙凹陷）体征；若未进一步处理可出现脉搏细弱、血压下降、瞳孔散大，对光反射消失等严重症状，最终导致死亡。

1.术前准备

窒息的急救关键在于早期发现、及时正确治疗。预计有可能发生窒息的患者应及早采取措施。如患者已出现窒息应争分夺秒地进行抢救，窒息患者的急救应根据其发生原因进行对症处理，根据病因来源分为阻塞性窒息急救与吸入性窒息急救。

急救时首先应解开患者衣领，避免患者病情加重，观察口腔及咽部情况，明确致病的主要因素，及时对症处理，同时嘱其他人员及时告知麻醉科，做好气管插管准备；告知ICU备好人工呼吸机，对于常规大手术术后患者，床旁应备好气管切开包。

2. 基本步骤

（1）阻塞性窒息的急救：首先应了解窒息的致病机制才能对症处理，如因血凝块或分泌物堵塞咽喉部导致窒息的患者，应立即用手或持物钳掏出堵塞物，血性分泌物及难以取出的黏稠物体也可用吸引器吸出堵塞物；同时立即改变体位，采用侧卧位或俯卧位，继续清除分泌物。对于组织脱位窒息的患者，如下颌骨颏部粉碎性骨折导致舌后坠，急救时应立即将舌体拉出口外，一般在舌前1/3处用粗线贯穿全层舌组织，将舌前部牵拉到口腔之外，并将牵拉线固定在衣领或纽扣上。同时让患者处于侧卧位或俯卧位，将头偏向健侧，便于分泌物外流。部分患者的软腭及咽旁组织移位虽然不会导致窒息，但可加重病情，处理时可将垂下的黏膜瓣缝合到原来的位置上，或者将其修整。部分患者系骨折后断端错位导致下牙槽动脉破裂导致大量血性分泌物进入口腔，该类患者在临床上多见，建议先行骨折简单复位，对骨折部位进行填塞止血。上颌骨骨折多为Le Fort水平骨折，针对上颌骨块可下垂移位堵塞呼吸道者，可采用筷子、小木棒或压舌板横置于两尖牙部位，上提上颌骨，并将两端固定于头部绷带上。这种简单的处理，不仅可以解除窒息，还可达到止血和暂时固定上颌骨的目的。对于咽喉肿胀压迫呼吸道而引起狭窄性窒息的患者，可从其鼻腔或口腔插入通气管，临时解除窒息。若此法不能解除窒息，或情况紧急不能插管时，可用粗针头从环甲膜刺入气管内，以解除窒息，随后行气管切开术。

（2）吸入性窒息的急救：应立即行气管切开术，在紧急的情况下可先行环甲膜切开术，切开后通过气管套管，迅速吸出血性分泌物及其他异物。这类患者在解除窒息后，应严密控制并发症。

3. 注意事项

（1）术后患者的窒息多发生于凌晨，且为急症发现，医生应不惜一切代价解决气道通畅问题。一般抢救时间仅为5分钟，又称为"黄金5分钟"，若超过黄金时间，即便患者抢救成功也可能存在严重并发症。

（2）对于颌面部间隙感染的患者必要时可预防性行气管切开，避免后期发生窒息。

（3）对于昏迷患者要考虑其由于意识障碍，口腔内异常分泌物难以正常排出，应注意随时观察。

（4）对于紧急送来的患者建议采用俯卧位，既便于分泌物自然排出又能避免颈椎损伤。

三、环甲膜及气管切开术

颌面部创伤、组织移位可能导致窒息；颌面部感染、局部肿胀明显可能引起呼吸困难。为避免窒息发生，可预防性行环甲膜及气管切开术。

1. 术前准备

患者体位一般取仰卧位，垫肩头后仰，一般采用专用气管切开包器械。根据患者实际情况准备气管导管，导管可分为金属导管和塑料导管，导管可涂抹石蜡油保持润滑。麻醉一般采用2%利多卡因行颈前皮下及筋膜下浸润麻醉，术中采用利多卡因进行气管的表面麻醉。

2. 基本步骤

（1）环甲膜切开术：探查甲状软骨下缘及环状软骨上缘，用左手中指和拇指固定甲状软骨翼板，右手于甲状软骨与环状软骨之间，横行切开皮肤，切口长约3cm；再次深入皮下探查甲状软骨和环状软骨，横行切开环甲膜直达喉腔；用刀柄末端伸入喉腔，顺势转动立起刀柄，以扩大开口，吸出分泌物及渗血，随即插入气管套管或硬质管，并经此管再次吸出气管内分泌物，同时给氧或做人工呼吸。

（2）气管切开术：在颈前正中，以环状软骨下1cm为切口高点，胸骨上窝1cm处为切口低点，纵行切开皮肤及皮下组织并进行钝性分离，暴露颈前正中白线。分离颈前带状肌，可采用组织剪沿正中剪开口，采用止血钳沿正中线纵行钝分离，用拉钩将胸骨舌骨肌、胸骨甲状肌以相等力度牵拉两侧，分离时可用手指探触气管软骨是否保持正中位。多数患者甲状腺峡部横跨在第2～4气管环前，该组织血运极其丰富，建议沿其下缘稍行钝性分离，然后牵拉游离暴露气管，也可将其切断、缝扎。充分暴露气管前壁，采用含1mL的利多卡因的注射器刺入气管回抽明确气管，然后将利多卡因注入气管内进行表面麻醉，在第3～4气管环处采用11号刀片反向切开气管，一般多采用"T"形或"H"形。采用止血钳或气管撑张器使气管切口张开，插入带有润滑剂的气管套管，迅速拔出套管。麻醉医师通过听诊明确是否正确插入，也可采用少许棉絮置于管口明确，将两侧系带缚于颈部，其松紧要适当，以免套管脱出。纵行切口部位可缝合两针。

3. 注意事项

（1）环甲膜切开仅为暂时性，待患者病情平稳应行气管切开术。

（2）气管切开后应确保导管插入气道，麻醉医师通过听诊明确是否正确插入，也可采用少许棉絮置于管口明确。

（3）气管切开后，患者的管口应覆盖一层湿无菌等渗盐水纱布。术后护理应定时吸痰，吸痰前可滴入痰液稀释药物及抗生素液等，避免感染和痰痂形成。

（4）内套管应定时清洗，煮沸消毒，根据情况定期更换外套管。

四、颌面部止血技术

口腔颌面部组织血运丰富，创伤后易出血，且出血较多，特别是创伤部位有大血管时，可引起大出血造成休克，甚至危及患者生命。出血的急救应根据创伤的具体部位、出血来源以及现场条件，采取相应的止血紧急措施。颌面部止血方法包括以下几种：

1. 指压止血法

在受伤现场，若无急救用品可供压迫止血，或在局部压迫无效的紧急情况下，可根据血管的解剖部位，用手指压迫在出血部位的主要供应动脉近心端附近的骨骼上，以达到止血的目的，之后再用其他方法进一步止血。压迫知名动脉的止血方法包括：①颞浅动脉止血，用食指或拇指压迫耳屏前部，可以使颞浅动脉所供应的有关创口止血；②颌外动脉止血，在下颌骨下缘压迫咀嚼肌前缘部分的软组织至下颌骨面，可以有效减少颌外动脉供应区的创口出血；③颈总动脉止血，拇指放在胸锁乳突肌前缘，环状软骨水平，迅速将其压迫至第六颈椎横突，可防止颈总动脉供应区的创口出血。

2. 包扎止血法

颌面部的毛细血管、小动脉、小静脉出血，均可采用包扎止血法，基本方法同包扎技术。因下方有坚实的骨骼可以承受压力，应避免压迫喉部导致患者呼吸困难。处理时可先将软组织复位，然后在创面覆盖纱布，再用绷带加压包扎止血。包扎时应注意压力要适当，不要因加压包扎而增加骨折片的移位，或影响呼吸道的通畅。

3. 填塞止血法

一般使用止血材料填塞，常与其他止血方法合用。如创伤的早期救治可与包扎止血协同，部分患者术中出血也可填塞可吸收止血纱布后进行缝扎止血。填塞止血法一般用于窦腔出血较多的颌面部疾病患者；先天性腭裂及腭部肿瘤患者术后可用碘仿纱布填塞。

4. 结扎止血法

结扎止血法是术中常用且可靠的止血方法。如条件许可，对于创口内出血的血管断端应用止血钳夹住做结扎止血。在紧急情况下，也可用止血钳夹住血管断端，同止血钳一起妥善包扎后送医院处理。

5. 缝合结扎止血法

缝合结扎止血法一般用于手术途中，血管收缩到组织内找不到明确的血管或局部渗血较广泛，可在出血部位的软组织上做缝合结扎止血。

6. 注意事项

（1）鼻腔进行填塞止血应明确无脑脊液漏，如使用非吸收材料，如碘仿纱条进行填塞，一般1~2周后缓慢取出，此时出血创口已闭合，肉芽组织已形成。

（2）若在颈部及口底创口内行填塞止血，应注意保持呼吸道通畅，不要压迫气管，防止窒息发生。

（3）对于动脉性出血，结扎止血最为可靠，对于大动脉出血可行双重结扎加缝扎。

五、颌面部清创缝合术

1. 术前准备

将创口周围的毛发剪短。先用一块经过消毒的纱布保护创口，在麻醉作用下用肥皂水刷洗创面周围的皮肤直至清洁；用大量3%过氧化氢和生理盐水反复冲洗创口，同时用干净纱布轻拭。观察创面，通过机械冲洗，尽可能清除创面的细菌、组织碎片、炸药、泥土、沙粒、煤渣等一切异物。通过冲洗创口，还可检查组织破坏的范围和程度，若创口有动脉性出血可先用钳夹止血。

2. 基本步骤

冲洗创口以后需对创口周围的皮肤消毒。铺放消毒巾，按照无菌操作原则进行清创处理。首先是观察创面，观察有无异物存在，若浅部组织内有异物，可用止血钳取出，深部组织内有异物可通过X线摄片明确部位后，在清创时取出。若创口有弹片，且弹片位置较深，或位于重要的解剖结构附近，定位不明确或在手术中取出可能会引起严重合并症者，可暂时让弹片存留，后期再设法取出。其次是对伤情进行评估，观察创面有无活动性出血，腮腺导管或神经有无损伤，血管损伤可进行结扎止血，腮腺导管及神经损伤应进行吻合，手术过程中也应避免损伤邻近的神经和血管。最后制定手术方案，颌面骨折患者，若其基本条件容许可即刻行复位内固定术；组织缺损畸形患者，原则上应尽可能地保存组织，除坏死组织外，一般仅将破碎的创缘略加修整，不要剔除过多的组织。新鲜而整齐的切割伤，可不切除组织。眼睑、耳、鼻、唇、舌等处的撕裂伤，即使有大部分组织游离，也应尽量保留，有时甚至完全离体的组织，在没有坏死、感染的情况下，缝回原位后仍有愈合的可能。缝合前要注意有无与腔窦相通的创口。口腔颌面部的创伤常与口、鼻等腔窦相通，为了预防感染，促进创口早日愈合，应尽早关闭穿通口。暴露的骨面，应利用软组织敷盖。缝合口腔颌面部创口时，可用"3-0"缝线对创缘进行对位缝合，然后用"5-0"缝线进行补充；缝合时要仔细，创缘要对位平整，缝合眼睑、鼻、唇、耳等部时更要仔细。创伤的组织有缺损、移位，或有水肿及并发感染，清创后不能严密缝合者，可采取定向拉拢缝合法，尽可能先使组织恢复正常位置，等后期再做进一步处理。切忌强行拉拢缝合重要组织器官附近的组织，否则可能会导致器官移位，严重畸形。若无法拉拢缝合，可采用局部皮瓣进行转移缝合，缺损较大可留待二期进行修复。可能感染的创面缝合时应保持通畅的引流条件。

3. 注意事项

（1）火器伤患者，其创口损伤边缘组织受高温烧灼，同时受空腔效应影响，腔道内沾染大量污染物，后期容易出现坏死形成感染灶，必要时在创口放置引流条。此外枪弹伤患者局部形成的断裂牙片和粉碎骨片应慎重处理。

（2）动物咬伤患者，尤其是被狗咬伤的患者，因狗牙齿含大量腐败细菌，患者损伤部位创口小且深，清创时难以发现，注意清创彻底，术后给予广谱抗生素防治感染。

（3）贯穿性创面或颌面部大面积撕裂伤患者缝合时应坚持"先内后外"的原则，注意分层对位缝合。

第三节　颌面部包扎固定技术

一、颌面部绷带包扎技术

包扎技术是应用各种包扎材料，将其长期或短期固定于伤病肢体或身体特定部位，以止血或防止外来创伤和内在损伤（如骨折后由骨折端引起血管神经及软组织损伤），达到治疗目的的技术。颌面部创伤及术后一般采用绷带进行包扎，目前弹力绷带的应用使患者的包扎变得更加简便、有效。

1. "颏—顶—枕"包扎法

先将绷带一端置于头顶，另一手持绷带于左耳前经面颊部绕颏部至右侧耳前，向上至起始部位，再将绷带经左耳后绕过颈后，横过枕部再经右颌下到颏部，然后使绷带上行经耳前，斜过顶部至开始处到另一侧耳后。该方法类似改良的"8"字包扎法，因包扎途经颏部、顶部及枕部而得名，使用上述方法反复包扎环绕至盖住敷料为止。此法主要用于下颌关节或面颊部创面的包扎。

2. "十字交叉"绷带包扎法

首先环绕患者额部至枕部两周，继而反折经一侧耳前腮腺区向下，再经颌下、颏部、对侧耳前腮腺区至顶部，从环形绷带下穿出，拉紧绷带后进行翻折，如此反复包扎环绕。此法主要用于腮腺区创面的包扎。

3. 单眼绷带包扎法

单眼绷带包扎法主要用于眶区及部分上颌创面的包扎，如包扎右侧，先将纱布垂直至于左眼，再将绷带在额部缠两圈作为固定，然后将绷带由后头部经右耳下方向前绕，斜过右眼和前额再围头绕一圈，以便更为固定，再由右耳下斜过右眼和前额，然后再围

头绕一圈以固定，直到把整个眼睛全部覆盖为止，最后将预先留置的纱布拉起打结，使左眼充分暴露。此法主要用于眶区创面的包扎。

4. 耳部绷带包扎法

从对侧的耳上开始，绕头向左行，经额、左耳上、枕外隆凸下回到起点，绕面两圈固定，绷带卷绕至左颞部时斜向下包盖左耳，反复缠绕，每次在左耳部较前一圈低，包住耳部及敷料后，再环绕头部两圈固定。此法主要用于耳区创面的包扎。

5. "四尾带"包扎法

"四尾带"包扎法又称"鼠尾带"包扎，将绷带两端剪开一定长度，形成四个带头，每端带头长度一般为20 cm左右，中间予以保留约5 cm，四带头中份包入纱布数块，使之卷成圆柱状，可采用缝线进行固定。使用时将中份置于创口区，两端带头分为两组，分别在枕下部和头顶部打结。为防止带头滑脱，可将顶部与枕部两结头相互拴结。此法主要用于面中部创面的包扎。

6. 颈腋"十字"绷带包扎法

先将绷带从患部颈侧经肩上向后下至肩胛区，穿绕过腋下再自前胸壁外侧向上跨锁骨上区至颈后返回绕患颈侧，由此反复数圈即可。腋部应垫棉垫以避免腋淋巴回流障碍。此法主要用于颈根部术后创口包扎。

7. 注意事项

（1）包扎前，应保证创面清洁，为达到止血效果，应在包扎前覆盖纱布以形成高点。

（2）包扎时应做到动作轻柔，包扎部位准确，包扎牢靠。包扎完毕后应将周围裸露的纱布塞入绷带内部，在眼角及口角采用纸胶带牵拉。

（3）包扎后应予以检查，尤其是颏下绷带与咽部应保留1~2指空隙，若空隙不够应剪开，避免患者呼吸困难。

二、牙及牙槽骨固定技术

牙及牙槽骨损伤时应常规行复位固定，单独的牙损伤且无移位者除外。固定的目的是将移位的牙齿和骨拆段复位稳定在正常解剖部位，以减少损伤性应力对血凝块的破坏，保护根尖处的血管神经，促进牙髓的再血管化和骨折愈合。牙及牙槽骨的固定方法很多，包括采用结扎丝、复合树脂和托槽进行固定。颌面外科采用的小环结扎及牙弓夹板结扎具有固定力强、损伤轻微、疗效好等特点，应用相对广泛，采用该方法还可同时行颌间牵引。本文仅对这些固定技术作简要概述。

1. 术前准备

首先对患者进行牙洁治术，充分暴露牙间隙。患者进行颌间结扎痛苦较大，建议在局部麻醉下进行。固定前事先将损伤的牙及牙槽骨复位。牙弓夹板多采用成品牙弓夹板，其上有挂钩可用于颌间牵引。

2. 小环结扎固定牵引术

此法只适用于小范围的轻度损伤，特别是单纯的牙损伤。方法是将一根约 10 cm 的结扎丝进行两段对折，中间拧紧形成环孔，将两段从颊侧牙间隙穿入舌侧，两端分开再从两牙外侧穿出到颊侧，其中一段进入小环内作固定，然后将两端拧紧即可，上下颌同时操作。小环间可行钢丝结扎牵引，恢复正常咬合。

3. 牙弓夹板固定牵引术

使用前根据患者的牙弓形态进行弯制，将夹板弯成与局部牙弓一致的弧度，使其与每个牙面紧贴，以免个别牙受力过重，按照 7|7 距离修整至适当长度。结扎前应分清上下颌，标志为挂钩与颌平面相反，然后将直径为 0.3 mm 的不锈钢丝剪成 5 cm 长度，从牙间隙穿出，两端分别上下朝向，将单颌所有牙穿行后按照断端朝向将每个牙与夹板结扎固定在一起，也可单独结扎每颗牙，一般固定的顺序是先结扎健康牙，后结扎受伤牙，不过该方法后期结扎相对困难。最后可根据实际情况给予颌间牵引。

4. 注意事项

（1）固定装置应清洁卫生，颌间结扎虽然为有菌操作，但操作人员应戴手套，使用的器械应消毒无菌。

（2）固定装置应尽量远离牙龈，避免结扎时损伤，结扎丝的断头均应剪短后弯至牙间隙内，以免损伤唇、颊黏膜。

（3）单纯性颌骨骨折固定时，应剪开骨折断端以利牵引时调整咬合关系。

（4）一般固定 1 个月后可拆除固定装置。

第四节　其他专科操作技能

一、颌面部脓肿切开引流术

切开引流术是颌面外科医生必须掌握的基本功，也是彻底治愈颌面部脓肿的基本手段，可使脓液或腐败坏死物迅速排出体外，以达消炎解毒的目的。切开引流术可解除局部疼痛、肿胀及张力，减少扩散机会，防止窒息发生；切开引流术可预防感染扩散，避免相关并发症，如边缘性骨髓炎、纵隔炎症、菌血症和败血症等。

1. 基本步骤

一般根据脓肿形成的部位从口外进行切开引流，选择皮肤发红、有波动感的部位进行切开较为容易。若局部肿胀弥漫或当深层组织内很难确定脓肿部位时，也可先行穿刺，确定脓肿部位后再切开。若肿胀已波及整个颌周或患者已有呼吸困难现象时，应先行气管切开，以免患者出现窒息。沿切口充分分离病变部位组织使其相互连通，使间隙脓液得到充分引流，轻轻按压病变部位使脓液溢出，然后将钝头注射器深入腔隙，用3%过氧化氢溶液及生理盐水反复冲洗，直至液体大致清亮无泡沫，创口内置橡皮管引流，避免肉芽形成堵塞引流口。引流的建立可根据脓肿的深浅、大小，选用不同的引流材料，一般用橡皮条，位置深在的脓肿可选用盐水纱条或乳胶管，每日更换敷料1～2次。

2. 注意事项

（1）切口位置应在脓腔低位，可使引流道短、通畅，容易维持，容易实现体位自然引流。

（2）切口瘢痕隐蔽，切口长度取决于脓腔部位的深浅与脓腔的大小，颜面部脓肿应顺皮纹方向切开，以不损伤面神经、血管和涎腺导管等结构为原则。

（3）一般切开至黏膜下或皮下即可，按脓肿位置用血管钳钝性分离通道直达脓腔，避免在不同组织层次中形成多处假通道，增加感染扩散机会，分离的通道要足够宽大，保证引流通畅。

（4）在更换敷料时应同时选用过氧化氢溶液和生理盐水，若仅用抗生素液冲洗无法达到有效的抗药浓度，容易使细菌产生耐药性。

二、射频温控热凝术

传导痛觉的无髓鞘细纤维在70～75℃时就会发生变性，而传导触觉的有髓鞘粗纤维却能耐受更高的温度。采用射频电流及其相应配套的温控电极可选择性控温热凝，用于治疗三叉神经痛，取得了良好的治疗效果。

1. 基本步骤

患者取坐位，局部浸润麻醉。从口角外3cm处进针，向后、向上、向内朝卵圆孔方向缓慢进针。从正面观，针尖对准向前平视的瞳孔；从侧面观，约对准外耳道前2cm处的一点。刺入卵圆孔时患者有空虚感，进入卵圆孔1～2cm到达半月神经节。治疗下颌支痛时刺入应较浅，治疗上颌支痛时刺入应较深。穿刺成功后拔出针芯，插入尾端连有微型热敏电阻的温控电极针，先用低压电流刺激，使三叉神经的相应分支分布区域产生麻胀或轻度跳痛感，然后开启射频电流，温度由60℃逐渐加至80～85℃，共维持

2～3分钟。

2. 注意事项

（1）若患者出现术后反应或并发症时，如角膜溃疡、带状疱疹等，应做对症处理。

（2）近年来，亦有采用外周神经温控热凝治疗三叉神经痛，取得了良好疗效。本法是将针刺入眶下孔、颏孔、卵圆孔内或周围而不进入颅腔，从而避免颅内并发症，相对较安全。

三、颌面部组织活检技术

组织活检是目前最常用的诊断方法。从病变区域获取一小块活体组织，制成切片并染色。在显微镜下，观察细胞的形态和结构，以确定肿瘤的性质、类型和分化程度。但组织活检技术由于获取的组织量较少，部分疾病通过病理诊断比较困难，同时诊断结果受病理科医务人员技术水平的影响，存在一定的误差。因此，医学生必须清楚病理诊断并非绝对诊断，还必须结合临床和其他检查方法综合分析，才能作出正确诊断，同时必须掌握活检技术的正确方法，才能取得较高诊断率。不恰当的组织活检不仅会增加患者的痛苦，而且会增加肿瘤扩散和转移的机会，影响治疗效果。根据取材方法不同，组织活检又可分切取、钳取、切除及穿吸4种。

1. 切取活检技术

切取活检技术用于病变部位表浅、范围较大的病变诊断，麻醉方式尽量采用传导阻滞麻醉，避免局部注射导致病变种植。切口一般呈梭形，直径为0.5～1 cm，进行常规消毒铺巾，注意无菌操作。具体操作为左手持止血钳或手术镊，右手通过15号刀片切取组织，切取部位要选择肿瘤与正常组织交界处，在切除时要有一定的深度，应避免从肿瘤表面坏死变性组织处取材。切除后的组织可用止血钳或手术镊夹持，应夹持其边缘避免组织破碎、挫伤或变形。取得组织后应尽快放入10%福尔马林固定液中，并在容器上作好患者基本信息标记。

2. 钳取活检技术

钳取活检技术适应于舌根部或口咽部，操作基本与切取活检技术一致。此技术主要用于切取有一定困难的表浅肿瘤或溃疡组织。钳取时一般采用局部浸润麻醉，嘱患者大张口，保持光源明亮，左手执口镜或手术镊固定病变部位，右手持组织活检钳，钳夹后可轻微摇动使钳取组织分离，钳取时注意避开坏死区，在肿瘤与正常组织交界处取材，钳取部位采用棉球按压，并将取下的组织迅速放入10%福尔马林固定液中，以备病理检查。创面局部压迫止血10分钟，不必严密缝合。

3. 切除活检技术

切除活检技术适应于皮肤黏膜完整，以及肿瘤位于深部、范围较小，可以一次局部切除干净者。此法与切取活检技术相比，最大的优点是不打开肿瘤，不会造成肿瘤转移；整块瘤体送检，诊断信息量更多；对于良性病变可以达到治愈的目的。行切除组织活检技术时切除组织边界应包括病变周围有一定的正常组织。切除部位多采用拉拢缝合，若毗邻的重要组织器官会导致局部变形，可在组织松弛部位采用菱形皮瓣进行移植。

4. 穿吸活检技术

穿吸活检技术适应于深部肿瘤，及表面黏膜完整、肿瘤较大或颈部大的淋巴结。穿吸活检即针吸细胞学检查，此法有方便、安全、患者痛苦小的优点，但以细胞学为主，有一定的局限性，有些肿瘤仅依靠穿刺标本中的少数细胞无法诊断，更难分型。此方法只能提供诊断思路，必要时需进一步做活检病理诊断。具体方法是用碘伏、乙醇消毒局部皮肤，以左手示指及拇指固定肿物及表面皮肤，右手持活检针头，在负压下，将针头向各方向刺入肿瘤组织内吸出活体组织，将附着于注射器内的活体组织置入过滤纸片上包裹，并放入有固定液的小瓶内送检。若抽吸出大量液体，可将穿刺物放在一张玻片上制成涂片送检，也可将组织交由病理科，通过离心制成甩片后进行病理学检查。

5. 注意事项

（1）活检可能引起严重并发症或造成不良后果的，不宜活检。如血管瘤，活检可引起严重出血；急性炎症期也可能引起炎症扩散；恶性黑色素瘤活检，可促使肿瘤迅速生长和转移。

（2）进行活检时，尽可能与治疗时间接近，越近越好。取组织时不要在坏死部位切取，以免取到坏死组织作出错误结论。

（3）有多处、多种损害的病变患者在进行软组织活检时可在不同病变部位多处取样，应辩证看待病理结果，要与患者的临床特征联系，必要时需多次取样。

四、颞下颌关节手法复位术

颌关节急性脱位后应及时复位，否则在脱位周围有纤维组织增生后，难以用一般方法复位。复位后应限制下颌运动。

1. 术前准备

复位前应嘱患者做好思想准备，精神不宜紧张，肌肉要放松，双手轻抚关节部位，必要时在复位前可在患者咀嚼肌局部采用封闭疗法；一般建议患者蹲坐于墙角，保持头部垂直，枕部与墙体相附，下颌平面的位置应低于医生两臂下垂时的肘关节水平，医生应立于患者前方。手法复位可分为口内复位法和口外复位法。

2. 口内复位法

医生需戴手套操作，必要时用两拇指缠绕纱布，伸入患者口内将大拇指放在下颌磨牙𬌗面上，其余手指握住下颌体部下缘。复位时用拇指先向下后按压下颌骨，两拇指用力逐渐增大，其余手指上推使咬合逐渐闭拢，当髁状突移到关节结节水平以下时，再轻轻向后推动，顺势将髁状突滑入关节窝复位。

3. 口外复位法

复位时，医生将两拇指放在患者两侧突出颧弓下方的髁状突前缘，后用力将髁状突向下后方挤压，此时患者感觉下颌酸麻，医生同时用两手的示、中指托住两侧的下颌角，以环指小指托住下颌体下缘，各指配合将下颌角部和下颌体部推向上后方，此时，髁状突即可滑入关节窝复位。

4. 注意事项

（1）进行下颌复位时，由于咀嚼肌反射性收缩使上、下牙闭合甚紧，可能会咬伤医生的拇指，故在即将复位闭合时注意防护。

（2）当两侧同时复位有困难时，可先复位一侧，再复位另一侧。

（3）脱位时间较长的患者，或咀嚼肌发生明显痉挛的患者，或患者不能很好配合时，如帕金森病患者，使用手法难以复位，可采用全身麻醉，配合肌肉松弛剂进行复位。

（4）下颌复位后，为了使牵拉过度受损的韧带、关节盘各附着和关节囊得到修复，可采用弹力绷带限制患者的开𬌗运动。

（王晓丹）

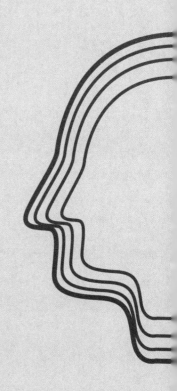

第二部分

口腔颌面外科常见疾病临床
教学查房各论

第五章
口腔颌面部感染

第一节 基本知识点

口腔颌面部感染是由致病微生物引起的口腔颌面部软、硬组织局部乃至全身的复杂炎症性疾病，是发生于口腔颌面部软、硬组织的原发性或继发性的微生物感染。前者以智齿冠周炎、疖、痈、骨髓炎、淋巴结炎和间隙感染多见，而后者常因外伤和手术创口所致，特点是口腔颌面部窦腔多，如鼻腔、口腔、鼻窦内常存在一定数量的病源菌，外伤后或手术消毒不严格容易引起继发性感染。口腔颌面部感染根据病因又可分为牙源性和腺源性。流行病学研究显示，儿童以腺源性化脓性淋巴结炎为主，青少年以智齿冠周炎为主；而口腔颌面部软组织感染以间隙感染最为常见，硬组织感染以颌骨骨髓炎多见，此外尚有结核杆菌、梅毒螺旋体、放线菌、艾滋病病毒等特异性感染。颌面部肌肉及各器官均由致密的筋膜包绕，在被包绕的这些器官周围充满着脂肪和疏松结缔组织，当颌面部某个部位发生感染时，致病菌可通过疏松结缔组织向周围扩散，形成间隙感染。若感染未得到有效控制可向相邻间隙扩散，导致多间隙感染，感染严重时可危及患者生命，因此必须引起高度重视。

一、智齿冠周炎

智齿冠周炎是指成人第三磨牙在萌出过程中牙位不正发生阻生时，牙冠周围软组织发生的炎症。由于炎症多发生于下颌，故智齿冠周炎也特指下颌第三磨牙的冠周炎。

1. 病情特点

（1）发病人群以18~25岁青年人为主，偶有中年人发病。

（2）常表现为磨牙后区急性炎症症状，肿痛剧烈，疼痛可沿耳颞神经分布区发散，合并不同程度的张口受限。

（3）局部检查可见智齿萌出不全，智齿周围的软组织及牙龈发红，局部可见齿痕。

（4）智齿有盲袋形成，按压有脓性分泌物，由于盲袋难以清洁故患者常伴有口臭。

（5）患侧颌下淋巴结肿大、压痛。

（6）阻生牙可通过X线片进一步明确智齿及牙周情况。

2. 治疗原则

以局部治疗为重点，急性期除给予消炎、镇痛药物外，应以局部冲洗、涂药为主；智齿若为阻生齿则应尽早拔除，以防反复急性发作或带来并发症。

（1）急性期可冲洗局部冠周盲袋，一般采用1%过氧化氢溶液及生理盐水反复冲洗至溢出液清亮，盲袋中给予2%碘甘油。

（2）选择合适的抗菌药物，应与厌氧菌敏感药物联合使用。

（3）若反复发作智齿冠周炎可根据具体情况行智齿拔除术或冠周龈瓣切除术。

二、颌骨骨髓炎

若因物理或化学的因素致使颌骨产生炎症病变，称为颌骨骨髓炎。临床上化脓性颌骨骨髓炎最为常见。按感染来源及病理特点，临床上又将化脓性颌骨骨髓炎分为中央性颌骨骨髓炎及边缘性颌骨骨髓炎。

1. 病情特点

中央性颌骨骨髓炎

（1）病因明确，多在急性化脓性根尖周炎及根尖脓肿的基础上发生，以下颌骨多见。

（2）骨髓炎早期炎症局限于根尖周或骨髓腔内，患者自觉患处剧烈疼痛，可放射至三叉神经分支区。

（3）受累区下颌骨部分或全部牙松动，龈袋溢脓，下齿槽神经受累可出现下唇麻木症状。

（4）疾病处于慢性期，多有肿胀与瘘管存在，长期溢脓，可探到松动的死骨或粗糙骨面；有时可见死骨排出。严重者可发生病理性骨折，致殆关系错乱。

边缘性颌骨骨髓炎

（1）边缘性颌骨骨髓炎由牙源性炎症感染所致，也系颌面部间隙感染的继发骨病变。

（2）感染多见于下颌骨，其中以下颌升支及下颌角部居多，病变一般比较局限。

（3）根据骨质损害的病理特点，边缘性颌骨骨髓炎又可分为骨质增生型与骨质溶解破坏型两种类型。

a.骨质增生型：患者身体抵抗力较强，骨破坏不明显，局部骨松质硬化，呈现反应性增生性病变。

b.骨质溶解破坏型：骨膜下形成脓肿，瘘口见脓性肉芽组织，病变区骨密质被破坏，骨质稀疏脱钙，形成不均匀的骨粗糙面。

2. 治疗原则

（1）急性中央性颌骨骨髓炎患者，一旦判定其骨髓腔内有化脓病灶时，应及早拔除病灶牙及相邻的松动牙，使脓液从拔牙窝内排出，这样既可防止脓液向骨髓腔内扩散加重病情，又能减轻疼痛。

（2）急性边缘性颌骨骨髓炎多伴有严重的张口受限，可先行颌周间隙脓肿切开引流，待炎症好转、张口度有改善后再行拔牙。

（3）慢性颌骨骨髓炎的治疗以手术治疗为主，包括清除病灶、刮除病理性肉芽组织及增生骨质、摘除死骨。术后配合大量抗生素治疗，避免病理性骨折。

三、放射性颌骨骨髓炎/骨坏死

当前随着放疗在口腔颌面部恶性肿瘤中的广泛应用，因放射线辐射引起的颌骨骨髓炎逐渐增多，严重者可导致颌骨坏死。目前放射性颌骨骨髓炎已成为一种常见的放疗并发症，尚无有效的治疗方法。

1. 病情特点

（1）病因明确，往往在放疗后数月出现，多系放疗剂量过大或反复放疗引起。

（2）临床表现为持续性针刺样剧痛或瘘口反复流脓，久治不愈。

（3）局部血运障碍，组织纤维化，多伴有组织缺损，牙槽骨或颌骨骨面暴露，颜色发暗。

（4）X线片显示颌骨骨质改变或死骨有助于诊断。

2. 治疗原则

避免发展为放射性颌骨骨髓炎关键在于预防，放疗前应对口腔情况行预防性处置，可采用调强适形放疗，治疗应考虑全身及局部的对症处理。

（1）急性发作期可全身应用抗菌药物以控制感染，若疼痛剧烈应对症给予镇痛剂。

（2）局部采用创面冲洗，冲洗后可使用促进组织再生敷料，同时避免感染。

（3）洞穿性缺损创口可采用碘仿纱条填塞口内避免涎液流出，以促进肉芽组织生长。

（4）可手术摘除死骨，但不建议早期实施，因形成死骨无明显界限且病变呈进行性发展，可能产生新的死骨。

四、颌面部淋巴结炎

口腔颌面部及颈部淋巴组织丰富，容易因感染发生淋巴结炎。颌面部淋巴结炎常见于颌下区及颈上部，颌面部淋巴结炎的病原菌以金黄色葡萄球菌及溶血性链球菌最多，常继发于牙源性感染及其他口腔感染，以急性化脓性淋巴结炎和慢性淋巴结炎为主。

1. 病情特点

（1）发病部位是正常淋巴结分布区域。

（2）可有上呼吸道感染或慢性病灶。口腔及鼻咽部可发现慢性炎症或其他病灶。

（3）急性化脓性淋巴结炎多见于婴幼儿，具有全身炎症和局部炎症症状。若不及时治疗，可伴发腺源性间隙感染，严重时可出现败血症、中毒性休克等并发症而危及生命安全。

（4）慢性淋巴结炎病程一般较长，既往有急性炎症及反复发作病史，应注意患者发生淋巴结炎的淋巴结数目及性质，淋巴结是否固定，有无压痛等。

2. 治疗原则

（1）急性化脓性淋巴结炎患者应全身用抗生素，一旦脓肿形成应及时切开引流，进行脓培养，若全身症状明显应行血培养，当感染严重且没有血、脓培养结果时可以选择联合用药。

（2）慢性淋巴结炎应去除口内及咽部病灶，若药物治疗效果不显著，可行手术摘除，已形成慢性瘘道者应手术切除。

五、颌面部疖、痈

颌面部疖、痈为皮肤毛囊及皮脂腺周围组织发生的一种急性化脓性感染，单发的称为"疖"，多发性的称为"痈"。疖、痈是口腔颌面部炎症出现全身严重并发症最多的病变。疖、痈的病原菌毒力强，因面部静脉缺少瓣膜，尤其是上唇与鼻部危险三角区内淋巴、血循环丰富，感染可经面前静脉、翼静脉丛逆行向颅内硬脑膜窦及全身血循环扩散。

1. 病情特点

（1）局部症状为结节突起，疼痛，皮肤微红，硬结逐渐增大，中央部组织出现脓头，疼痛加剧，多数可自愈。

（2）疖一般无明显全身症状；痈可出现畏寒、发热、头痛、白细胞总数升高等全身症状，严重时亦可并发败血症、脓毒血症等。

（3）发生于上唇及鼻部的疖、痈，一旦被挤压、搔抓、挑刺等意外损伤，炎症容易沿内眦静脉、眼静脉向颅内扩散而引起化脓性海绵窦血栓性静脉炎，出现眼睑水肿、眼球突出、视力障碍等症状。

2. 治疗原则

治疗颌面部疖、痈应以局部与全身治疗并重，药物治疗为主。若疖、痈无显著全身症状应以局部治疗为主。鼻唇部的疖、痈切忌挤压。

（1）初期可用2%碘酊多次涂抹局部，保持局部清洁，疖、痈可得到有效控制而治愈。

（2）若出现坏死组织，局部可用高渗盐水或1/5000呋喃西林溶液湿敷，以利引流。当脓肿形成时，在急性炎症得到控制的情况下切开引流。

（3）全身应用抗生素控制炎症，若出现并发症，应采取相应措施，积极抢救。

（4）伴发化脓性海绵窦血栓性静脉炎者可加用尿激酶或肝素治疗。

六、干槽症

干槽症是牙拔除后牙槽窝内血凝块分解脱落，局部继发感染的一种并发症，也称为局限性牙槽骨骨髓炎或纤维蛋白溶解性牙槽炎，主要发生于下颌阻生智齿拔除后。

1. 病情特点

（1）拔牙术后疼痛，疼痛为持续性，可向耳颞部放散。

（2）局部表现为牙槽窝内血凝块缺失，牙槽壁表面覆盖灰白色假膜，创口内有腐败坏死物质，恶臭，骨壁触痛明显，创口周围牙龈轻度红肿。

（3）偶伴张口受限、发热、全身不适等症状。

2. 治疗原则

（1）局部清创：用3%过氧化氢和生理盐水彻底清洗牙槽窝，去除腐败坏死组织，在牙槽窝放置碘仿纱条加丁香油等消炎止痛药物。

（2）牙槽窝刮治术：在局麻下重行牙槽窝刮治术，刮除腐败坏死组织，使牙槽窝内重新出现血块凝结，一周后可反复刮治。

（3）可同时配合全身应用抗炎止痛药物。

七、颌面部结核

引起面颈部结核性感染疾病的病原微生物是结核杆菌，即结核分歧杆菌。发生于口腔颌面部的结核病灶内，常见为口腔黏膜的结核性溃疡、面部皮肤寻常狼疮、面颈区结核性淋巴结炎及颌骨结核性骨髓炎，其中以颈部的淋巴结核及颌面部骨结核最多见。

1. 病情特点

（1）多发生于儿童及青年人，患者常有肺部或其他部位结核病史。

（2）颌面部结核患者亦可有体质虚弱、贫血、低热、夜间盗汗、食欲低下、消瘦等症状。

（3）颈部淋巴结核常表现为多个大小不等的淋巴结，较硬，多有粘连，溃破后可形成瘘管，会排出干酪样物质。

（4）颌面部骨结核一般病程较缓慢，以颧骨多见，骨质破坏缓慢，穿破骨皮质后可形成寒性脓疡，破溃后可出现结核性瘘道，有脓性、干酪样物质及死骨排出。X线片显示类似化脓性骨髓炎。

（5）脓液培养、涂片可证明有结核杆菌，结核菌素试验结果呈阳性有助于诊断，目前采用T-spot检测结核更具有临床意义。

2. 治疗原则

颌面部结核患者无论是否有其他结核病灶，一旦确认均应首先给予全身抗痨治疗，再结合局部情况进行对症处理。

（1）全身治疗：应用抗结核药物，如异烟肼、利福平、链霉素等。

（2）局部治疗：已形成脓肿者可穿刺抽脓后注入抗结核药物，隔日1次或每周2次。

（3）手术治疗：可手术摘除较大淋巴结核；已形成瘘道者，可行病灶刮治术。

八、颌面部放线菌病

放线菌病是由放线菌感染引起的慢性化脓性肉芽肿性炎症。面颈部是人体放线菌病的高发部位，感染的途径主要为口腔、扁桃体。在正常情况下患者不易被感染，当机体免疫力降低，如患者经过放疗、应用大量免疫抑制剂时，放线菌在局部创伤或口腔炎症的基础上，进入深层组织，可引起软、硬组织感染。

1.病情特点

（1）以20～45岁中青年为主，男性较多，主要发生于面部软组织，颌骨也可受累。

（2）发生的软组织以腮腺咬肌区为多，其次是颌下、颈部及颊部；颌骨的以下颌骨为主，其中下颌角、下颌支最常受累。

（3）临床表现为局部皮肤呈红棕色，深部可扪及到无痛性硬结与皮肤粘连。当炎症侵及深层咬肌时，有明显的张口障碍及自发痛，局部有压痛。

（4）部分患者硬结液化形成多数小脓肿，可见浅黄色黏稠脓液溢出，脓液可见硫黄样颗粒，可合并化脓性感染，会出现急性蜂窝织炎的症状。

（5）颌骨感染患者可伴局限性骨膜炎和骨髓炎，部分骨质被溶解、破坏并有反应性骨质增生。X线片显示多发的骨质破坏有稀疏透光区及骨膜成骨现象。

2.治疗原则

（1）颌面部软组织的放线菌病患者的治疗以抗生素应用为主，可辅以免疫调节药物。若患者颌面部软组织已形成脓肿，应手术切开排脓，可获得减轻炎症的效果。

（2）若患者为颌骨感染放线菌病时，应施行病灶刮治术，形成死骨的应行死骨刮除术，并配合抗菌药物综合治疗。

（3）因放线菌为厌氧性细菌，可结合应用高压氧进行综合治疗。

九、颌面部间隙感染

颌面部间隙感染是面部及颌骨周围包括颈上部软组织化脓性炎症的总称。感染既可发生在单一间隙，也可通过组织薄弱处向其他间隙扩散。颌面部间隙感染可波及皮肤、口腔黏膜、筋膜以及脂肪、结缔组织、肌肉、神经血管、淋巴腺及涎腺等组织导致相应组织器官功能改变。间隙感染常由牙源性（智齿冠周炎、牙槽脓肿、牙源性颌骨骨髓炎）感染引起，其次由腺源性（淋巴结炎、扁桃体炎、涎腺炎等）感染引起，其他如由外伤等引起的感染较少见，另外还可由医源性如局部麻醉注射导致感染。间隙感染的表现形式可分为蜂窝织炎和脓肿，蜂窝织炎以保守治疗为主，脓肿以切开引流为主。口腔颌面部不同的间隙感染，其病情特点和治疗原则并不一致。

1. 病情特点

眶下间隙感染

（1）感染来源主要是牙源性感染，继发于上颌尖牙、上颌第一前磨牙或上颌切牙的病变。

（2）感染部位位于眼下方，即上颌骨前壁与面部表情肌之间。范围为上至眼眶，下至上唇，内至鼻翼，外至颧颊部。

（3）感染以尖牙部最突出，疼痛剧烈，鼻唇沟消失，下睑水肿，眼裂变窄。

（4）B超检查可见眶下间隙有液化改变，血常规检查白细胞及中性粒细胞明显升高。

颊间隙感染

（1）感染来源多为上下颌磨牙根尖脓肿、智齿冠周炎；此外，颊部创伤、疖、痈等也可引起感染。

（2）感染部位位于颊部皮肤与颊黏膜之间，颊肌所在部位。范围为上至颧弓，下至下颌下缘，前至口唇部，后至咬肌前缘。

（3）张口受限，颊黏膜肿胀明显，向口内突出，常有牙齿印迹。

（4）B超检查可见颊间隙有液化改变，血常规检查白细胞及中性粒细胞明显升高。

咀嚼肌间隙感染

（1）感染来源主要为下颌阻生智齿冠周炎和下颌磨牙根尖周炎；此外，下颌升支骨髓炎也可引起感染。

（2）感染部位位于咬肌与下颌升支外侧之间。范围为上至颧弓，下至下颌角下缘，前至颊部，后至耳垂。

（3）肿胀突出，牙关紧闭，咀嚼时疼痛剧烈，不易扪及波动感，常需穿刺诊断脓肿是否形成。

（4）B超检查可见咬肌间隙有液化改变，X线片可观察到升支骨髓炎及病变牙。

翼颌间隙感染

（1）感染来源于下颌阻生智齿冠周炎、下颌磨牙根尖周炎；此外，医源性感染如下齿槽神经阻滞麻醉时注射器感染亦可见到。

（2）感染部位位于下颌升支内侧与翼内肌之间，临床表现为磨牙后区突出或下颌角后下轻度肿胀。

（3）张口受限严重，部分患者可出现牙关紧闭，发生错𬌗。

（4）B超检查可见翼颌间隙有液化改变，血常规检查白细胞及中性粒细胞明显升高。

咽旁间隙感染

（1）感染来源于下颌阻生智齿冠周炎，也可为腭扁桃体炎及其他间隙感染扩散而来。

（2）感染部位位于咽侧壁，上至软腭，向前可至磨牙后区，肿胀可波及同侧软腭、舌腭弓及软腭弓。

（3）吞咽疼痛，张口受限，咽侧壁红肿，悬雍垂向健侧偏移。

（4）B超检查可见咽旁间隙有液化改变，血常规检查白细胞及中性粒细胞明显升高。

颞下间隙感染

（1）感染来源于上颌磨牙根尖脓肿、其他间隙扩散，也可由上颌结节、圆孔及卵圆孔阻滞麻醉导致。

（2）感染部位位于咬肌与下颌升支外侧之间，上至颧弓，下至下颌下缘，前至颊部，后至耳垂。

（3）颧弓部肿胀最突出，牙关紧闭，眼裂变窄，表面不易扪及波动感。

（4）B超检查可见颞下间隙有液化改变，应注意海绵窦血栓性静脉炎的发生。

颞间隙感染

（1）感染来源于其他间隙扩散，也可由耳源性感染，颞部疖、痈导致。

（2）感染部位位于颞肌，分为颞浅筋膜感染和颞深筋膜感染。范围为上至颅顶，下至颧弓，前至额骨侧方，后至颞肌后缘。

（3）颞部肿胀最突出，张口困难，上睑水肿，睑裂变窄。

（4）B超检查可见颞间隙有液化改变，应注意骨髓炎、脑膜炎及脑脓肿等并发症。

颌下间隙感染

（1）感染来源于下颌阻生智齿冠周炎、下颌前磨牙及磨牙的根尖脓肿、牙槽脓肿，也可因化脓性淋巴结炎扩散而来。

（2）感染部位位于颌下三角内。范围为上至下颌骨下缘，下至颈上部，前至颈中线，后至胸锁乳突肌。

（3）颌下三角区肿胀突出，下颌下缘消失，局部皮肤紧张、压痛明显，部分患者张口受限。

（4）B超检查可见颌下间隙有液化改变，颌下淋巴结肿大明显。

舌下间隙感染

（1）感染来源于下颌牙根尖脓肿、口底黏膜损伤及溃疡，舌下腺及颌下腺导管炎症也可导致舌下间隙感染。

（2）感染部位位于舌腹、口底黏膜以下，下颌舌骨肌及舌骨舌肌以上。

（3）口底及舌下肉阜肿胀突出；舌向上抬高，活动受限；严重者可影响呼吸及吞咽，导致语言障碍。

（4）B超检查可见颌下间隙有液化改变，可伴有颏部淋巴结肿大。

口底蜂窝织炎

口底蜂窝织炎又称为口底多间隙感染，是颌面部最严重，也是治疗最困难的感染。

（1）感染来源相对广泛，主要来源于下颌阻生智齿冠周炎、下颌根尖脓肿、牙槽脓肿；此外，颌骨骨髓炎、扁桃体炎、颌下腺炎、化脓性淋巴结炎等也可导致感染；通常为单一间隙感染未及时有效控制扩散而来。

（2）感染部位为颏下，舌下、双侧颌下区多间隙肿胀，可扩散到会厌及颈下部呈弥散性肿胀。

（3）颈前上部肿胀，常有呼吸困难，吞咽疼痛，张口受限，全身症状严重。

（4）B超检查可见多间隙有液化改变，可伴有气肿；患者全身反应严重，会出现寒颤及高热；血常规检查白细胞及中性粒细胞明显升高。

2.治疗原则

颌面部间隙感染多为牙源性感染，应尽快处理病源牙，建立根尖引流；当脓肿形成时，及早进行切开引流，同时全身进行抗感染治疗，注意避免并发症的发生。可根据感染发展的不同时期对症处理。

（1）局部处理

a.炎症早期：患者表现为局部黏膜发红、轻度肿胀，无急性炎症及全身临床表现，可及时治疗病灶牙，建立牙齿的炎症引流。

b.急性炎症期：病灶处于蜂窝织炎，尚未形成脓肿。全身给予抗感染治疗，防治全身并发症；急性炎症消退后，及时消除病灶。

c.脓肿形成期：若脓肿已形成应及时切开，建立脓肿引流，若有多处脓腔应采用贯通引流，术中注意避免损伤面神经及腮腺导管。

（2）全身处理

a.全身积极应用抗生素，脓液应行菌培养及药敏检测，初期可根据临床经验及所感染的细菌来决定用药，以广谱抗生素为主并辅以抗厌氧菌药物。

b.全身反应较严重的患者应密切注意其并发症，必要时行血培养，防止菌血症、败血症和脓毒败血症的出现。

c.脓肿形成时间较长、范围较广的多间隙感染患者应及时补液，纠正其水、电解质平衡。

第二节 颌面部间隙感染的临床分析逻辑思维

1. 从解剖生理学角度分析患者病情

根据感染处的解剖部位分析，明晰间隙感染的位置、界线和毗邻组织，以眶下间隙为例，感染部位位于眼下方、上颌骨前壁与面部表情肌之间，内有眶下神经、血管和淋巴管。眶区疏松结缔组织较丰富，这些组织的结构特点会导致相应的病理生理变化。

2. 从病理生理学观点提出病理变化和发病机制的可能性

患者主要表现为红、肿、热、痛的急性炎症临床表现。眼睑、颧部皮肤红肿及肿胀可导致患者睑裂变窄，无法睁眼，鼻唇沟消失。炎症相对局限，刺激眶下神经可出现剧烈疼痛。

3. 考虑可能的致病因素

牙源性：多发生于尖牙或前磨牙深龋、根尖周炎及牙槽脓肿等，可通过了解口腔牙齿情况来明确。

腺源性：多见于颌下和颏下，眶下少见。

血源性：多见于婴幼儿，免疫力低下患者及老年患者。

4. 分析病情的严重程度

了解颌面部间隙的相互关系及炎症的扩散途径。了解患者有无全身性反应，如发热及局部淋巴结肿大等，部分感染可能蔓延至咀嚼肌导致张口受限，部分感染可能导致细菌性心内膜炎，这类感染应引起高度重视。眶下间隙感染的特点：与危险三角区毗邻，可向眶内组织感染引起眶内蜂窝织炎，亦可经内眦静脉、眼静脉至海绵窦，诱发海绵窦血栓性静脉炎。

5. 作出初步诊断并鉴别

提出自己的初步诊断及依据，归纳目前患者的病情特点及发展趋势，分析阳性体征，权衡支持与不支持诊断的症状和体征。间隙感染患者多以肿胀或疼痛作为主诉来院就诊，对该类患者可以根据临床常见的症状为主线，通过症状询问、了解作出初步诊断。通过程序化诊疗设计，进行体格检查，了解局部红肿热痛及功能障碍情况；牙源性感染者检测其口腔局部有无牙齿病变，实验室辅助检查观察白细胞数有无升高，辅助B超明确有无脓肿形成，针吸脓液进行菌培养及药敏试验。这种临床思维分析方法叫做程序诊断分析法。同时还要通过临床思维寻找特殊的症状和体征表现，结合辅助检查进行鉴别诊断。如眶下间隙感染患者要和外伤、肿瘤患者相区别，部分超敏体质患者接触过敏原也会产生类似症状，这类患者病史较短，部分为医源性患者。若行种植术后有并发症的患者出于某种考虑未告知种植侧穿病史则可能产生误诊。

6.嘱患者做必要的进一步检查以缩小诊断范围

患者病程超过5天，要考虑脓肿形成。考虑到疾病的进展与转归，B超检查十分必要，建议及时跟踪了解患者的病情变化。若局部出现凹陷性水肿，可采用针吸检查了解脓肿是否形成，了解脓肿的颜色及异味，这对于诊断病原体有一定的帮助，脓液的菌培养及药敏实验也应一并实施。

眶下间隙感染相对表浅，而颈深部脓肿可能导致患者进食和呼吸困难，脓肿可沿椎前筋膜及颈深筋膜间隙迁徙到胸腔，发展为胸腔积脓，最终导致心脏衰竭和呼吸衰竭，死亡率极高，这类患者应行MRI检查及CT检查了解深部组织变化。

第三节 颌面部间隙感染查房范例——颌面部多间隙感染

一、患者基本病情及病例特点

1.基本情况

患者杨某，男，50岁，已婚，因"左下后牙疼痛7天，加重伴颌面部肿痛4天"入院。

患者7天前因"左下后牙疼痛"于当地诊所就诊，被诊断为"牙齿发炎"，给予口服消炎药（药名及剂量不详），患者自觉无明显疗效。4天前患者自觉左侧面部及颌下区出现皮肤发红，且疼痛不适，于当地诊所行输液抗炎药物治疗（药名及剂量不详），患者自觉仍无明显好转，颌下区症状进一步加重，且口腔内有脓性液体流出。患者遂于1日前至某大学附属第一医院就诊，被诊断为"双侧颌下区感染"，建议入院治疗，患者因故未办理入院，当日夜间因疼痛难忍，患者来我院急诊就诊，急诊科遂以"双侧颌下间隙感染"收治入院。

体格检查结果提示，左侧颌下及双侧口底明显肿胀、皮温略高，压痛明显，未扪及明显波动感。口腔检查结果显示，张口中度受限，张口度约二横指；牙列缺损，B4、B5、D4残根，D7中龋，叩（+++），D7周围牙龈及口腔前庭可见少量脓性分泌物；牙龈充血，口腔卫生较差，口腔异味，舌体形态正常，舌苔重。双侧髁状突动度良好，关节无压痛，未闻及弹响。左侧腮腺导管开口红肿，挤压未见脓性分泌物。咽后壁充血，双侧扁桃体肿大。

患者目前精神欠佳，体力下降，食欲极差，睡眠差，体重无明显变化，大便正常，排尿正常，自述有糖尿病史，血常规检查结果提示白细胞计数 $13.82 \times 10^9/L \uparrow$、红细胞计数 $3.91 \times 10^9/L \downarrow$、血红蛋白 120 g/L $\downarrow$、中性粒细胞百分数 93.3% $\uparrow$、中性粒细胞总数 $12.89 \times 10^9/L \uparrow$，血糖结果为 14.3 mmol/L，心电图及胸片检查无明显异常。入院后给予患者局部口腔冲洗，抗炎消肿等对症处理及血糖监测。

2. 病例特点

（1）患者为老年男性，有牙病病史，病程短而急，符合牙源性感染的基本流行病学特征。

（2）患者曾在其他医院就诊，考虑为"双侧颌下区感染"，与入院诊断基本一致，入院后检查可见颌面部感染的基本临床表现。局部感染区域的炎症共性表现为红、肿、热、痛，左侧颌下及双侧口底明显肿胀，皮温略高，压痛明显，未扪及明显波动感，当局部感染区域炎症累及咀嚼肌时可出现功能障碍，口腔张口中度受限，张口度约二横指。口腔内牙列缺损，B4、B5、D4残根，D7中龋，叩（+++），D7周围牙龈及口腔前庭可见少量脓性分泌物；根据以上情况考虑导致患者颌面部间隙感染的致病因素为D7病变。

（3）患者左侧腮腺导管开口红肿，挤压未见脓性分泌物，咽后壁充血，双侧扁桃体肿大，这些阳性体征需进一步检查，才能诊断与鉴别诊断。

（4）辅助检查：CT检查示：①双侧颈动脉钙化；②双侧下颌区感染变化。入院后血象较高，其中白细胞、中性粒细胞百分数及中性粒细胞总数明显增高，表明可能感染细菌。

（5）颌面部感染导致张口受限，患者进食困难，能量摄入明显不足，同时感染属于消耗性慢性失血疾病，造成机体能量长期处于负平衡，入院后患者精神欠佳，体力下降，食欲极差，睡眠差。

3. 初步诊断

（1）颌面部多间隙感染（牙源性）。

（2）Ⅱ型糖尿病。

二、查房讨论精要

1. 讨论环节一：病史收集

分析患者病情应优先对病因进行分析，才能做到对症处理。在炎症的病因学研究中，成年人一般以牙源性感染为主，而最多的原发感染是牙髓及牙周感染，在病史描述中多提示牙痛史，体格检查可见肿胀毗邻部位可有患牙存在；其次为手术、穿刺和外伤原因所致的感染，在临床上可见部分患者系口腔治疗时，医生不注重无菌观念，消毒不彻底或使用被污染的注射器针头导致感染，一般这类患者病因比较明确，感染间隙较深，张口受限较明显。而儿童感染多为腺源性，发病前可有扁桃体、淋巴结肿痛史，体格检查可见淋巴结肿大，且多以化脓性淋巴结炎常见。在收集病史时，除考虑病因学研究外，还需要注意以下几个方面：一是了解肿胀的部位，颌面部间隙感染可表现为特定部位的红、肿、热、痛及功能障碍；二是应加强对体质较弱、免疫力低下的患者的全身情况和生命体征的询问与检查，尤其是具有严重全身反应的要考虑炎症通过血道扩散的可能；三是必须明确感染是否发展形成脓肿，应密切关注颌面部是否形成脓肿，一旦形成应及时切开引流，此外还应注意鉴别颌面部感染导致的相关并发症，以便及时对症处理，如感染造成颌骨、颌周筋膜间隙感染扩散，病原菌通过淋巴道回流至淋巴结并使其发病，患者可有反复流脓病史，体格检查可见瘘口。

口腔颌面部炎症的检查重点在于辅助检查，医生要善于运用传统有效的检查方法及现代微生物学、现代分子生物学提供的新手段，快速、准确地鉴别病原微生物。位于深在部位的炎症，应结合局部组织结构功能障碍的表现，借助血液检验、超声波、X线、CT检查和穿刺涂片等方法亦可早期明确诊断。其中若考虑患者有颌骨并发症可行X线、CT检查判断骨皮质、骨髓腔受炎症侵蚀、破坏的情况，是否有死骨形成，是否有病源牙等；血常规检查多可发现白细胞总数增多，中性粒细胞比例增加，核分裂象增加；常用病变中心区穿刺抽脓方法来验证隐蔽部位的颞下间隙、翼颌间隙及有致密筋膜结构包裹的颞间隙、咬肌间隙和淋巴结内脓肿，同时对病原微生物进行分离培养并结合药敏试验，明确炎症的病原菌及其敏感药物。

问：如何根据脓液初步判断病原菌的来源？

由于感染病原菌的种类及感染类型不同，抽出的内容物可有差异，如金黄色葡萄球菌感染的脓液呈黄色，黏稠，无臭味；链球菌脓液为淡黄色，稀薄，有时因出血而呈褐色；大肠杆菌脓液呈黄褐色，较稀薄，有粪便臭；结核杆菌脓液为黄绿色液体，稀薄，其中可能有豆渣样干酪物；在主要为厌氧菌的混合感染中常有组织坏死、溶解和出血等，脓液表现为灰褐色或暗红色，可混杂坏死组织，并有气泡，呈腐败组织臭味。以上脓液表现有助于诊断病原菌。

问：如何判断间隙感染局部区域形成的脓肿类型？

颌面部蜂窝织炎可进一步发展形成脓肿，可用以下方法对局部脓肿进行初步判断：①病程较长而肿胀不消；②应用抗生素后体温不退，呈弛张热；③触诊压痛明显，有波动感，为浅部脓肿形成；④触诊压痛明显，皮肤呈凹陷性水肿，穿刺有脓肿形成；⑤超声波检查有液化区域。

2. 讨论环节二：疾病的临床特征

口腔颌面部感染患者的疾病起因和来源主要是微生物侵犯口腔颌面部组织后，生长繁殖，机体对入侵微生物及其代谢物作出非特异性或特异性免疫应答，造成细胞组织形态、结构改变及功能障碍。对口腔面部炎症患者进行病史询问和体格检查首先应对炎症感染进展的阶段、严重程度及转归有所了解，因为患者病情发展的不同阶段临床表现并不一致。口腔颌面部在数天内会发生急性肿胀、疼痛，如感染表浅者可有皮肤、黏膜发红，如感染位于深部者则水肿不明显，如病变进一步发展可能侵犯毗邻组织，可引起相应的功能受限症状。在病史询问过程中，实习生/规培生要特别注意患者的全身炎症反应。口腔颌面部炎症病变虽然主要表现为局部反应，但局部病变绝不是孤立的。当考虑患者有炎症时，不仅要注意局部的病理变化、临床特点，还要重视其全身反应。大多患者伴有全身症状，如发热、倦怠、乏力、食纳差等；导致菌血症或败血症的患者可有高热、谵妄、昏迷。在未及时治疗的情况下，患者症状进展迅速，其严重程度进行性加重。当出现颌骨化脓性感染时，若患者未得到有效治疗可转为慢性颌骨炎症，出现经久不愈的瘘管。

问：颌面部化脓性炎症有哪些临床表现？

化脓性炎症常由化脓性菌，如葡萄球菌、链球菌、脑膜炎球菌、大肠杆菌以及兼性或专性厌氧菌感染所致，包括疖、痈、颌面部间隙感染、骨髓炎以及手术后创口感染等。

由于病原体及发生部位不同，化脓性炎症又分为蜂窝织炎和脓肿两类。蜂窝织炎是表现在皮下、黏膜下和肌间蜂窝组织中的弥漫性化脓性炎症，多为溶血性链球菌或混合感染。病原菌容易通过组织间隙和淋巴管蔓延，造成弥漫性浸润，临床表现为炎症区有弥漫性水肿，与正常组织分界不清，严重者病变扩展快，范围广，区域淋巴结肿大、压痛，有全身中毒症状。

脓肿是指组织或器官内有局限性炎症，常由金黄色葡萄球菌感染引起，局部病灶中有大量中性粒细胞浸润，随着白细胞和局部组织变性、坏死及溶解液化后，即可形成含脓的腔隙。当脓腔液增多，压力增大，脓肿可向薄弱处突破扩散或压迫相邻器官，影响其功能。若脓肿处理不及时，其毒素由淋巴道、血道吸收后，可发生毒血症或进入血液可发生脓毒血症。脓肿一经确诊，切忌用力挤压，应积极进行切开引流。确定脓肿最简单的诊断方式是采用B超定位后穿刺抽吸，以便能及时在早期切开排脓，减少并发症的发生。

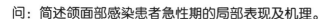

问：简述颌面部感染患者急性期的局部表现及机理。

颌面部炎症局部表现为红、肿、热、痛和功能障碍。其中局部发红最早出现，这是炎症充血的表现。发生在体表的炎症局部有热感，这是由于局部血流量增多，代谢旺盛，产热增多所致。急性炎症期局部肿胀明显，这是由于局部充血、炎性渗出物积聚所致。炎症会引起不同程度的疼痛，引起疼痛的原因较多，包括炎性递质、炎症区组织渗透压改变、组织肿胀等因素。当炎性液渗出、肿胀导致机械压迫、阻塞以及疼痛均会使不同部位、不同器官发生不同程度的功能障碍，如颞下颌关节炎导致咀嚼障碍，咬肌、翼颌间隙感染导致张口受限，舌根、咽旁间隙感染导致吞咽困难等，严重感染还可并发全身机能障碍。

问：简述颌面部感染患者急性期的全身表现及机理。

若颌面部感染的局部炎症未得到有效控制，可能会导致患者的全身反应。因此炎症发生后，不仅要注意局部的病理变化，还要重视其全身反应，特别是炎症程度严重的患者，其全身反应常很明显。

主要有以下反应：

（1）发热。炎症，特别是急性炎症，常伴有不同程度的发热。引起发热的因素有外源性和内源性两方面。一定程度的发热可使机体代谢增强，因此发热虽为疾病的临床表现特征，但一定程度的发热却对免疫防御功能具有一定的意义。若炎症病变严重，体温不上升，表示机体反应状态差，抵抗力下降，是预后不良的反映。

（2）白细胞数增多。患者有炎症，特别是细菌性炎症，其血液中的白细胞数增加，数目增加的量因病原体的种类、炎症的阶段和机体的抵抗力差异而不同。

（3）全身实质器官的变化。较严重的感染因病原微生物及其毒素、全身发热和血循环障碍等因素，使患者的心、肝、肾、脑和肺等实质器官均可出现不同程度的物质代谢障碍，细胞变性和坏死会导致严重的功能损害，从而引起相应的症状和体征。

3. 讨论环节三：疾病的诊疗模式

口腔颌面部感染的治疗原则是消除病原微生物，清除感染性炎症过程中产生的坏死物质，促进组织的修复能力，针对病原微生物及其代谢物对机体重要器官造成的损害进行综合治疗，以恢复机体的抗病能力，达到康复。治疗颌面部炎症尤其不能掉以轻心，临床上由于颌面部感染延误治疗，最终危及生命的患者不计其数。颌面部感染患者应密切观察其病情，准确判断全身情况，一旦明确有脓肿形成应急诊下行切开减压及引流术。颌面部尤其是口底多间隙感染，软组织肿胀容易压迫气管导致窒息，应密切注意呼吸道的通畅，必要时可行预防性切开，避免炎症迅速发展，阻塞呼吸道延误治疗时机。通常形成脓肿的患者通过脓培养后可根据药敏试验指导用药，在试验结果出来前按照临床经验用药，一般按照口腔科用药规范以给予一代头孢菌素和硝基咪唑为宜，全身反应较重的患者可考虑静脉给予大量广谱抗生素，控制局部感染及败血症。同时给予支持疗法，如输液、维持水电解质平衡等治疗。

问：切开引流的基本步骤及注意事项。

切开引流一般根据脓肿形成的部位从口外进行。选择皮肤发红、有波动感的部位进行切开较为容易；若当局部肿胀弥散或有广泛副性水肿，而且脓肿在深层组织内很难确定脓肿部位时，也可先进行穿刺，确定脓肿部位后再切开。切开排脓后应放置引流条以保持引流通畅，放置位置应达脓腔底，引流条不宜填塞过紧，不要折叠；有条件的采用负压封闭引流VSD技术也可获得理想效果。

术后用过氧化氢溶液或高锰酸钾溶液反复冲洗，每日4~6次，创口内置橡皮管引流。术前和术后积极进行全身抗感染治疗。

4.讨论环节四：疾病的转归途径

致病性微生物及其引起的破坏性变化，与抗体抗破坏性反应的斗争贯穿于炎症过程的始终。若机体防御能力占优势或治疗措施得当，那么炎症将向痊愈方向发展；相反，若破坏性变化占优势，而治疗又不及时，那么炎症将逐渐加重并可向全身扩散，或迁延不愈转为慢性。大多数感染性炎症通过机体自身抗破坏反应和适当治疗，会使病因消除，如炎症破坏范围小，修复后的组织机能和形态可完全恢复正常；如炎症损伤范围大、程度重，病变部位主要有肉芽组织增生包绕，最后会形成瘢痕，遗留畸形，这也是假性关节强直的主要病因。当患者机体抵抗力低、治疗不彻底、致炎因素持续存在或反复作用时，急性炎症可转为慢性炎症，如嚼肌间隙感染常因坏死组织及死骨清除不彻底，病灶牙未拔除导致长期迁延不愈，部分可衍化为颌骨骨髓炎。极少数患者会因蔓延扩散的病原微生物数量多、毒力强、机体抵抗力低下和治疗措施不力，导致病原微生物不断繁殖，直接向周围组织间隙、器官蔓延或经淋巴管和血管扩散引起严重后果。

问：简述颌面部感染扩散的主要途径。

若颌面部感染未得到有效控制，可向周围组织扩散，主要包括以下几个途径：

（1）局部扩散：局部微生物可经组织、组织间隙或器官的自然通道向周围扩散，若病原微生物通过颌周筋膜间隙进行扩散，可导致多间隙感染。

（2）淋巴道扩散：当患者发生急性炎症时，局部渗出物可通过淋巴道回流，病原微生物亦可随淋巴液引流至区域淋巴结，引起淋巴管炎及淋巴结炎。淋巴结有限制感染扩散的防御功能，但若感染严重，可形成化脓性淋巴结炎脓肿。

（3）血道扩散：炎症区的病原微生物或其毒性产物，可经血管或淋巴管侵入血液，引起菌血症、毒血症、败血症和脓毒血症。

三、临床教学查房总结

口腔颌面部承担着表情、语言、咀嚼、吞咽等重要功能，颌面部感觉敏锐，血流丰富，存在着许多潜在的间隙。颌面部感染是口腔颌面部好发疾病之一，是一种常见的面部疾病，多为继发性，临床症状表现为红、肿、热、痛、功能障碍。当感染发生时，微生物可沿间隙感染形成蜂窝织炎并沿间隙扩散，常常进展迅速。炎症反应严重者常常出现高热、寒战、全身不适和白细胞数增高等中毒症状，并可能引起颅内并发症、败血症等严重并发症，若不及时和正确治疗，可能导致严重的后果。临床医生应迅速结合患者的临床症状、体征及实验室检查，对感染来源、解剖局部特点及患者的全身情况等作出准确判断，以便有针对性地采取相应措施。可引起口腔颌面部间隙感染的病因有牙源性感染、腺源性感染、外伤性感染和医源性感染，其中又以牙源性感染居多，感染易波及颌下间隙和眶下间隙，从而易引起淋巴结炎，导致感染穿破细胞被膜向组织周围扩散形成间隙感染。

本节内容所提及的患者，其感染部位主要以颌下间隙、颏下间隙、嚼肌间隙和翼颌间隙为主，感染来源以牙源性感染居多，其次是腺源性感染，外伤感染和医源性感染较少。口腔颌面部深部间隙感染患者，可根据发病因素和临床症状在早期能够被正确诊断，但有关其深部脓肿、鉴别蜂窝织炎期和脓肿形成期或者肿瘤判定等方面，使用常规检查诊断比较困难。目前，颌面部间隙感染的辅助诊断研究取得很大进展，常用的有B超、CT和MRI检查，为临床医生提供了诊断依据，以便快速、准确诊断，这明显缩短了手术时间，具有重要指导意义。

口腔颌面部间隙感染由于病情进展快、病情重和炎症反应重，早发现和及时治疗是提高治疗效率的关键，医生应当结合各种辅助诊断方法快速、准确作出诊断，采用全身治疗和局部治疗相结合的治疗方案，积极给予有效抗菌药物进行对症、控制感染等处理。在感染的诊疗过程中，尤其要注意脓肿的形成，必要时在急诊下行切开减压及引流术，促进患者早日康复，从而提高患者的生活质量。本例患者属于体质相对较差的高龄患者，由于感染造成张口受限及疼痛影响进食，与此同时患者又缺乏有效补充营养物质的其他途径，故在进展期多出现不同程度的血浆白蛋白降低及电解质紊乱。尤其这类患者易发生急性期全身反应，可通过细菌培养及药敏试验结果来指导诊疗，早期给予大量广谱抗生素及营养支持疗法；重症多间隙感染患者应注意气道管理，必要时可行预防性气管切开。急性炎症若治疗不彻底，反复发作可导致炎症迁延不愈，部分可衍化为颌骨骨髓炎。本例患者入院后测得血象较高，既往有糖尿病病史。在治疗合并糖尿病等慢性基础疾病患者时，应同时控制血糖，尽量选择兼顾全身及局部的治疗方法，综合处理，才能够增强治疗效果，使患者尽早出院。

第四节 研究前沿与思政教育

一、负压封闭引流技术在感染创面治疗中的应用研究

口腔颌面颈部间隙感染是口腔科常见的一种疾病，这种感染往往不局限于单个间隙，而是向邻近组织和间隙扩散，引发多间隙感染。口腔颌面部感染可以导致全身中毒，也可以向颈部甚至胸腔扩散导致心衰、呼吸衰竭。多间隙感染未得到有效控制是目前诱发颌面外科患者死亡的常见病因。临床治疗口腔颌面颈部间隙感染的常规方法是采用有效的抗感染治疗，以及适时的脓肿切开引流。常规引流措施最大的问题在于冲洗液不能有效地到达脓腔所有部位；有效引流面有限，无法全方位引流脓腔的所有位置。针对上述问题，临床医生多采用反复清创、扩创、冲洗、创面换药。这种方式给临床医务工作者增加了极大的工作量和工作压力。

负压封闭引流技术（vacuum sealing drainage，VSD）临床简称"VSD引流术"，属于新型引流技术。其治疗核心是改变创面循环及充分持续引流，基本原理是VSD材料利用系膜法封闭创面，通过三通管连接负压吸引装置持续引流，压力维持在125～450 mmHg，持续吸引5～7天。VSD引流术保证了引流创面洁净，避免了局部渗液滞留和积聚；VSD技术有较好的密封效果，除了能阻止外部致病菌侵入外，还能有效引流，减少感染的发生，同时高负压吸引改善了局部的微循环，促进组织水肿消退，使创口愈合时间缩短。目前，该技术逐渐在颌面外科的感染治疗中应用。

二、思政案例——慈善公益

1. "明眸皓齿"公益活动

口腔问题不单单是个体健康问题，更是影响国计民生的重大发展问题！温州市在全国率先开展中小学生"明眸皓齿"工程，是打造综合防控儿童青少年近视和龋齿的示范城市。2019年3月，温州市举行"儿童青少年'明眸皓齿'工程动员大会"，会上发布了《温州市儿童青少年"明眸皓齿"工程实施方案》，并成立温州市儿童青少年近视防控工作指导中心和温州市儿童青少年龋齿防控工作指导中心。会上，市级领导单位及温州医科大学附属眼视光医院、附属口腔医院，研究部署了全市儿童青少年近视、龋齿防治工作。在"皓齿工程"方面，该方案指出以下几点内容：①普及口腔卫生知识；②开展"减糖"专项行动；③加强龋齿预防适宜技术推广；④推广龋齿充填治疗；⑤完

善口腔疾病防治网络。温州市在普查数据的支持下，精准施策，打出一套防治结合、以防为主的组合拳，建立了"政府主导、学校主体、教医协同、五方协作、家校联动"的"温州模式"，并取得了阶段性成效。自实施"明眸皓齿"工程以来，全市中小学生实施口腔常规检查超100万例，免费窝沟封闭7.7万例。

2. 思政分析

"明眸皓齿"，出自三国曹植的《洛神赋》，初指美丽的女子，现用来为这一项公益活动命名。生活条件的好转与学生繁重的课业，使近视和龋齿越来越向低龄化靠近，长此以往若不加以引导与干预，必将导致更严重的后果。在此背景下，温州市率先开展"明眸皓齿"工程，并将其写入政府工作报告，代表了当地政府对于此事的重视程度。预防近视和龋齿并不困难，只是平时家长和孩子都没有重视此事。作为一名口腔医生，我们更需要在日常诊疗工作中做好预防普及工作，将每一次诊疗都作为一次宣教的机会。

（何　帅）

第六章

口腔颌面部软组织常见损伤

第一节　基本知识点

无论是和平时期还是战争时期，口腔颌面部软组织损伤发病率均较高，既可以单独发生，也可与颌面骨折同时发生。口腔颌面部软组织损伤受致伤物体、力量大小及致伤方式等因素的影响，不同类型的损伤临床表现及诊治原则并不一致。和平时期的损伤多为非火器伤，主要来源于交通、高处跌落及自然灾害；战争时期的损伤则以火器伤为主，主要来源于由现代武器导致的爆震、烧灼和枪弹，特殊地域或特殊时期可见核武器、化学制剂造成的伤害和冻伤。此外，根据口腔颌面部解剖生理学特点及损伤后治疗的特殊性，正确处理口腔颌面部重要组织器官损伤，对促进患者伤情愈合，减少功能障碍和颌面部畸形等后遗症都至关重要。

一、擦伤

临床上擦伤儿童患者多为摔倒导致，擦伤成年患者多由轻微交通事故导致。病因为面部突出部位与地面摩擦，病变部位面积较广，但相对表浅。

1. 病情特点

（1）多发生于颜面部突起部位，表皮有破损，少量出血。

（2）因皮肤感觉神经末梢暴露，故疼痛剧烈。

（3）创面上可附着泥沙粒或其他异物碎屑。

2. 治疗原则

（1）尽早彻底清创，去尽污染物，暴露创面，保持干燥。

（2）若真皮层暴露，创面可覆盖一层凡士林油纱布。

（3）若创面已感染，则予高渗盐水湿敷。

二、挫伤

挫伤以运动受伤及跌倒受伤多见。患者被高速运动的物体击中或跌倒后面部与硬物撞击，导致组织内小血管、淋巴管破裂，引起深部组织内渗血。严重的挫伤可累及深部肌肉、骨膜和关节。

1. 病情特点

（1）病因明确，是遭受钝物打击引起的闭合性损伤。

（2）表面皮肤完整，局部皮肤青紫、肿胀和疼痛。

（3）眼睑和颊部组织淤血、肿胀明显，而额部易形成血肿。

（4）可伴有张口受限和错𬌗，部分患者同时发生挫伤与颌骨骨折。

2. 治疗原则

挫伤以保守治疗为主。轻微挫伤可不做特殊治疗。

（1）局部早期（伤后24小时以内）冷敷，使微血管收缩，减少渗血、水肿；晚期热敷，促进血运循环，加速炎症物质吸收。

（2）较大血肿在无菌条件下以粗针穿刺，将未凝固的血液抽出，加压包扎。

（3）应注意防止患者因位于口底、颈部的大血肿而出现窒息，必要时以手术探查。

三、挫裂伤

挫裂伤多见于被较大力量的钝器打击的患者或遭遇车祸的患者，可引起患者皮肤和皮下深层组织开裂。

1. 病情特点

（1）较大钝器伤，力量较大致皮肤和皮下深层组织裂伤。

（2）裂口较深，污染较重，创缘为锯齿状，深部可见紫色坏死组织。

（3）部分软组织挫裂伤与颌骨骨折同时发生。

2. 治疗原则

（1）挫裂伤应彻底清创、止血，分层缝合伤口，避免深部形成死腔。

（2）清创前应仔细探查，清除异物及牙齿碎片。

（3）被切断的血管应结扎，被切断的神经应吻合，若有缺损行神经移植。

四、切割伤

切割伤是由刀或玻璃等锋锐器械造成的开放性创伤，战争时期主要是由高速运动的弹片所致，非战时以斗殴及工伤为主。

1. 病情特点

（1）由锐器切割所致的开放性损伤。

（2）创缘整齐，深浅不一，污染轻。

（3）损伤深部血管可能导致大出血，神经损伤后导致面瘫。

2. 治疗原则

（1）明确具体的致伤锐器，充分考虑并发症，切忌盲目缝合。

（2）酌情给予患者注射破伤风抗毒素以预防破伤风。

（3）手术时仔细探查，腮腺区考虑导管是否完好，应结扎切断的血管，应吻合切断的神经，若有缺损行神经移植。

五、刺伤

刺伤是软组织被尖锐、细长的物品刺入，形成开口小、伤道窄而深的创口，注意与切割伤区别。儿童患者多由于将棒状物含在口内跌倒后造成腭部贯通伤，如由玻璃、木片等易碎物品导致，且其在伤道深部容易折断并残留在组织内形成异物。

1. 病情特点

（1）多为尖锐、细长异物刺入。

（2）多为盲管伤，部分为贯通伤，伤道深而窄、易残留异物。

（3）可进入颌面部重要组织器官，甚至颅底。

（4）刺入物末端折断后存留于伤道内，易继发感染。

2. 治疗原则

（1）明确具体致伤锐器是否完整，避免异物存留。

（2）彻底清创，去除异物，消灭深部死腔。

（3）应给予患者注射破伤风抗毒素以预防破伤风。

（4）若刺入物污染较重，伤口应放置引流条。

六、咬（螫）伤

颌面部处于暴露部位，容易被动物及昆虫袭击，偶有咬伤；多数患者就诊时精神仍处于紧张状态，临床表现常伴发全身多处创伤。

1. 病情特点

（1）病因明确，咬伤患者多被野生动物（如熊、狼）和家庭宠物（狗）咬；螫伤患者主要被蜂类、蝎子等毒刺。

（2）咬伤部位多见于颌面部突起的部位和鼻、耳、唇部；螫伤见于颌面部及手足暴露部位。

（3）咬伤伤口不规则，常有颌面部大块组织撕脱和缺失，部分患者可伴有骨组织损伤。

（4）螫伤患者表现为局部肿胀、疼痛明显，有时在肿胀区中心可见螫伤的毒刺。

2. 治疗原则

（1）咬伤伤口的处理原则同一般组织损伤的处理原则；由于动物咬伤常污染较重，容易感染，创面应以3%过氧化氢及大量生理盐水冲洗，必要时应用抗生素液冲洗或者湿敷。

（2）咬伤患者应常规予以注射破伤风抗毒素，如系犬咬伤，应注射狂犬疫苗。

（3）螫伤患者应检查其创口并拔出毒刺，局部涂以5%～10%氨水溶液；肿痛明显者可用1%普鲁卡因溶液行创周封闭。

七、烧伤

由于颌面部处于暴露状态，因此容易遭受火焰灼伤、烧伤，面部也容易被沸水、高热油等烫伤，偶可见由射线、电流引起的灼伤。

1. 病情特点

（1）烧伤因素多样，临床上以高温烧伤及电烧伤多见。

（2）烧伤的病因及损伤程度不一，一般按烧伤部位、深浅及范围描述烧伤程度。

（3）面部肿胀及渗出较明显者，注意有无呼吸道梗阻及脑水肿、脑疝发生。

（4）观察烧伤患者体温、脉搏、血压变化，因创面容易发生感染。

（5）烧伤儿童患者易形成水疱，可出现组织肿胀、破溃、糜烂。

2. 治疗原则

烧伤的治疗原则包括镇静、止痛，防止休克、抗感染及创面处理等。有呼吸困难及颅脑症状者应禁用杜冷丁注射止痛。

（1）有呼吸困难者应行气管切开及给氧治疗。

（2）根据烧伤程度对症处理，Ⅰ度烧伤通常无需特殊处理，主要是防止再次损伤。浅Ⅱ度烧伤主要是防止感染，促使早日愈合。水疱较大者可用消毒针头刺破水疱放出液体，创面涂布虎杖油或烧伤合剂，创面采用暴露疗法。深Ⅱ度以上烧伤，局部焦痂、坏死组织宜逐步去除，待健康肉芽形成后及时以中厚游离皮片移植以减少瘢痕。

（3）眼睑烧伤最主要的治疗是保护眼角膜。可用油纱布保护眼睛并经常在眼内滴入抗生素溶液或在眼内涂软膏，必要时行焦痂切除游离植皮或施行眼睑粘合术。

（4）外耳烧伤后应预防化脓性耳炎的发生。焦痂脱落后，应及时用自体刃厚皮片覆盖，避免软骨外露。如外耳肿胀和压痛，可切开引流；有软骨坏死的要彻底切除，待肉芽组织生长后再植皮。

（5）颌面部电烧伤，应先用非手术治疗法，待坏死组织分界线形成，再在新生的肉芽面上进行植皮或皮瓣修复。

八、化学制剂灼伤

化学制剂灼伤包括由常见的酸、碱、镁、磷化学制剂灼伤和化学武器灼伤。按化学制剂对组织作用的性质可将化学制剂分为组织凝固性物质和组织溶解性物质。

1. 病情特点

（1）颌面部、眼、鼻及呼吸道症状多见。

（2）化学性损伤易出现组织肿胀、破溃、糜烂，严重者并发呼吸道梗阻、脑水肿及脑疝。

（3）不同化学武器具有特征性临床表现，如神经性毒剂以瞳孔缩小、呼吸困难、流涎、出汗、肌颤和惊厥等症状为主，失能性毒剂以引起思维、感觉与运动功能障碍为主，刺激性毒剂对眼及上呼吸道有强烈的刺激作用。

2. 治疗原则

首先让患者脱离损伤现场，及时了解化学属性（包括化学试剂名称、成分或武器名称），以便对症处理。

（1）**无论被何种化学物质烧伤**，早期可用大量清水将其冲洗或稀释，同时做好眼、**耳、鼻、口腔等重要组织器官的防护，避免二次灼伤。若化学物质已浸入深部组织，应采取对抗性处理或其他措施。**

（2）**由特殊化学元素化学品导致的灼伤，应对症处理：磷烧伤可用1%硫酸铜溶液冲洗，再以2%碳酸氢钠溶液浸洗或湿敷；镁烧伤的处理是早期彻底清除镁，如果灼伤较深时，应将受伤组织切除，延期进行缝合或游离植皮。**

（3）**化学武器灼伤的对症处理：路易气宜用二巯基类消毒，硫芥可用硫代硫酸钠消毒，芥子气烧伤可用过锰酸钾、过氧化氢溶液等洗涤创面。**

（4）酸烧伤可用2%碳酸氢钠，碱烧伤可用2%醋酸中和。

九、枪弹伤

枪弹伤多见于战时，损伤程度受致伤武器、投射距离和速度、弹道部位等影响。非战时枪弹伤多见于农村偏远地区，以霰弹枪伤为主。

1. 病情特点

（1）枪弹所致的损伤可表现为盲管伤、贯通伤、切线伤及不规则软、硬组织撕裂缺损等；贯通伤多见，且入口小出口大。

（2）组织内异物较多，高速投射物损伤时形成瞬时空腔效应，可将碎牙片、骨折片及外界污物带入伤道内，形成严重污染，这也是患者术后感染的重要原因。

（3）伤情一般较重。直接损伤颌面部及颈部血管，可导致严重出血，致患者昏迷；直接损伤颌骨，多呈粉碎性骨折；严重的贯通伤可直接导致颌面部组织撕脱、缺如。

（4）常伴有颌面部各器官损伤，可分别出现视力、听力、面部表情、咀嚼、吞咽等功能障碍。

（5）严重合并症可危及患者生命，由于组织损伤、移位、水肿及异物、分泌物，可发生呼吸道梗阻致窒息，吸入性肺炎致肺脓肿；颌面部创伤可导致失血性或应激性休克。

（6）X线检查可明确骨折范围、性质、移位情况、合并伤情及组织内异物存留情况。

2. 治疗原则

严密注意患者有无颅脑及全身合并伤，及时解除机械性呼吸道梗阻。根据患者伤情，必要时行预防性气管切开术，进行对症止血及抗休克处理。

（1）出血较多的伤口，应暂时加压包扎；结扎出血明显的血管。如有严重出血难以控制时，则应迅速结扎伤侧颈外动脉，预防患者休克。

（2）当患者深部组织内有弹片、异物时，应摄X线定位片，确定位置后再手术，不能盲目摘取。

（3）当全身情况允许时，应及时对伤口进行清创处理，创缘的修整比一般清创术要求更高，要求清创必须彻底、仔细，对失去活力的组织要毫不犹豫地切除。

（4）应予以枪弹伤患者大剂量抗生素治疗以预防感染，注意每日对创面进行清洗、消毒，并常规注射破伤风抗毒素。

（5）软组织损伤的清创，坚持"由内而外，消灭死腔，通畅引流"的原则。深部盲管伤应放置引流；有大量组织缺损时，不应勉强拉拢缝合，待感染控制后二期行皮瓣整复治疗。

（6）在骨折清创术中，只去除游离的碎骨片；凡与软组织相连的较大骨片均应尽量保留，以避免骨质缺损；如骨缺损较大，建议二期植骨，可采用重建钛板保持缺损间隙，待伤口愈合后再行植骨，优先考虑带血管的蒂骨移植。

（7）由于高速投射物的影响，骨折线上的牙齿多伴有冠折和根折，且易形成感染灶，如无必要不建议保留。

十、冻伤

机体皮肤开始冻结的温度约为−5 ℃，当局部组织的温度降到冰点以下时，即可发生冻伤。冻伤常发生于身体暴露部位，特别是肢端或循环较差的部位。手、脚趾最多见，颜面部、鼻尖、外耳次之。

1. 病情特点

（1）了解冻伤的发病过程，是速冻（接触冷金属与制冷剂等）还是缓冻（长期暴露于冷空气中）。一般速冻时形成的冰晶体较缓冻时小。

（2）一般按照冻伤范围和患者体征来鉴别冻伤的程度。

（3）全身性冻伤患者，应加强其全身各项生理功能检查，如瞳孔、脉搏、呼吸、血压、心电图、中心体温、血生化检查。

2. 治疗原则

（1）迅速脱离寒冷环境。

（2）耳廓、鼻尖、颧部等处冻伤可用毛巾浸 38~44 ℃的水湿敷，时间以 20~90 分钟为宜，使冻伤部位软化，以皮肤转为潮红为准。

（3）伤部涂敷呋喃西林霜剂冻伤膏，每日 1~2 次。室温较高时可不必包扎，采取局部暴露疗法。

（4）局部发生小水疱，一般不做特殊处理，可等其自行吸收，较大水疱可针吸疱液，保留表皮。

（5）颜面部冻伤应预防感染，尤其是耳廓冻伤，要防止耳软骨坏死。一旦产生痂下积脓，应采用温热盐水或抗生素液湿敷，痂皮脱落的肉芽创面争取早期植皮。

（6）冻僵患者应在连续监测中心体温（肛门以上 12 cm 的直肠温度）下进行抢救，尽快提高中心体温，注意防止酸中毒和心室纤颤。

十一、核武器伤

核武器伤多源于大规模战争，目前病例来源于第二次世界大战末期。原子核的裂变或聚变反应，瞬时释放出大量能量，有巨大的杀伤和破坏作用。和平时期的核武器伤多是核外泄导致的核辐射伤（切尔诺贝利核事故与福岛第一核电站事故），其病情特点基本一致，也可遵循类似治疗原则。

1. 病情特点

（1）核爆炸导致的多为复合伤，伤情和伤类相当复杂，应详细了解爆炸时的情况（离爆心的距离，有无屏蔽和防护，是否看到爆炸景象或听到爆炸声响，有无被抛掷、撞击、挤压或掩埋，在沾染区停留的时间等），以判断伤情便于救治。

（2）凡地面暴露人员发生中度以上的烧伤，应考虑可能合有某种程度的冲击伤。除颌面部损伤外，应注意有无脑、心、肺、腹腔脏器等冲击伤存在。

（3）如果体表有一定程度的烧伤和外伤，但无明显的内脏损伤，而早期出现恶心、反复呕吐、腹泻时，应考虑可能是以放射性损伤为主的复合损伤。

（4）为进一步确定复合伤的类型、程度和具体部位，应根据患者病史、症状、体征、血液有形成分的变化、剂量检查、血生化、X 线、心电图、超声波和其他辅助诊断手段进行检查和综合判断。

2. 治疗原则

（1）迅速脱去带有放射性微粒的衣物，在优先治疗严重损伤的原则下对沾染者进行洗消。

（2）防止窒息、休克和感染的发生，有开放伤时，应注射破伤风抗毒素。

（3）治疗核爆炸复合伤，应尽快封闭伤口和创面，变复合伤为单一放射性损伤，手术时间以初期和假愈期进行最好。

（4）放射性复合伤在手术后早期不宜下床活动，特别是极早期要安静卧床，避免体力消耗增加心肺功能负荷，且应注意保持周围环境温度在10～30℃之间。

（5）放射性烧伤，在早期切除焦痂及坏死组织，以自体皮移植，同时加强全身治疗。

（6）有放射性物质沾染的面部及其他部位伤口，可用肥皂水、生理盐水、稀释的抗生素溶液等，大量多次冲洗，早期广泛彻底清创，伤口行延期或二期缝合。

十二、颌面部异物

口腔颌面部损伤无论在和平时期还是在战争时期都可发生，损伤后一部分患者的伤口中可能残留异物，包括外来树枝、玻璃、弹片、刀具碎片等，对于牙片、骨碎片移位嵌入软组织也可认为是异物来源。由于颌面部解剖结构具有复杂性，该区域具有丰富血管和神经，加之异物的多源性，在诊断、分类、定位和治疗上存在一定的难度。在异物取出方面应综合考虑，部分异物可保守治疗，术前及术中做好准确定位是异物取出的关键。

1. 病情特点

（1）多数病因明确有外伤病史，不排除少数患者为医源性。

（2）根据异物存留时间，临床表现为局部反复肿胀、疼痛等异物反应症状；创面反复流脓形成瘘道，经久不愈。

（3）根据患者的病因及病史采用不同的辅助手段明确异物的特性。

a. 对相对表浅的异物的诊断，可通过B超明确异物的性质、大小、部位及涉及的范围，检查软、硬组织损伤的程度，了解该区域有无感染。

b. 金属异物可采用X线正、侧位片（两张片互成直角）探明，必要时可刺入标有深度的注射针头，再拍摄定位X线片，可更准确地判断异物的部位和深度；口咽部金属异物，可用吞钡检查协助定位。

c. CT检查在区别深部组织中异物的确切部位及其与周围组织之间的关系中具有重要意义，如异物位于颈部大血管附近时，应行颈动脉造影检查，以了解异物与血管的确切关系。

2. 治疗原则

（1）原则上在体内的异物均应取出。异物位置表浅，肉眼可见或能触及时，应在清创时取出。

（2）新鲜伤道虽位置较深，如异物体积较大，周围无重要神经血管，可在清创时循伤道取出或在X光透视下取出。

（3）在体内存留时间较长、位置深且涉及重要器官，临床上又无任何症状的较小异物，经评估不会产生严重后果可不予取出。

（4）伤口有急性炎症时，应在感染控制的同时取出异物。

（5）异物损伤后应常规注射破伤风抗毒素，防止破伤风发生。

十三、外伤性动脉瘤和动静脉瘘

外伤性动脉瘤及动静脉瘘在战争时期发病率明显增高，非战时此类患者多由打架斗殴等暴力事件导致，少数患者为医源性，由于检查措施针刺不当形成。该病容易漏诊而导致患者死亡。采用股动脉穿刺插管选择性动脉造影是诊断该病最有效的方式。

1. 病情特点

（1）有明确的外伤史，患者自述外伤后出现并迅速增大。

（2）外伤性动脉瘤可触及紧张的肿块，在心脏收缩期可扪及震颤，听到杂音。按压动脉近侧段，可使肿块缩小，紧张度减低，搏动停止。

（3）外伤性动静脉瘘出现的肿块不如动脉瘤紧张，收缩期和舒张期都有震颤和搏动，以收缩期明显。

（4）血管造影时，外伤性动脉瘤可显影动脉和瘤腔。动静脉瘘除动脉显影外，可见静脉和静脉窦同时显影，有时还可显示出动静脉瘘口。

（5）B超检查除可探及肿块大小外，还可对动静脉血流走行及血流量进行探测。

2. 治疗原则

（1）除颈总、颈内动脉的外伤性动脉瘤外，均可行动脉结扎和瘤体切除。对颈总、颈内动脉的动脉瘤切除后，应避免结扎血管而采取端对端吻合或血管移植法修复缺损。也可切开瘤囊，清除血块后将动脉裂口连续缝合关闭。

（2）动静脉瘘的治疗原则是手术切除瘘口，结扎静脉，修复动脉。

（3）术中血管应充分暴露，先分离显露血管的近、远心端，避免盲目钳夹止血，损伤重要神经、血管。

十四、唇部损伤

唇部是面部重要的美容结构，对美观要求较高，同时损伤后肿胀明显，诊断和治疗时应注意患者唇部解剖标记的识别。唇部受碰撞或跌伤时，皮肤侧创口小甚至无开放性创口，但口腔侧被前牙刺伤而出现较大、较深的创口。

1. 病情特点

（1）唇部损伤常表现为撕裂伤和贯通伤，贯通伤多由牙齿导致。

（2）伤口常伴有牙齿损伤，可遗留碎牙片及泥沙等异物。

（3）唇部全层裂伤时，由于口轮匝肌收缩，创口裂开极明显，易被误认为组织缺损。

2. 治疗原则

（1）缝合前须仔细清除伤口内异物。

（2）正确对位缝合口轮匝肌以恢复其完整的连续性。

（3）按唇部的解剖外形（唇系带、唇红缘、唇弓、唇峰）准确地对位缝合，尤其是皮肤与黏膜交界处。

（4）针对唇部较大的撕裂伤，为了减少创口的张力，可采用局部鼻唇沟皮瓣进行修复。

十五、舌部损伤

舌部血供丰富，断裂的舌部只要与口底软组织粘连，缝合后多能大部分或全部存活。舌体由肌肉构成，组织脆嫩。

1. 病情特点

（1）了解舌损伤情况，有无组织缺损。

（2）有无明显的活动性出血。

2. 治疗原则

（1）若舌动脉出血，应结扎血管或肌肉深层缝合止血。

（2）有舌组织缺损，采用纵向缝合，尽量保持舌的长度，以免形成舌过短，影响舌的功能。

（3）缝合时应采用较粗的丝线，穿刺点在距离创缘5 mm以上，连同部分深层组织做褥式加间断缝合，以利于消灭死腔和避免创口裂开。

（4）术后患者常有明显水肿与疼痛，可给予地塞米松及止痛药物。

十六、颊部损伤

1. 病情特点

注意检查有无组织缺损，有无腮腺导管及面神经损伤。

2. 治疗原则

（1）无组织缺损者，应将黏膜、肌肉、皮肤分层缝合。

（2）有较多皮肤缺损而无明显口腔黏膜缺损时，应严密缝合口腔黏膜做皮瓣转移或游离植皮以消灭创面。

（3）大型颊部洞穿缺损者，可将皮肤与黏膜相对缝合，愈后再做二期修复。有条件时，也可即时行远处游离皮瓣转移双层修复。

第二节　口腔颌面部软组织损伤的临床分析逻辑思维

1. 从解剖生理学角度分析患者病情

通过分析面部软组织损伤部位，确定损伤的类型、位置、界限，对于诊疗具有一定的价值和意义。颌面部软组织的正常解剖结构破坏可能导致组织移位，这也是导致患者窒息的主要因素。以舌部损伤为例，损伤部位位于口内，与牙龈、口底、腭部、颊部黏膜组织毗邻，可能合并毗邻软组织的损伤。舌部有丰富的血管，一般出血相对较多，舌部损伤可能导致肿胀及舌体后坠，病史记录时应重视。舌体由舌垂直肌、舌纵肌、舌横肌构成，肌肉损伤或缺失还可能会影响舌体运动。上述舌体组织因其结构特点均会发生相应的生理病理变化。

2. 从病理生理学观点提出病理变化和发病机制的可能性

口腔颌面部软组织损伤患者多因血管破裂导致不同程度的出血；微血管、淋巴管破裂渗出，局部炎性物质分泌增多引起肿胀；局部神经末梢暴露引起剧烈疼痛；若损伤波及面神经、舌神经等重要感觉神经易导致感觉功能和运动功能异常。

3. 考虑可能的致病因素

明确致病因素对于预估患者创伤的严重程度非常重要。口腔颌面部软组织损伤多因工伤、不当运动、交通事故和生活中的意外伤害导致，在战争时期则以火器伤为主。根据不同的损伤原因可分为：擦伤、挫伤、割裂伤、刺伤、挫裂伤等。舌部损伤以外伤、自咬出血常见，一般是由于癫痫、癔病或者是日常生活中发生的磕碰、跌倒造成的。此外，在口腔科临床治疗过程中，也存在患者配合度差或医生运用器械不当等因素引起的医源性舌部损伤。

4.分析病情的严重程度

口腔颌面部损伤由损伤部位的解剖特点决定其与循环、呼吸、消化等系统是否密切相关，在治疗过程中，常需要争分夺秒。因此，医生必须树立全局观念，权衡利弊，分清轻重缓急，急救应坚持"及时、简便、有效"的原则，首先抢救患者生命，然后进行专科治疗。注意判断患者是否伴发有其他部位的损伤和危及生命的并发症，如当患者出现呼吸困难的症状时，应立刻采取紧急措施，使患者呼吸道保持通畅；软组织损伤的同时出现咬合异常的症状应进行CT检查，确定有无颌骨骨折；出现面部麻木症状需检测三叉神经功能是否正常；出现昏迷时应考虑是否合并颅脑损伤等。在对患者进行急救时，应遵循以下顺序：解除窒息，进行止血、抗休克治疗及颅脑损伤处理。

5.做出初步诊断并鉴别

提出自己的初步诊断及依据，归纳目前患者的病情特点及发展局势，分析阳性体征，根据治疗原则及时确定合理的治疗方案。口腔颌面部软组织损伤患者多以外伤为主诉来院就诊，该类患者具有较为明显的病情特点，通过症状详细询问患者受伤时间、受伤方式、物体类型、力量大小等，同时结合全身症状，判断是否为多处伤、多发伤、复合伤，根据轻重缓急，决定救治的先后步骤，优先处理危及患者生命的损伤。对患者的初步评估及处理应遵循诊疗方案有计划地进行，通过临床思维寻找特殊症状和体征，结合辅助检查进行鉴别诊断。如咬肌区挫伤和咬肌区间隙感染的临床表现中均存在咬肌区肿胀，在问诊时，应详细询问患者有无外伤史，并检查其口内牙齿情况，结合必要的辅助检查，做出正确的诊断和鉴别诊断。

6.嘱患者做必要的进一步检查以缩小诊断范围

软组织损伤病因明确，相对其他疾病而言比较容易诊断。但不应排除患者的既往病史或系统性疾病，部分患者创伤后可能出现应激反应，在检查中可能会出现阳性体征，分析病情时应仔细排除并鉴别，避免误诊。对于局部伤情较严重的软组织损伤患者还应进行必要的全景片、B超及CT检查，判断其除软组织损伤外，是否合并有骨组织损伤、颅脑损伤、胸腹损伤或四肢损伤。据调查，口腔颌面部损伤最容易伴发颅脑损伤，行CT检查以判断患者是否合并有脑震荡、脑挫伤、颅内血肿。同时，还可根据有无脑脊液鼻漏或耳漏来判断患者有无颅底骨折。某些创伤在受伤初期其症状可能不明显，应避免漏诊。

第三节　口腔颌面部软组织损伤查房范例—— 面部软组织撕裂伤

一、患者基本病情及病例特点

典型病例一

1. 患者病史摘要

患者黄某，女，19岁，未婚，因"车祸伤致面部受伤出血6小时"入院。

患者6小时前乘坐汽车，车子不慎与侧方驶来货车相撞，致汽车玻璃破碎，患者头部撞于车身金属支架，致左侧额部受伤出血，当时患者无昏迷、呕吐等症状，后被"120"急救车送至重庆长寿某医院救治，被诊断为"车祸伤"，行头颅CT检查，未见明显异常，在当地行软组织清创缝合术，因局部伤情较重伴活动性出血，建议患者赴上级医院就诊。患者于当日下午6时左右来我院急诊科就诊，行左侧肩关节平片、胸部平片及腰椎平片检查，均未见明显异常；颌面部及全腹部CT检查示"1.左侧额部软组织缺损；2.双侧附件区囊性低密度影，考虑卵泡或囊肿"。请眼科专家会诊后，给予患者眼部急诊处理，后转至我科，以"颌面部软组织撕裂伤"收治入院。

体格检查显示患者目前精神一般，体力正常，食欲差，体重无明显变化，大便正常，排尿正常；患者左侧额部及上睑、眶外侧缘皮肤可见约4 cm×3.5 cm撕脱伤，骨面暴露，创缘不整齐，大量泥沙、玻璃残渣附着。口腔检查显示开口正常，张口度约三横指，牙列不齐，咬合关系可，口腔卫生可，口腔黏膜色红，有光泽，无充血破溃；舌体形态正常，无溃疡。双侧髁状突动度良好，关节无压痛，未扪及弹响。

入院后患者心电图及胸片未见明显异常。

2. 病例特点

（1）患者为青年女性，起病急，有明确外伤史。

（2）患者受伤后表现为左侧额部疼痛并流血不止，当时无恶心、呕吐、昏迷病史，结合CT检查结果可排除颅脑疾患；患者受伤后不伴有鼻腔、外耳道渗血、渗液症状，基本排除脑脊液耳、鼻漏。

（3）体格检查：患者颜面部左右基本对称，表情正常无面瘫。左侧额部及上睑、眶外侧缘皮肤可见约4 cm×3.5 cm撕脱伤，骨面可见，创缘不整齐，明显触压痛。初步考虑为"软组织撕裂伤",局部骨面暴露,但未扪及明显台阶感和异常动度,相关检查也未见骨折临床表现,结合颌面部三维CT基本排除颌骨骨折;患者创面有大量泥沙、玻璃残渣附着,提示创面污染较重,不排除继发感染可能。

(4)患者在急诊已行颌面部、全腹部CT检查,及胸片、左肩关节平片检查,排除因车祸导致的多发伤,患者也未述其他部位明显不适,诊断较明确。

3. 初步诊断

左侧面部软组织撕裂伤。

典型病例二

1. 患者病史摘要

患者王某,男,22岁,未婚,因"气枪失控致枪弹击中颏下受伤约9小时"入院。

患者9小时前因气枪失控致枪弹击中颏下,当即感颏部明显疼痛伴出血,并感右上肢麻木,运动受限,当时无呼吸、吞咽困难及头晕、头疼等特殊不适。患者被急送至贵州某医院就诊,行X线检查,颈根部锁骨上约1 cm处可见一高密度影,诊断为"枪弹伤",因异物位置较深、手术风险较高转至我院就诊,急诊收入我科住院。

体格检查结果提示,患者目前精神尚可,体力正常,食欲一般,睡眠可,体重无明显变化,大便正常,排尿正常;颜面部对称无畸形,表情正常无面瘫,颏下可见一直达骨面的弹道,探及骨质,未见明显缺损,表面皮肤可见约0.5 cm×0.5 cm枪弹孔,创缘不规则,创周皮肤轻度发暗,未见明显渗血、渗液。口腔检查结果显示,张口正常,张口度约三横指,牙列不齐,咬合关系可,口腔卫生可,口腔黏膜色红,有光泽,无充血破溃;舌体形态正常,无溃疡。双侧髁状突动度良好,关节无压痛,未闻及弹响。

入院后完善相关检查,血常规检查结果正常,心电图及胸片未见明显异常。

2. 病例特点

(1)患者为青年男性,病程短,外伤史明确。

(2)患者因气枪失控被击中颏下,伴有明显疼痛及出血症状,考虑为"火器伤",致伤物为单发气枪,病因明确,可见伤道,患者当时无呼吸、吞咽困难及头晕、头疼等症状,基本排除颅脑损伤。

(3)患者感右上肢麻木,一般活动可,上举运动受限,表现为副神经损伤症状。体格检查发现患者右上肢肌力稍差,自主活动尚可,表现为副神经损伤症状。颏下可见约0.5 cm×0.5 cm枪弹孔,未见明显出血,也未见弹孔出口,考虑为"盲管伤"。

(4)辅助检查X线片提示:颈根部锁骨上约1 cm可见一约1 cm×0.5 cm大小的不规则异物,而入口位于颏下,骨面暴露,弹道学分析不排除子弹入体后经下颌骨向颈部反弹，子弹速率下降，最终滞留于颈根部，副神经经胸锁乳突肌深面继续向外下斜行进入斜方肌，其间可以导致副神经受伤。

3.初步诊断

（1）右侧颌面颈部枪弹伤。

（2）右颈部异物滞留。

二、查房讨论精要

1.讨论环节一：病史收集

颌面部创伤患者多为急诊入院，除有威胁患者生命的严重伤情须立即采取措施抢救以外，若情况许可，首先应尽可能地收集患者详细准确的伤史，包括受伤时间、伤因、致伤方式、暴力大小和方向以及受伤部位等，还应了解患者伤后有哪些自觉症状，如有无昏迷、呕吐，是否出血，若有估计出血量，有无胸腹部不适或疼痛，四肢及躯干活动是否自如等。询问了解上述伤情，对掌握病情，进行全面检查，制定合理的治疗方案，具有重要的参考意义。

收集患者病史时，除一般的主诉、现病史、过去史等常规内容以外，还应重点了解颌面部创伤患者的下述内容以明确伤情：①受伤时间和致伤原因。如受伤时间距就诊时间愈长，伤口感染的概率越大，离体组织再植成功概率越小；需注意面部烧伤患者是否合并有上呼吸道烧伤。子弹伤，由于速度较快，多致贯通伤；而弹片伤则常形成盲管伤，异物存留的机会大，可为单纯的软组织伤或合并骨组织创伤，常涉及颅脑及颈部邻近组织，其中病例二就表现为盲管伤；而车祸伤容易导致颌面部组织大面积撕脱，譬如病例一专科检查可见"4 cm×3.5 cm撕脱伤，骨面可见，创缘不整齐，明显触压痛"。②致伤物致伤的方向、距离、速度和部位。致伤物小，致伤速度快，软组织创伤范围小，骨组织可呈洞穿性骨折；面部窦腔多，大而重的致伤物造成软组织严重挫裂伤和复杂性开放骨折，面中部创伤约20%伴有颅脑创伤，而面下部仅有3%合并颅脑疾患。③伤后主要症状。伤后出现的症状，是诊断的重要线索。有无呼吸困难是决定是否需采取紧急措施的主要依据；咬合的变化成为颌骨骨折的主要症状；面部表情异常是面神经受损的主要表现。而病例二中患者出现右上肢麻木，一般活动可，上举运动受限，这是副神经受损的主要表现。颧骨骨折患者出现昏迷，常与颅脑创伤有关；而伤后曾有清醒期后再次昏迷，则多说明颅内有血肿。

对口腔颌面部创伤患者必须快速而全面地进行体格检查，以便医生作出是否有颅脑、胸、腹、脊柱和四肢重要合并创伤的估计。患者的初步评估及处理应遵循"A（Airway气道管理）B（Breathing呼吸管理）C（Circulation循环管理）D（Disability神经功能评估）"的原则有计划地进行。在对患者进行检查和评估的同时应确保其呼吸道畅通，有足够的肺部换气，可维持或恢复正常血循环，同时注意评估患者整体神经系统状况。某些创伤患者在受伤初期其症状可能不明显，为避免漏诊，简易的诊断步骤如血常规检查、尿液分析、颈椎侧位和胸部正位的放射线影像检查可在检查时即刻进行。

问：哪些伤情容易导致呼吸道阻塞？

昏迷患者的血性分泌物、涎液、骨碎片、碎断脱落的牙齿、呕吐物以及其他异物容易被吸入喉头或气管进入呼吸道导致阻塞。下颌骨骨折、口底严重创伤患者容易舌后坠堵塞呼吸道。上颌骨 Le Fort 骨折患者由于骨折断端下坠容易引起堵塞。口底、舌根、咽、喉部位水肿或血肿的患者容易因组织肿胀引起呼吸道闭塞。

问：简述颌面部创伤的基本特点。

颌面部创伤的主要特点包括以下内容：

（1）血液循环丰富，局部抗感染力强。初期清创缝合的时间可根据病情延长至 48～72 小时，且应尽量保留创缘周围较多的组织。另一方面，由于血运丰富，受伤后大量出血可引起出血性休克。

（2）易发生咀嚼、吞咽、语言等功能障碍和窒息。口腔颌面部是消化道和呼吸道的起始部，受伤后可出现咀嚼、吞咽、语言等功能障碍，同时可因组织移位、血肿、肿胀、血凝块和分泌物等阻塞呼吸道造成窒息。

（3）窦腔多，易感染。有许多窦腔如口腔、鼻腔、眼眶、副鼻窦等，当创伤与这些腔窦相通时，易发生感染。

（4）常合并颅脑损伤。口腔颌面部与颅脑紧密相连，严重的颌面部损伤常合并颅脑损伤，如脑挫伤、颅内血肿和颅骨骨折等。当颅底骨折时，脑脊液可从鼻腔或外耳道漏出。

（5）牙齿咬合关系错乱。当颌骨骨折发生移位时，常引起牙齿咬合关系错乱，此点常可作为颌骨骨折诊断的重要依据。咬合关系恢复正常，是治疗颌骨骨折的客观指标。

（6）发生神经支配区功能障碍。口腔颌面部有丰富的感觉神经和运动神经，如当神经损伤时，可表现出该神经支配区域的功能障碍。

（7）涎腺损伤时，可发生涎漏及导管损伤。

（8）发生火器伤时，口腔内牙齿可因高速子弹或弹片的打击发生脱位、损坏，成为"二次弹片"，同时金属弹片及其他异物也可遗留在伤口内，因此，在检查治疗时应认真仔细。

2.讨论环节二：疾病的紧急救治与伤情评估

人体是统一的整体，任何局部损害都不是孤立的，人体的每一处创伤都可以引起性质不同和轻重不一的全身反应。发生口腔颌面部创伤的同时，也可伴有其他部位的创伤。因此，在口腔颌面部创伤的救治与伤情评估中，一定要有整体观念，以免延误患者的抢救工作。

在对患者进行诊断时应注意以下几个方面的问题：①除颌面部创伤外，是否还有其他部位的创伤；应重点对复合伤、多发伤及多处伤的概念进行区别。②患者除颌面部创伤外，是否还有其他影响创伤救治的系统性疾病，在诊断时应作为次要诊断列出。③部分异常指标应仔细分析病因，如分析患者血糖异常是由创伤产生的应激反应还是由糖尿病导致，必要时做进一步检查以明确诊断，避免误诊。④要全面认识创伤导致的失血性休克。⑤患者的病史和体征都能反映出血管内容量不足和肾上腺能的补偿性反应，值得注意的是血红蛋白检查结果并不是诊断的主要依据，早期患者可通过代偿机制，包括血容量减少、毛细血管收缩等方式导致术前血红蛋白检查结果无明显异常，一旦进行手术，由于麻醉药品的刺激，患者的血红蛋白明显下降。这类患者可通过心率变化（心动过速）、尿量变化、血压变化及体征进行综合考虑。此外，颌面部创伤的严重程度可参照相关标准进行客观评估，而战争创伤患者一般以伤票的形式出现。

在早期的诊断处置过程中应避免以下问题：①重症口腔颌面部创伤可因肿胀和出血导致延迟性气道阻塞，患者应行早期气管插管或在心电监护下密切观察；广泛面部损伤患者进行气管插管时，应提前做好环甲膜切开准备，否则插管失败将危及患者生命。②在探查患者伤情时应明确牙缺失情况，一旦遗漏，缺失的牙齿可能进入支气管导致肺脓肿形成；对于重症面部损伤患者，特别是昏迷、中毒及其他无法配合体检的患者，其脑神经的损伤程度当前难以检测，可在后期进行再次评估。③颌面部有很多涉及视觉、嗅觉、味觉及听觉的重要组织结构。此外，还有很多与容貌息息相关的组织结构，它们的保留对患者的容貌和心理十分重要，早期外科处理不仅可以恢复患者的正常面容，也可以预防创口感染和促进愈合。④应及时对颌面部创伤患者局部创口进行清创。创伤初期，细菌尚未大量繁殖，此时细菌多停留在创伤组织的表面，通过机械冲洗和清创易被消除，此外，颌面部血运相对丰富，有利于抗感染和创面愈合，此时可按无菌创口处理原则争取作整齐而严密的对位缝合。

进行外科处理时应特别注意以下内容：①创面边缘修整应谨慎，软骨组织应尽量保留，采用美容线关闭炎症不明显的伤口创面，累及面部细微结构，如眼睑的复杂撕裂伤应请专科医生进行修复。②切忌盲目钳夹出血点，钳夹某些出血点不仅无法有效止血，还可能导致神经及毗邻组织结构损伤。

问：简述多发伤、复合伤及多处伤的区别。

多发伤指除口腔颌面部损伤以外，还有颅脑伤、胸腹伤或四肢伤等其他部位伤口；

复合伤指有两种以上原因导致的损伤，如撞击伤与火器伤，坠落伤与烧伤等并存的情况；多处伤指一个解剖部位有多个损伤，如颌面部多个部位损伤，下颌骨两处以上骨折，全面部骨折等。

问：如何根据患者的基本病情判断其呼吸道是否通畅？

当呼吸道出现梗阻时，患者呼吸浅而快，鼻翼扇动，吸气时间长，呼气时间短，甚至感觉到有呼气时停顿，烦躁不安、出汗，继而口唇发绀，出现"吸气三凹征"即吸气时锁骨上窝、胸骨上窝、肋间隙凹陷，听诊有哮鸣音。如继续发展，可出现血压下降，瞳孔散大，呼吸停止，最终死亡。

3. 讨论环节三：疾病的诊疗模式

口腔颌面外伤的救治原则有其特殊性，对于入院患者的救治，首先根据初步检查迅速作出致命伤伤情诊断，并立即对如危及患者生命的通气功能不足、循环功能不足等情况采取相应措施紧急处理。当患者转危为安后，应通过病史询问分析得出其受伤机制，了解伤后出现的症状和现场处理方式。为了正确评估病情，应按照"ABCD"原则进行有计划地实施，诊疗顺序依次为"解除窒息—止血—抗休克治疗—颅脑损伤处理"，上述步骤也可同时进行。前述病例一，损伤由车祸导致，应详细询问病史，其间出现头晕、头痛、恶心、呕吐及昏迷病史都可能提示颅脑损伤的可能。在抢救过程中，一定遵循整体与局部兼顾的原则，争分夺秒，紧急抢救，使患者转危为安，对于伴有多处伤的患者要注意排查重要脏器的损伤，部分患者后期出现腹部剧烈疼痛要排查脾包膜下破裂出血的可能。

在对颌面部创伤患者着重抢救生命和恢复功能时，往往会忽视面部外形的恢复。颌面部组织皮肤较薄，富有弹性，皮下疏松结缔组织含有表情肌，局部解剖组织精细，缝合时对各解剖层次的对位要求较高，提倡尽量达到无创缝合。缝合应采用分层缝合，严密缝合皮下及皮内组织，彻底消灭细小空腔，严格对位各层组织，使用无创伤缝线或医用生物胶实现表皮固定，缝合时充分考虑减张及对位，尽量不对皮肤产生切割及压迫，重要组织器官的缝合，如唇部缝合应注意唇红缘、人中嵴等解剖标记的对位缝合，舌体应采用纵向缝合以避免舌体歪斜。

问：颌面部创伤患者初期救治应注意哪些问题？

应在最短时间内对患者的全身状况作出迅速、准确的判断，发现并及时处理危及生命的严重创伤，在救治过程中应注意保护颈椎。救治颌面部创伤患者，首要问题是解除呼吸道梗阻，其为颌面部创伤的常见症状，也是危及患者生命的首要原因；其次应进行抗休克和止血，为转运和进一步救治创造更好的条件；最后急救的同时谨记伴发颅脑损伤患者的病情观察，应严密观察伤情较重的患者的神志、脉搏、呼吸、血压及瞳孔的变化，有脑脊液漏者，禁止行鼻腔和外耳道的填塞与冲洗，以免引起颅内感染。

问：牙齿对颌面部创伤修复有何影响？

颌面部创伤常伴有牙齿损伤，主要影响包括以下几种：①脱落的牙齿可能进入呼吸道，影响呼吸道通畅甚至造成窒息；②折断的牙断片可造成"二次弹片伤"，同时牙齿上的牙结石和细菌进入深部组织，引起间隙感染；③位于颌骨骨折线上的牙齿移位后影响骨折解剖复位，龋坏牙齿还可导致骨创感染；④牙列的移位或咬合关系紊乱可作为颌骨骨折的主要诊断指征；⑤进行牙槽骨或颌骨骨折处理时，牙齿可作为颌间固定和牵引的基牙用于治疗；⑥恢复正常的咬合关系是治疗颌骨骨折的重要标准。

三、临床教学查房总结

本次临床教学查房的目的在于让医学生了解颌面部创伤的急救处理原则、伤情评估和诊疗措施。口腔颌面部是人体的暴露部分，极易受损伤，尤其是战争时期颌面颈部损伤占全身损伤的20%。颌面部损伤的原因有很多，战争时期多为火器伤，非战时多为交通事故伤和工伤。本次临床教学查房分别介绍了火器伤（枪弹伤）和非火器伤（车祸伤）。在对颌面部创伤进行临床思维分析时，首先要正确地认识人体是统一的整体。在救治过程中必须做全系统的检查，分清轻重缓急，首先抢救患者生命，然后进行专科救治，以免延误时机，造成严重后果。口腔颌面部的多处伤、多发伤以及不同致伤因素造成的复合伤常使伤情变化复杂，在处理时应加以区别对待，注意坚持整体原则。病史收集时应充分了解致伤原因、作用方向、作用部位、出血程度、有无呼吸困难等，优先保障患者生命体征平稳、气道通畅，必要时紧急行气管切开，然后解决出血及休克问题，排除颅脑隐患，在多发伤存在时，先行颅脑、胸腹损伤救治，待病情稳定后再处理颌面、四肢部位的损伤。颌面部涉及面部美观及语言、咀嚼、吞咽功能，救治时按照不同组织器官的清创缝合原则执行。

在知识点掌握上，面部软组织损伤在日常生活中十分常见，损伤的类型包括擦伤、挫裂伤、咬伤、撕脱伤、烧伤等，重症软组织损伤主要出现于车祸伤和战争创伤，其中战争创伤以爆震伤和枪弹伤为主。颌面部有很多涉及视觉、嗅觉、味觉及听觉的重要组织结构。颌面部软组织损伤有时会累及颅骨、牙齿、神经、腮腺导管、眼睛等，导致重要组织器官功能异常。此外，很多面部标志点与容貌息息相关，它们的保留对患者容貌和心理有十分重要的意义。容貌的损毁和颌面部畸形会严重影响患者的生活质量。只要口腔颌面部损伤患者全身情况允许，就应通过早期检查和修复避免这些结构损伤而导致的破坏性残疾，即应尽早对局部创口进行早期外科清创处理。清创术是预防创口感染和促进愈合的基本方法，包括创面清洁、创缘修整及无张力缝合等。

战争创伤除具有火器伤共性，如创面污染、组织挫伤和震荡伤外，又因患者的创伤弹道、解剖结构、损伤器官不同而具有个体差异。目前，颌面部战争创伤更有广泛性、复杂性和不均一性的特性。因此，该类患者在病史收集时应着重对其致伤机理进行了解，这也是做好伤情评估和初期救治工作，处置重症软组织损伤患者的工作重点。"及时、有效、简便"是救治颌面部创伤患者的三大原则。应充分观察该类患者的气道，颌面部位于呼吸道的起始端，且颌面部血运丰富，严重出血导致血液进入口腔并阻塞气道，特别是当患者伴有因头部损伤或中毒导致的反应迟钝时极易发生阻塞性窒息。因此，重症软组织损伤患者首先应考虑进行气道开放或建立人工气道，以保持患者呼吸道的通畅，医学生必须掌握常规的诊疗技术环甲膜切开和气管切开技术。在大出血的情况下，患者血液、分泌物、牙齿碎片异物必须及时清除，以免其被吸入造成气道阻塞。

第四节　研究前沿与思政教育

一、颌面部创伤重症的时效性研究

口腔颌面部创伤伤情复杂、受伤严重程度不同，常常累及颅脑和呼吸道，危及患者生命。近年来，在适当的地点和适当的时机，采用适当的措施以获得最佳的疗效已成为专家的共识。但针对口腔颌面部创伤仍未形成一整套较为有效的救治原则和方法，对颌面部创伤重症的时效性研究仍不够重视。目前颌面部创伤重症的时效性研究主要集中于创伤后时间影响伤情和预后的特性研究，尤其是严重创伤后，更具有明显的时间敏感性，其创伤病理表现随时间发生明显变化，故创伤又被称为"有明显时效性的全身性疾病"。在救治患者的过程中，在一定的时机采取救治措施，救治效果明显；失去了救治时机，救治效果明显下降甚至无法挽救患者生命。患者的生命和救治效果在很大程度上取决于救治的时机及时效救治。根据时效救治基本理论，时效救治研究主要涉及三个基本要素：时间、措施、效果。其中，时间要素包括持续时间、时机、时序；措施包括方法、策略和操作技术；效果包括创伤结局、病情转归、预后等。时效救治技术的真正核心精髓是分清轻重缓急，这也是野战外科的技术核心内容。时效救治研究的基础是病理类型或病理时程。基于病理的临床伤情轻重和救治需求就是判断和评估救治时间、时机、时序的基本标准。具体落实到战伤救治技术时效性研究，最基本的挑战是在数分钟到数小时至关重要的黄金时段内，如何有效处置有生命危险、有伤残可能和伤情不明的患者。

对于创伤的伤情评估首先应制定并优化伤情及手术风险评估标准，建立并规范颌面部战争创伤急救方案，特别是对颌面爆震伤进行全面、系统的分析。通过部分现代化技术手段，颌面部可应用锥形束CT等技术提高评估有效性。在颌面部创伤重症治疗时，应根据颌面部伤情特点及病理生理变化情况，明确患者伤型、伤势与现场急救、初期救治、紧急后送、后方救治分期处置措施及手术风险评估。明确出现窒息、出血、休克、颅脑症状、感染、神经及涎腺异常、咬合紊乱、组织器官缺失等相关合并症患者的措施处置与时效干预时机和时序。时效救治技术的应用包括具有明显时效特点的战争伤救治措施、方法和策略。战争伤救治的很多常用有效方法往往具有明显的时限性，或称为技术的时间属性明显，时间敏感性强，如旋压式止血带技术。

二、思政案例——人物简介

1. 口腔颌面外科专家王翰章教授

王翰章（1919.05—2017.09），中国口腔颌面外科学的创建人之一、先驱和开拓者。

在早期追随中国整形外科之父宋儒耀以及口腔颌面外科鼻祖夏良才的岁月里，王翰章积累了大量颌面外科的临床技术与经验，再加上多次的进修学习，这些都为他奠定了坚实的基础，也带领他从口腔外科走到了口腔颌面外科。

朝鲜战争时期，王翰章跟随宋儒耀教授一同前往前线参与战争伤救治。在当时，颌面外科病房一般不允许外人进入。因伤员多被毁容，而由毁容造成的心理压力，极难解脱。有一位严重烧伤毁容的战士，在卫生间的玻璃上看到自己的模样后跳下楼，在一片惊叫声中结束了自己的生命。这件事给了王翰章极大的震撼，也让他意识到，除了治好患者身体上的疾病，帮助治愈患者的伤后心理同样重要。在此后的行医生涯中，王翰章总是以人为本，在保护患者心理健康的基础上展开救治，让患者的精神和肉体得到同步治愈。

20世纪50年代末期，王翰章将三角瓣法唇裂手术改进发展为矩瓣法、下三角瓣法，到60年代又改进为三角瓣旋转推进法等，为唇腭裂治疗技术积累了大量临床经验，成为中国唇腭裂治疗的领军人物。20世纪80年代初，伴随着改革开放，经济得到发展，为了适应就诊患者的需求，华西口腔诊疗业务范围不断拓宽，对口腔颌面外科进行了亚专业细分，王翰章参与了整个细分过程及决策，提出并坚持细分深耕的观点，开创的"华西模式"得到国内外口腔界的认同和效法。1986年，王翰章被世界牙科学最高荣誉机构——国际牙医生学院授予"牙医生学院院士"，这是国际牙医学界对王翰章事业成就与学术地位的肯定。

退休后的王翰章仍始终关注着口腔颌面外科的发展，经常参加各类学术会议。他曾在1996—2004年担任中华口腔医学会顾问，为学科发展的重大问题出谋划策，提出了建设性的意见。年过90岁的王翰章，还为本科生开设"口腔素描学"课程。在近2个小时的授课中，他一直笔挺地站立着。学生们求知若渴的眼神，也让这位老人倍感欣慰，讲起课来神采飞扬，丝毫不显倦意。

2. 思政分析

从王翰章一生为医学、为人民群众、为祖国奉献的感人事迹中，我们学习到医者的爱国情怀和无私奉献精神。他对患者有同情心，对工作有责任心，对同事有团结心，对事业有进取心，充分体现了王翰章对人民、对祖国的热爱。

"做医生是我幼年时的梦想，我一直认为医生是高尚的职业。从1949年我成为一名医生起，到80岁时我仍站在手术台上。几十年来，我不仅把医生当成一种职业，更多的是把它当成一种信念，为患者解除病痛是一件让我由衷感到快乐和充实的事情。"这淳朴的话语完美地诠释了王翰章的一生。

作为新时代的颌面外科医生，我们应向老前辈看齐，传承以人为本的精神，秉持高尚的道德情操，为祖国的医学事业奋斗终生。正如特鲁多的铭文："有时，去治愈；常常，去帮助；总是，去安慰。"这段铭文越过时空，久久地流传在人间，至今仍熠熠闪光。

三、思政案例——感人事迹

1. 创伤的急救处理

平日里穿着手术服的医生，此时此刻，却换上了扫雷防护服、头盔、面罩，走进了手术室。这是一台患者与医生会随时发生危险的手术！

据患者工友介绍，担任爆破任务的患者在进行爆破作业时，一场突如其来的爆炸将他掀翻在地，工友们赶紧将他送到了当地医院进行治疗。由于伤情并不是很严重，爆炸仅造成了患者全身的软组织挫伤，因此医生仅对他进行了简单的清创缝合。

事后，在工友们清点未爆炸的雷管时却发现少了一根雷管！

两天后，患者逐渐感觉到大腿内侧不舒服，在照射X线后，医生和患者都惊讶地发现消失的一根雷管竟藏在了他的大腿之中！医患双方都震惊了，鉴于当地医疗水平有限，他被转运至陆军特色医学中心。

此时只要有超过4伏的电压差影响，雷管就会发生爆炸！

陆军特色医学中心的创伤专家们很棘手，不仅要严格限制患者接触到一切可能会产生静电的设备及装置，术中也不能使用心电图和CT等仪器，而且所有手术器械也都要用绝缘的塑料套包上，此外手术中还不能使用电刀。

经过数十分钟的手术，雷管被完整取出，手术顺利地完成。

2. 思政分析

面对严苛的手术要求，陆军特色医学中心的教授为我们展示了过硬的心理素质。对于这种高危的外科手术，专家们想方设法地为患者创造最安全的手术条件。这也要求我们在有过硬的基础知识和临床技能后，面对一些突发的紧急情况，不仅不能慌张，还要有思路、有方法地去解决相应的问题。

医生这个职业不仅工作繁重，责任也重大。"健康所系，性命相托"，这是每一位医学生都会宣誓的《医学生誓言》。医生就是如此谨慎，上了手术台，当患者把希望都寄托于你身上时，你会感受到成倍的压力，但是，当手术顺利完成的那一刹那，你又能如释重负，心中有着巨大的成就感。既然我们选择了医生这个职业，为何不把它当作自己的人生依托呢？

（聂　鑫）

第七章
颌面部硬组织损伤

第一节　基本知识点

颌面部硬组织损伤主要表现为颌骨骨折，广义上也包括牙齿挫伤、脱位与折断。在颌面部硬组织创伤中，由于下颌骨为头部唯一能活动的骨骼，体积较大，因此骨折的概率最高；其次为上颌骨与颧骨、颧弓骨折。在研究颌面部硬组织损伤的病因时，除直接外力造成着力点部位的骨折外，还应重视传递性外力的影响，该类损伤常见于下颌髁状突骨折。由于病变远离着力部位，局部浅表软组织多无损伤，容易被漏诊而延误治疗。颌骨骨折一般按照解剖部位进行分类，需要注意的是，累及部位包括上、下颌骨的两块或两块以上的颌面骨折又称为全面部骨折，由于正常的咬合关系完全丧失，所以治疗相对比较困难。进行临床教学查房讨论时，我们根据骨折后时间的长短，将骨折分为新鲜骨折和陈旧性骨折。两种骨折在治疗模式上存在一定的差异，陈旧性骨折一般指骨折已超过3周，骨折已纤维愈合，这类骨折通过手法已不能复位，常需手术切开，重新切断纤维连接，方能复位。更多的晚期已骨性错位愈合的患者，其手术的目的在于恢复正常的咬合关系，而面部畸形不再局限于解剖复位，更多采用正颌外科或骨移植手段来实现。

一、牙槽骨骨折

牙槽骨没有强大的咀嚼肌附着，骨质较疏松，血运较好，损伤后愈合较快。

1.病情特点

（1）牙槽骨骨折以上颌前部较多见，也可上、下颌同时发生。

（2）摇动个别牙可见整块骨块上的牙有伴随移动，若有骨折块错位可导致咬合异常，牙齿移动可导致早接触。

（3）患者多有牙龈撕裂、出血与肿胀等症状。

（4）X线片可明确骨折部位。

2.治疗原则

（1）恢复正常的咬合关系，在局麻下将牙槽骨复位。

（2）用金属丝或牙弓夹板做复位固定，或根据情况做颌间固定，固定时间为4周左右。

（3）缝合撕裂的牙龈。

二、下颌骨骨折

下颌骨骨折时除会发生一般外伤骨折所具有的软组织肿胀、疼痛、出血和功能障碍等症状和体征外，还会由于下颌骨的解剖生理特点出现一些特殊的临床表现。其中受伤部位、外力性质、打击的方向不同可导致患者骨折断端移位方向、伤后体征也不尽相同。骨折按类型可分完全性与不完全性骨折、开放性与非开放性骨折、多发性骨折、粉碎性骨折等。

1. 病情特点

（1）骨折段移位及咬合错乱：颏部中线或下颌角部骨折时，骨折段常无明显移位，咬合关系可无变化；双侧下颌骨颏孔区骨折时，可因骨段向后下移位，使舌后坠而引起呼吸困难；双侧髁状突骨折时，可表现为双侧下颌升支向上移位，磨牙区早接触，前牙开𬌗；单侧髁状突骨折时，下颌中线向患侧偏斜，前牙及健侧牙开𬌗。

（2）出血、皮下淤血或血肿：下颌骨骨折时可导致下齿槽血管破裂，骨折处牙龈及黏膜撕裂；并可伴发牙折、牙挫伤、牙脱位或牙缺失。

（3）有张口受限、疼痛、下唇麻木等症状。

（4）骨折部位异常动度，患者开口时受咀嚼肌牵拉影响表现为分段式不协调异常动度。扣诊骨折断端有摩擦音或有台阶感。

（5）髁状突骨折时，外耳道前部肿胀、疼痛，可伴有外耳道出血。

（6）X线片可进一步明确骨折部位及骨折类型。

2. 治疗原则

下颌骨骨折的治疗原则为解剖复位，坚强内固定，恢复正常咬合关系，维持外形和功能协调统一，预防感染。

（1）目前骨折的治疗以坚强内固定为主，下颌骨骨折常采用小型钛板固定，粉碎性骨折可结合重建钛板。

（2）无明显移位的简单骨折，可用钢丝进行"8"字结扎，还可进行平行结扎、单颌金属牙弓夹板结扎、EB复合树脂粘接固定或颅颌弹性绷带固定。颌间弹性牵引复位固定是最常用的一种基本方法，可与坚强内固定相结合。

（3）在颌间弹性牵引期间应经常检查牵引力的方向和咬合关系，及时调整。应维持固定6周，如与坚强内固定相结合，建议维持固定1周。颌间固定期满，应先去除颌间固定，观察2~3天，无𬌗关系改变时再拆除牙弓夹板。

（4）骨折线上的牙，若无根尖周病变，且不影响骨折复位时，应予以保留。

（5）混合牙列的儿童，其在恒牙萌出过程中，能自行调整咬合关系，骨折复位要求可不必如成人一样严格，采用金属钛板固定可能影响后续发育，建议使用可吸收材料。

（6）使用骨内固定器械时，应注意避免损伤下齿槽神经、血管及牙根，小儿患者应注意保护牙胚。

（7）髁状突骨折一般采用保守治疗，即颌间弹性牵引治疗。当保守治疗不能复位，且张闭口受限时，应采取手术复位内固定。手术复位困难者，也可摘除髁状突。

三、上颌骨骨折

上颌骨是面中部最大的骨骼，参与鼻、眶、腭等的构成。上颌骨受暴力作用发生骨折，也常累及相邻的鼻骨、颧骨等同时发生骨折且并发颅脑损伤。

1. 病情特点

（1）常并发颅脑损伤：检查时应注意患者有无昏迷、喷射状呕吐、头痛、脑脊液鼻漏、耳漏，及呼吸、脉搏、血压和瞳孔有何变化。

（2）骨折段移位：上颌骨骨折段的移位取决于骨折的类型、外力的大小、外力的方向和颌骨本身的重量。翼内、外肌常将骨折段向后、向下牵拉。外伤后可出现面中1/3变长，面中部凹陷。检查时摇动上前牙，骨折段可随之活动。

（3）咬合错乱：骨折段常向后、向下方移位，造成后牙早接触而前牙呈开𬌗状。若只有一侧上颌骨骨折时，则患侧牙早接触，健侧牙呈开𬌗状。

（4）出血、肿胀、瘀斑：由于牙龈、鼻腔黏膜、上颌窦黏膜、眼结膜等组织随骨折撕裂，会造成局部肿胀、出血、瘀斑。特别是眼睑、结膜部最明显，会较早地出现"眼镜"状淤血。

（5）眶底骨折移位时，可出现复视、瞳孔散大、左右眼球运动不协调，严重者可失明。

（6）伴有眶下神经损伤时，可出现眶下区皮肤感觉麻木。

（7）因上颌骨骨折常波及含有空气的窦腔，故损伤后偶尔会引起皮下气肿。

（8）X线片可明确诊断；CT扫描可协助排除和诊断脑水肿、颅内血肿等。

2. 治疗原则

上颌骨与颅底毗邻，20%的上颌骨骨折患者伴有颅底损伤，治疗时医生要兼顾局部与整体的观念。

（1）伴有休克、颅脑损伤及全身其他系统严重损伤的患者应及时救治处理，如患者同时伴有上颌骨骨折移位致呼吸困难时，可做简单的复位固定。

（2）颌骨骨折治疗黄金期为伤后7~14天，超过21天则为陈旧性骨折，一旦发生错位愈合，则会给以后的手术带来不少困难。

（3）若是早期单纯性骨折，骨折处未发生纤维性愈合，可在局麻下，用手推、拉，即可将移位骨折段回复至正常位置，再行颌间牵引及颅颌固定。

（4）目前治疗以解剖复位内固定为主，术中采用小型钛板进行固定，若骨折较重可采用重建钛板以恢复牙弓的连续性，缺损较多可采用植骨。

（5）伴有眶底骨折和眼球移位时，可行眶底骨折复位，眶底采用生物材料或眶底钛板进行重建。

（6）同时伴有上、下颌骨骨折时，应先对下颌骨进行复位固定，再根据正常的𬌗关系进行上颌骨的复位固定。

四、颧骨/颧弓骨折

颧骨、颧弓是形成面容弧度的主要骨支撑结构，分别与额骨、颞骨、蝶骨大翼和上颌骨相连接，参与眶壁、颞凹、眶底和上颌窦的组成。颧骨、颧弓骨折移位主要取决于打击力量的方向和强度。通常来自侧方垂直力量的撞击，颧弓可发生典型的"M"形塌陷骨折。

1. 病情特点

（1）由于外力的方向及肌肉的牵拉，颧骨、颧弓骨折常表现为向内下方向移位，局部有明显的塌陷畸形。若骨折移位较小时，就诊时局部肿胀，塌陷可不明显。

（2）骨折移位压迫颞肌和阻碍喙突运动，常造成张口受限和疼痛。

（3）颧骨骨折和移位，可使眼球发生移位及使下直肌陷入骨缝中，可出现复视及眼球运动受限。

（4）眶周皮下、眼睑及结膜下，可呈出血性瘀斑。

（5）颧骨骨折，可损伤上颌窦壁，发生鼻腔出血。

（6）当颧骨骨折损伤眶下神经、颧面及颧颞神经时，可出现麻木感，也可损伤面神经，发生眼睑闭合不全。

（7）触诊时可出现骨移动感、眶下缘台阶感及口内颧喙间隙变小等。

（8）X线片（鼻颏位及颧弓位）可进一步明确骨折及移位情况。

2. 治疗原则

（1）颧骨或颧弓骨折导致功能障碍者，都应行手术复位；若无功能障碍，且骨折移位不明显，畸形不严重者，可不行手术治疗。

（2）颧骨、颧弓骨折复位方式较多，目前多采用解剖复位内固定术，术中应避免面神经损伤。

（3）陈旧性颧骨、颧弓骨折导致无功能障碍，但有较明显的塌陷畸形者，治疗目的在于恢复其高度和外形，可采用植骨或生物材料修复外形。

五、鼻骨骨折

1. 病情特点

（1）鼻梁塌陷、扁平或弯曲畸形。

（2）鼻根部与双侧眼睑内侧肿胀或皮下淤血。

（3）触诊可有骨折移动感或骨摩擦音。

（4）鼻腔检查可见鼻中隔移位，鼻腔黏膜撕裂及出血。

（5）X线片（鼻骨正侧位片）显示骨折线及移位情况。

2. 治疗原则

（1）单纯性非移位骨折，鼻外形无改变者，可不需整复。

（2）鼻腔黏膜用1%地卡因表面麻醉或2%利多卡因进行局部浸润麻醉。

（3）向侧方移位的鼻骨骨折，可用鼻外复位法，即用双手拇指压迫突起的骨折片使其复位。

（4）向内塌陷移位的鼻骨骨折，可用前端裹以凡士林纱布的直血管钳或直骨膜剥离器，从鼻孔放入，将骨折片向前外方推动，用另一手的拇指和食指在外侧辅助复位。

（5）鼻内用碘仿纱条填塞，鼻外用印模胶、纱布卷等固定保护。

（6）当鼻骨骨折发生严重的鼻出血，而前鼻腔填塞法不能止血时，应采用后鼻孔填塞法止血。

（7）有脑脊液鼻漏的患者，不能做鼻腔填塞，且需用抗生素预防颅内感染。

第二节　颌面部硬组织损伤的临床分析逻辑思维

1. 从解剖生理学角度分析患者病情

颌面部颌骨的解剖特点决定了颌骨损伤的易发部位、移位方向和损伤类型等。如下颌骨位置突出且存在薄弱部位（正中联合部、颏孔区、下颌角区、髁状突颈部），易遭受外力导致骨折。同时，下颌骨有强有力的升颌肌群、降颌肌群附着，发生骨折时，易导致骨折块移位，进而引起咬合错乱。上颌骨位于面中部，与周围诸骨毗邻，参与构成鼻腔外侧壁、部分眼眶、口腔顶部，损伤时可伴有其他部位骨折而形成鼻眶筛骨折和颧骨/颧弓复合体骨折，影响眼、鼻、咬合、容貌，严重时伴有颅脑损伤。上颌骨与周围骨之间通过骨缝构成三大垂直支柱，可以较好地分散外力，不易骨折，但当受到较大外力时，易造成特征性Le Fort骨折。

2.从病理生理学观点提出病理变化和发病机制的可能性

口腔颌面部硬组织损伤的患者可因血管、淋巴管的破裂以及炎性物质的渗出引起骨折对应区域的肿胀,尤其是眶周"熊猫眼"征要考虑眶底骨折的可能。当损伤波及神经时,易导致疼痛剧烈,感觉功能、运动功能异常,如当下牙槽神经受损时会导致下唇麻木,咀嚼肌痉挛会导致不同程度的张口受限。

3.考虑可能的致病因素

颌骨骨折发生率约占颌面损伤的35%,平时多由交通事故、工伤事故、跌打损伤及运动损伤所致,少部分可由医源性因素引起,如在下颌阻生牙拔除时,劈冠不当导致下颌骨骨折的多为线性骨折。近年来,交通事故逐渐成为颌骨骨折的主要原因。而在战争时期,颌骨骨折多由弹片伤或破片伤导致,多为粉碎性骨折。

4.分析病情的严重程度

与软组织损伤相比,颌面骨折患者伤情较重,常伴发多发伤和复合伤。因此,医生必须树立全局观念,分清轻重缓急,首先抢救患者生命,然后进行专科治疗。针对颌面部硬组织损伤,首先应了解患者颌骨的解剖特性,掌握颌骨骨折与普通骨折诊疗的共性和个性。除出血、肿胀、疼痛、骨折移位、感觉异常和功能障碍外,还应重点关注颌骨骨折对牙及咬合关系的影响。以上颌骨骨折为例,由于上颌骨与周围诸骨毗邻,骨折线易沿骨缝扩展,形成横断性骨折,根据骨折线高低可分为Le Fort三型,同时,还会伴有凹面型、骨折端移位、咬合关系错乱、"眼镜"症状、复视,甚至伴发颅脑损伤或颅底骨折,出现脑脊液漏。

5.做出初步诊断并鉴别

提出自己的初步诊断及依据,归纳目前患者的病情特点及发展趋势,分析阳性体征,权衡支持与不支持诊断的症状和体征。颌面部硬组织损伤患者多以外伤作为主诉来院就诊,具有较为明显的病情特点。根据病史收集及诊断分析的思维程序,做出初步判断。询问病史时应着重明确受伤原因、致伤物、致伤方式、致伤部位,以便判断骨折部位、创伤程度和伴发损伤;明确受伤时间、伤后症状、有无呕吐及现场处理。在对患者进行体格检查时,主要通过触诊、视诊的方式,判断患者是否存在"马面"、疼痛、麻木、出血、撕裂、骨折端移位等症状,同时结合X线片和CT检查对骨折的数目、位置、方向、程度做出进一步判断。目前颌骨骨折的诊断更多依赖于颌面部三维CT,这已成为该类疾病诊断的常规流程,并为不同部位的骨折鉴别诊断提供强有力的证据。

6.嘱患者做必要的进一步检查以缩小诊断范围

由于颌骨骨折通常由较为猛烈的外伤引起,因此除了对颌面部损伤部位进行必要的体格检查和头部CT检查外,还应对患者进行全身关键部位的CT、B超、平片检查,判断患者是否有除颌骨损伤外的颅脑伤、胸腹伤或四肢伤。某些创伤在受伤初期其症状可能不明显，应避免漏诊，简易的诊断步骤如常规血液检查、尿液分析，颈椎侧位和胸部正位的放射线影像检查可同时进行。

第三节　口腔颌面部硬组织损伤查房范例——颌面部多发性骨折

一、患者基本病情及病例特点

1. 患者病史摘要

患者胡某，男，59岁，已婚，因"骑电动车不慎摔倒致颌面部外伤1周"入院。

患者1周前骑电动车不慎摔倒致颌面部外伤，受伤后无昏迷、恶心及呕吐等症状，患者因面部出血伴疼痛不适于当地医院行相关检查及治疗；在该院行左侧面部清创缝合手术，同时给予抗炎及消肿治疗（药物名称及剂量不详）。头颅CT检查、颌面部三维CT重建结果提示：①左侧上颌窦各壁、右侧鼻根部、右侧翼突、左侧翼外板、左侧眼眶内侧壁骨折；②双侧上颌窦、左侧筛窦及左侧额窦软组织影部分充填，右侧筛窦黏膜增厚，双侧颜面部软组织肿胀。因当地医院条件有限，建议患者消肿后到大医院就诊，门诊以"左侧颌面部多发性骨折"收治入院。

入院后体格检查结果显示，患者入院后精神可，体力正常，食欲减少，睡眠可，体重无明显改变，大便正常；颜面部对称无畸形，表情正常无面瘫，左侧面部可见缝合创面，已拆线，可见结痂；面部麻木，双眼球结膜充血，视物无复视，眶周肿胀明显；左侧面部可扪及轻度台阶感，扪之稍感不适。口腔检查结果显示，张口轻度受限，张口度约二横指，牙列不齐，咬合关系差，前牙及左侧后牙早接触，右侧后牙开𬌗。患者口腔卫生差，牙结石及烟斑较多；口腔黏膜色红，有光泽，无充血破溃；舌体形态正常，无溃疡。双侧髁状突动度良好，关节无压痛，未闻及弹响。

入院后相关辅助检查提示患者血象、心电图及胸片检查未见明显异常。

2. 病例特点

（1）老年男性患者，病史较短，病因明确。

（2）患者系因骑电动车不慎摔倒致颌面部外伤，临床表现为局部出血及疼痛不适，并于当地医院行急诊处理。

（3）患者系伤后7天入院就诊，自述局部肿胀有所减退，但眶周肿胀仍较明显。在阳性体征中，咬合紊乱是颌面骨折的主要表现，骨折断端移位导致骨台阶感，咬合紊乱、眶周淤血、眶下区皮肤麻木是上颌骨骨折的主要临床表现特征。患者张口轻度受限，张口度约二横指，咬合关系差，前牙及左侧后牙早接触，右侧后牙开𬌗，结合CT检查可明确骨折部位及移位方向。

（4）辅助检查：颌面部三维CT重建结果提示：①左侧上颌窦各壁、右侧鼻根部、右侧翼突、左侧翼外板、左侧眼眶内侧壁骨折；②双侧上颌窦、左侧筛窦及左侧额窦软组织影部分充填，右侧筛窦黏膜增厚，双侧颜面部软组织肿胀。

3.初步诊断

（1）左侧颌面部多发性骨折（鼻骨、上颌骨、颧骨）。

（2）颌面部软组织挫裂伤术后。

（3）双眼钝挫伤。

二、查房讨论精要

1.讨论环节一：病史收集

询问颌骨骨折患者病史时，由于部分患者处于昏迷状态，或重型创伤需急救而患者难以语言，可由事发现场及急救人员给予描述和补充，在询问时应着重明确受伤原因、致伤物、致伤方式、致伤部位，以便判断骨折部位、创伤程度和伴发损伤；明确患者受伤时间、伤后症状、有无呕吐及现场处理，以便拟定治疗计划、手术方案及预测治疗效果。骨折的病因不同，可能在医疗赔付或医疗报销上有所区别，如车祸伤导致的骨折，患者的医疗费用由肇事方全额支付，工伤导致的骨折通过工伤保险按照规定进行赔付，而自行摔倒导致的骨折由医疗保险进行支付。医学生在收集病史时应准确、如实记录。

在对患者进行体格检查时，应根据颌骨骨折的不同临床表现特点进行初步预判，对于面部肿胀中心及畸形部位应重点排除骨折可能。检查颌骨骨折患者主要依赖于触诊，主要包括：患者颌面部是否疼痛、是否有骨台阶感及异常动度，通过触诊来确定骨折部位；下唇和眶下区麻木可确定骨折移位，移位可导致颏神经及眶下神经损伤；通过了解是否伴有复视和眼球移动受限来确定上颌骨骨折导致的眶内容物嵌顿。口内检查包括：是否有牙龈撕裂、牙龈出血，以分析骨折块移位；通过口腔开闭口运动范围和方式来分析下颌运动受限的程度和性质；检查颞下颌关节有无压痛，探知髁状突活动情况。

2.讨论环节二：疾病的临床特征

处理颌面部颌骨骨折之前，首先应对颌骨的解剖特性进行了解。颌骨骨折的临床表现，除具有一般骨折创伤的共同症状如肿胀、疼痛、出血、瘀斑、移位、畸形等，还有一些与颌骨本身解剖生理特点有关的症状。面中部主要由上颌骨组成，上颌骨骨质相对薄弱，窦腔较多，为中空结构，后部毗邻颅底，受外部力量影响骨折线易发生在骨缝和薄弱的骨壁处，在询问患者病史时特别要注意有无颅脑损伤及脑脊液漏现象。在诊断时应按骨折线的高低位置，将其分为Le Fort三型。而面下部主要由下颌骨组成，骨质相对致密，受外力因素作用，容易在应力改变部位或骨质薄弱部位发生骨折。颧骨体的弧度决定了脸形线条的美感，颧骨构成了面部的基本弧度，尤其是颧弓及颧突点易受力产生骨折，导致面部塌陷明显；眶底骨折涉及眶内容物的嵌顿与下陷，在临床上不仅会出现眼球的异常情况，如眼球塌陷、偏移，进而出现视力变化，如有重影、复视、视物不清等症状，还会影响双眼的对称性，可以观察患者双眼是否在同一水平面上。

颌面部的骨骼结构较复杂，其中包括上下颌骨、颧骨、颧弓、鼻骨、额骨等，相互间有骨缝连接，有许多薄弱部位，在外力的撞击下，易发生骨折，因此颌面骨折的诊治仍是一项重要课题。目前，颌骨骨折的诊断更多依赖于颌面部三维CT，这已成为诊断常规。诊断内容应包括骨折部位、骨折线数目、骨折方向、骨折断端移位状态和骨折线上牙齿情况等。

问：简述上颌骨骨折的分型。

上颌骨骨折根据Le Fort分型可分为三型：

（1）Le Fort Ⅰ型：又称上颌骨低位骨折或水平骨折。骨折线在梨状孔平面，在所有牙根的上方，水平向后延伸至两侧上颌骨翼突缝附近。

（2）Le Fort Ⅱ型：又称上颌骨中位骨折或锥形骨折。骨折线自鼻额缝向两侧扩展，横过鼻梁、泪骨、眶底、颧上颌缝到翼突和翼上颌窝。有时因损伤筛窦及颅前凹而出现脑脊液鼻漏。

（3）Le Fort Ⅲ型：又称上颌骨高位骨折。骨折线自鼻额缝横过鼻、眶部，经颧额缝达翼突根部，使面中1/3与颅部完全分离。此型常同时伴颅底骨折、颅脑损伤、眼球损伤等并发症。

问：简述上颌骨骨折的临床特征。

上颌骨骨折除常见骨折创伤的共同症状和体征外，还有一些特有表现。

（1）面形改变：面中部肿胀明显，若向下坠，可使面形变长；若向后移位，则出现面中部凹陷、后缩，表现为"凹形脸"。

（2）"眼镜"状瘀斑：是上颌骨骨折后出现的一种特殊体征，多见于眶底骨折，表现为眼球四周的软组织呈青紫色肿胀。

（3）口、鼻腔出血：上颌骨骨折合并口、鼻腔黏膜撕裂或鼻旁窦黏膜损伤所致。

（4）眼的变化：如球结膜下出血，眼球移位、复视、运动障碍，甚至出现视觉障碍或失明。

（5）脑脊液漏：当伴发颅底骨折时，可发生硬脑膜撕裂，出现脑脊液鼻漏或耳漏。

3. 讨论环节三：疾病的治疗原则

颌骨骨折治疗应坚持局部治疗与全身治疗相结合的原则。在全身状况稳定的前提下，待颌面部肿胀减退后尽早行手术治疗，一般以伤后 7~14 天为最佳时间；但若颌面骨折患者的颌面部未出现明显肿胀，即 12 小时内通过急诊手术可使效果更佳，对于眶区骨折，可有效避免肿胀及血肿导致的视神经损伤。目前治疗的常规方案是采用颌骨骨折切开复位坚强内固定手术，术后可通过颌间牵引微调咬合关系。治疗颌骨骨折的目的在于重建骨解剖结构和恢复骨组织的连续性，保证骨折断端能尽早按解剖位置达到一期愈合，恢复骨骼的原有形态和功能，恢复患者的正常容貌。其中解剖复位和坚强内固定是骨折治疗中的两个重要环节，功能与外形兼顾是治疗的基本要求。解剖复位的主要依据来源于骨折断端的正常连接，但对于粉碎性骨折或陈旧性骨折而言，达到这一目的比较困难，所以在临床上，恢复正常的咬合关系也可作为复位标准。目前颌骨骨折的固定方式较多，包括单颌固定、颌间固定、颅颌固定和坚强内固定，其中坚强内固定是目前颌骨骨折固定的流行方式，内固定材料又可分为金属材料和高分子可吸收材料。在设计手术实施方案时，应遵循"功能与外形和谐统一"的基本原则，尤其是当骨折患者伴有组织缺损时切忌采用强行拉拢修复和固定的模式进行。治愈以恢复患者原有的咬合关系为标准，合并处理软组织伤；尽量同期处理，应遵循"先内后外"的基本原则；尽量保留骨折线上牙齿，若影响颌骨复位时应予以拔除。

问：颅颌固定的方法有哪些？

颅颌固定主要应用于上颌骨骨折固定，主要包括以下几种方法：

（1）闭合复位固定法：包括石膏帽悬吊固定，头颅支架固定，有机玻璃头盔固定等。基本方法是根据牵引方向的要求，将恢复咬合关系后的上颌骨从两侧方向或前方悬吊于头部的固定器上。

（2）切开复位内固定法：即以手术的方法显露骨折线，并以骨折线上方稳固、坚实的骨质（嵴、突、缘）为基点，用不锈钢丝或微型钢板固定上颌骨复位，或以不锈钢丝通过牙弓夹板悬吊在颧骨、眶下缘或额骨颧突上。

问：简述颧弓骨折复位的主要方式。

颧弓骨折复位的方式主要包括以下几种：

（1）巾钳复位法：用大号巾钳直接刺入颧弓深部，钳住颧弓向外牵拉，即可使其复位。

（2）单钩复位法：在颧弓下缘做 0.5 cm 的皮肤切口，经切口将单齿骨钩绕至颧弓深面，向外牵拉复位。

（3）颞部小切口复位法：在颞部发际内做2 cm切口，用一宽厚剥离器在颞筋膜与颞肌之间插入颧弓深面，向上挺使骨折复位。

（4）喙突外侧复位法：在口内下颌升支前缘做纵形切口，经颞肌表面达颧弓下，向上挺使其复位。复位后的外固定：颧弓骨折复位后一般无须固定，但当复位后不能保持稳定时，可选择适当方法予以固定。外固定的方法通常是以金属杆或自凝塑胶夹板制作成正常颧弓形态，两端以颧骨及颧弓根部为支点，以钢丝绕过颧弓骨折段在皮肤外结扎固定，2~3周后拆除钢丝及夹板。

（5）颧弓切口开放复位法：平行颧弓切开，显露骨折线，以不锈钢丝在骨间结扎，或用微型钢板固定。

问：颌骨骨折常规骨愈合包括哪几个阶段？

传统骨愈合分为四个阶段，即血肿形成、血肿机化、骨痂形成及骨痂改建。

（1）血肿形成：伤后4~8小时，骨折断端间可形成血凝块。

（2）血肿机化：骨折后24~72小时，骨折周围急性炎性反应加重，开始吞噬和清除坏死组织，骨膜增生，成骨细胞和毛细血管向血肿内生长，使血肿逐渐机化。

（3）骨痂形成：骨折后1~2周，机化的血块被纤维血管组织取代，胶原纤维和钙盐逐步沉积，形成骨样组织和新骨，形成骨痂。

（4）骨痂改建：骨折2周后，骨样组织逐渐钙化为坚实的骨组织，与骨折断端连接，通过长时间的吸收和改建，形成与原骨组织一样的结构。

三、临床教学查房总结

本次临床教学查房的目的在于了解如何对颌面骨折患者进行全面的病史收集和体格检查，如何对不同部位的骨折进行诊断和鉴别诊断，如何把握颌面骨折处理的时机和基本原则。临床思维要具有局部和整体的观点，认识口腔颌面部多发骨折可伴有不同程度的合并症。有些合并症可导致一些重要器官的功能障碍，甚至危及生命。对患者进行病史采集时要严密观察神志、呼吸、血压、脉搏及瞳孔的变化，若怀疑患者有其他部位的损伤应及时行X线检查、CT检查。在确保患者生命体征平稳后，再处理颌骨骨折。骨折患者的初期紧急救治至关重要，较为严重的为颌骨多发骨折，由于出血多，组织移位明显，口内碎骨片、碎牙及凝血块阻塞等，有的患者神志不清，随时可能发生窒息，危及生命。此类患者接诊后应立即清理口腔内异物，保持呼吸道通畅，必要时应立即行气管切开插管，可有效避免因窒息而致的生命危险。这种急救方式对因颌骨骨折伴颅脑损伤、昏迷呕吐的患者至关重要。颌面部多发骨折伴有其他部位组织损伤，如常伤及颈外动脉分支，从而导致单位时间内失血量大，骨折断端摩擦移动可导致出血加重形成出血性休克；此类患者应尽快建立液体通道，补充血容量，纠正休克。若怀疑有合并颅脑损伤要详细询问受伤史，反复细致地进行体格检查，严密观察患者的生命体征，必要时请有关科室会诊，共同确定治疗方案。陈旧性颌面骨折导致面部畸形的患者病情可通过计算机模拟和手术导航来分析，其原理是利用计算机三维重建技术，进行数据测量，了解患者的创伤情况，同时还可以通过计算机软件进行截骨移动来模拟手术过程，取代外科实操，医生只需掌握软件的操作过程就可以完成复杂病例的测量定点、分析诊断、手术设计和效果预测，这大大提高了手术的工作效率。

第四节　研究前沿与思政教育

一、陈旧性颌面骨折的虚拟外科手术理念

颌面骨折错位愈合继发牙颌面畸形是口腔颌面创伤较常见的并发症，一般认为是创伤导致的牙列、咬合及颌骨位置关系的错乱，严重影响患者的咬合关系及咀嚼功能。一般治疗骨折的原则首先是骨折解剖复位，恢复患者的正常咬合关系。但部分患者由于各种原因错过了最佳治疗时期，形成了陈旧性骨折。一般认为陈旧性骨折的含义包含骨折移位后由于治疗延误未做及时处理的骨折，由于技术原因导致咬合或面型发生改变而影响外形及功能的骨折。根据骨折愈合规律，上颌骨超过3周，下颌骨超过4周，骨折线周围会发生大量纤维性骨痂或骨性骨痂包绕，可形成临床愈合。但创伤后牙颌面畸形与发育性牙颌面畸形的区别是前者是由创伤造成，因而有时不能完全采用正颌外科的方法设计手术。例如由于张口受限或者完全不能张口，因此不能取得牙殆模型，也无法进行外科模拟，还有的患者由于创伤使多数牙齿缺失，无法获取咬合关系，术前原有的颌面表面特征基本丧失。这些问题都为实际手术带来了诸多障碍，包括手术时间长，骨折断端松解后无法达到理想状态，面容恢复不佳等。若能在术前进行手术模拟，明确截骨线及移动方位，了解治疗后面容的大致改善程度，无疑能为解决陈旧性骨折治疗提供极大的帮助。目前虚拟外科手术采用的是基于CT数据的图像软件的手术设计与模拟，包括虚拟手术与3D打印相结合技术和手术导航技术。虚拟手术与3D打印相结合技术使用的三维重建软件有很多种，有些可以通过获得的数据将骨组织进行重建，通过软件工具明确截骨线和手术方式，按照设计方案3D打印手术导板为手术提供便利。更为先进的是结合3D照相机，通过软、硬组织拟合的三维重建软件，利用这些软件，医生可以在术前通过计算机设计并模拟手术，做好软、硬组织缺损的修复与重建，还可用3D打印技

术打印出定位模板以保证手术的精确性。计算机辅助手术是随着计算机辅助、医疗成像、空间定位技术发展起来的一门新兴技术，是多学科交叉研究领域。手术导航技术是计算机辅助手术的重要分支，它以X线、CT、MRI等医学图像为载体，采用精密定位系统跟踪患者与手术器械的相对位置并进行虚拟实时显示，以辅助医生进行手术操作。手术导航技术于20世纪80年代末首先应用于神经外科手术，随后逐渐推广应用于整形外科、颌面外科、骨科、耳鼻喉科以及关节脊柱等其他手术领域。手术导航技术突破了传统手术手段的界限，为医生发挥专业水平提供了便利平台，对提高手术定位精度、优化手术路径、缩短手术时间等具有十分重要的意义。

二、思政案例——人物简介

1. 口腔颌面外科专家宋儒耀教授

宋儒耀（1914.11—2003.02），辽宁海城人。1939年毕业于成都华西大学牙学院，获牙医学博士学位；1948年毕业于美国宾夕法尼亚大学医学进修学院，获医学科学博士学位。

1951年，宋儒耀怀着满腔的爱国情，率领西南整形外科医疗队参加抗美援朝，救治了大批凝固汽油弹烧伤和炸伤人员，在中国战伤史上开始谱写"整形外科"这一页。宋儒耀获志愿军卫生部个人大功一次，其领导的医疗队获集体一等功。

1957年，为了更好地让广大人民群众得到正规、及时、完善的治疗，宋儒耀创建了当今世界上规模最大的整形外科专科医院。同年，他完成了狗的断肢再植和自体肾脏移植手术，是我国最早开展这项研究工作的专家。他把整形外科需要多次手术才能完成的器官再造改变为只需一次手术，即能完成全鼻、全耳、眼睑、唇、腭、阴茎、阴道、乳房等器官的再造。这是整形外科史上的一个转折，为此他曾于1983年被美国面部整形与再造外科学院授予最高荣誉"金锯奖"，成为获得这一整形外科最高奖的第一名中国学者。

2. 思政分析

宋儒耀是一位将满腔热血奉献给祖国和人民的伟大医学家。他热爱祖国，热爱人民，不怕牺牲，敢于奉献，积极参加抗美援朝，救治伤员和百姓。他不仅是前线战士坚实的后盾，更是后方人民群众生命的守护者。

宋儒耀教授一生学医、行医、传医60余年，治疗了上万例疑难病患者，体现了医者的敬业和无私。他把毕生的心血都倾注到中国整形外科事业当中，开创了中国的整形外科事业，组建了当今世界上规模最大的整形外科专科医院——中国医学科学院整形外科医院，先后为我国培养了三十位博士、硕士研究生和数千名整形外科医生。在他的组织下，中国成功地举办了五次中国国际整形外科会议，为中国整形外科事业跻身于国际先进行列做出了突出贡献。

宋儒耀教授一心为民着想，他心中装着的，永远都是人民的健康。宋儒耀教授为中国整形外科事业奉献了一生，他的不懈努力和追求，永不停止的创新，也为后人树立了典范。宋儒耀教授已经成为国内外整形外科领域内最杰出的代表人物之一。

三、思政案例——疾病认知

1. 骨折治疗的发展史

西方医学起源于古希腊医学，并且融合了其他周边地区的医学学科。虽然西方医学历史悠久，但西医骨科学在成为独立学科到今天也才过了250多年的历史，而在此之前，骨科学一直归属于外科。

早在公元前9世纪，在古希腊史诗《奥德赛》中，就已经可以见到有关股骨骨折和肩关节脱臼的描述，这足以证明骨科学有悠久的历史。

希波克拉底在骨科学的发展中起到至关重要的作用。希波克拉底提出四肢骨折和关节脱位，要采用夹板外固定，并且也提出用"手牵足蹬法"处理肩关节脱位。

在骨外科学的发展中，盖伦也占据着重要的地位。盖伦著有《骨的基本行径》《基础肌学》，这些著作都对骨骼系统的形态、结构进行了较为正确的描述，奠定了骨科学的解剖学基础。

在这些理论的指导下，14—16世纪欧洲文艺复兴时期，治疗骨折都依靠手法复位以及局部的夹板固定。17世纪，法国著名医生、近代外科学之父巴雷医生首创人工假体，此举为近现代骨科学的发展做出了不朽的贡献。18世纪，法国安德雷首次提出骨科学的学名"Orthopaedics"，标志着近代骨科学的兴起。而此时的外科手术依旧在三无条件下进行，即无麻醉，无止血，无抗菌，这些都是制约外科手术发展的巨大障碍。

当然，这些障碍很快被一一解决。19世纪，X线应用于骨科诊断，石膏绷带用于外固定治疗，麻醉、止血、抗菌等技术有所突破，西医骨科学发生了重大革新。

在20世纪50年代之前，骨折一直是困扰骨科界的世界难题，各国科学家对此都进行了长期广泛的研究，因此也出现了各种各样的治疗方法和学术观点，但是都没有明显的成效。尽管早在1870年就出现了内固定方面的文献，但是内固定技术充满风险，推广也步履维艰。第二次世界大战和青霉素的发明直接促进了骨折治疗的进步。20世纪50年代，"AO"学派正式成立，他们拥有以下基本原则，即强调骨折解剖复位，强调坚强内固定，强调无创性手术操作，强调无痛性功能活动，这些理念都提高了骨折的总体治疗水平。

随着现代科技的不断发展，不断涌现的新技术也让骨科学得以发展。"AO"学派逐渐向"BO"学派演变，即生物学治疗；显微外科的发展，也让断指、断肢再植成为可能；CT、MRI等计算机影像技术和微创技术在临床上的使用，让骨科学治疗效果更加显著。

2. 思政分析

骨科学的发展与西医学的发展紧密联系。在中世纪没有麻醉、没有止血、没有抗菌的艰苦条件下，早期的外科学家们并没有放弃，他们尝试着从解剖学的角度去解释骨科，从科学的角度阐释原因，不断推动着学科发展。我们可以看到从公元前到近现代，一代代科学家们都做出了自己的贡献，不断完善着骨折治疗的理论与实践。

（李　锋）

第八章
口腔颌面部囊肿

第一节　基本知识点

囊肿是一种非脓肿性病理性囊腔，内含囊液或半流体物质，通常由纤维结缔组织囊壁包绕。由于颌面部具有特殊的解剖结构和复杂的胚胎发育特点，口腔颌面部好发囊肿，其中颌骨为人类骨骼中最好发囊肿的部位。囊肿虽然不是真性肿瘤，但具有肿瘤的某些生物学特性和临床表现，某些牙源性肿瘤就起源于囊肿。绝大多数囊肿的囊壁有上皮衬里，少数无上皮衬里者又称为假性囊肿。口腔颌面部囊肿有不同的分类方法：按组织来源可分为非牙源性囊肿和牙源性囊肿，按组织特性可分为软组织囊肿、颌骨囊肿和血外渗性囊肿，按是否与发育有关可分为发育性囊肿和非发育性囊肿。其中软组织囊肿以发育性囊肿为主，临床上多分为牙源性囊肿、非牙源性囊肿、假性囊肿和面颈部软组织囊肿。

一、皮脂腺囊肿

皮脂腺囊肿系皮脂腺排泄管受阻塞，分泌物潴留而形成的囊肿。

1.病情特点

（1）多见于青年人，好发于面部。

（2）生长缓慢，无自觉症状。合并感染时，可伴有疼痛。

（3）囊肿边界清楚，稍高出皮肤表面。囊肿与皮肤紧密粘连，但基底活动。

（4）囊肿中央皮肤表面有一小色素点，挤压可有黄白色油腻状分泌物溢出。

（5）可能变成皮脂腺癌，但极少见。

2.治疗原则

（1）通过手术切除粘连的皮肤并完整摘除囊肿，建议采用梭形切除法。

（2）合并感染者，应用抗生素治疗。如已形成脓肿，则切开引流，待炎症完全控制后择期手术。

二、皮（表皮）样囊肿

皮（表皮）样囊肿多认为是胚胎发育性上皮剩余生长而成，亦可由外伤或手术植入上皮组织形成。

1. 病情特点

（1）常见于青少年。好发于口底中线部位，亦可生长在眶外侧、眼睑、额部和耳前区等。

（2）生长缓慢，多无自觉症状。脓肿位于口底下颌舌骨肌之上者向口内突出，当体积较大时，可影响语言和吞咽。

（3）囊肿常呈椭圆形，边界清楚，与四周组织无粘连。口内外双指合诊有面团状感觉。

（4）粗针头穿刺，可抽出灰白色豆腐渣样内容物。

2. 治疗原则

（1）通过手术完整摘除囊肿。

（2）囊肿位于口底区者，应视其生长于下颌舌骨肌之上或下，分别选择从口内或口外进入摘除。

三、甲状舌管囊肿（瘘）

甲状舌管囊肿（瘘）系胚胎发育期甲状腺舌管残余上皮所形成，一旦破溃称为甲状舌管瘘，容易复发。

1. 病情特点

（1）多见于儿童及青少年。

（2）囊肿或瘘口常位于颈正中线舌骨下方。

（3）囊肿生长缓慢。常见直径为 1~2 cm，圆形，边界清楚，质稍韧，与皮肤及四周组织无粘连，但基部与深面组织相连，故可随吞咽及伸舌动作移动。

（4）囊肿合并感染时，会出现红、肿、热、痛症状。当感染自行穿破皮肤或切开引流后，即可形成经久不愈的瘘口。

（5）囊肿穿刺检查，可抽出透明清亮黏液。

2. 治疗原则

（1）通过手术切除囊肿及部分舌骨。甲状舌管应在近舌盲孔处断离、缝扎。

（2）甲状舌管瘘，术前可在瘘口注入亚甲蓝染色，以便顺利完成手术。

四、鳃裂囊肿（瘘）

一般认为鳃裂囊肿（瘘）系胚胎鳃裂残余组织所形成，在胚胎发育时期未能融合或闭锁不全，则可形成囊肿或瘘管。

1. 病情特点

（1）多见于青少年，根据囊肿及瘘管解剖部位情况有助于进一步确诊。

（2）一般无自觉症状，囊肿大小不一，界限清楚，表面光滑，质地较软。瘘管常有淡黄色黏液分泌，易被感染，感染时有稀薄脓性样分泌物流出。

（3）第一鳃裂囊肿或瘘，位于耳屏前、耳垂后下至下颌角间部位。

（4）第二鳃裂囊肿多见。位于下颌角下缘与胸锁乳突肌前缘深面间。外口常位于胸锁乳突肌前缘中下 1/3 处；内口则位于腭扁桃体窝。

（5）第三、四鳃裂囊肿或瘘，分别位于胸锁乳突肌前缘下 1/3 处及颈根部、锁骨上区。其中第三鳃裂瘘内口位于梨状隐窝，第四鳃裂瘘位于食道入口部。

（6）囊肿穿刺检查，可抽出黄绿色或棕色囊液，囊液呈清亮或微浑样。

（7）鳃裂瘘做造影检查可明确瘘管的走向途径与开口部位。

（8）B超检查有助于囊肿的临床诊断。

2. 治疗原则

（1）通过手术完整摘除囊肿。

（2）鳃裂瘘者，术前可在瘘口注入亚甲蓝染色，以便术中彻底切除瘘管。

（3）鳃裂瘘应仔细探查内口，切除后给予缝扎。

五、根尖周囊肿

牙根尖周的牙周膜剩余上皮，因炎症的慢性刺激逐渐增生，增生的上皮团中央因代谢障碍而发生病变、坏死和液化，上皮逐渐覆盖整个腔壁形成根尖周囊肿。

1. 病情特点

（1）常见于青壮年，前牙区多见。

（2）囊肿大小不一。较小的囊肿只在照 X 线片时才被偶然发现。

（3）囊肿区内有病灶牙，如死髓牙、残根等。

（4）囊肿可致表面皮质骨板变薄或完全吸收，此时触诊质软、有波动感。当囊内发生感染则可出现疼痛等症状。

（5）X线片显示，病灶牙根尖周为一清晰圆形或卵圆形透光阴影，边缘整齐，周围常呈现一明显的白色骨质反应线。

2. 治疗原则

（1）若是较小的囊肿，仅对病灶牙行根管治疗，定期复查。

（2）保守治疗无效或是较大的囊肿，应行手术摘除。

（3）病变区内牙齿的处理：可保留的病灶牙术前应行根管充填；不能保留的病灶

牙，在摘除囊肿时一并拔除。

（4）骨腔的处理：囊肿摘除后会遗留骨腔。较小的囊肿经彻底清洗后任其骨壁渗出的新鲜血液充填；较大的囊肿可用骨修复材料，如羟基磷灰石进行充填。

（5）若囊肿与上颌窦相通，应将上颌窦黏膜一并刮治，囊腔应用组织补片及碘仿纱条进行填塞。

六、牙源性角化囊肿

牙源性角化囊肿又称始基囊肿。多数学者认为其系由牙源上皮早期发育而来的囊肿，亦可来源于口腔黏膜基底细胞之错构。

1. 病情特点

（1）多见于青少年，男性较多。

（2）好发于下颌第三磨牙区和升支部位。

（3）病变早期多无临床症状，若囊肿较大可因继发感染出现疼痛，偶见下唇或牙感觉异常。

（4）囊腔多为单发，约10%的患者为多发性囊肿。多发者中部分属"基底细胞痣综合征"。

（5）穿刺检查，内容物为较黏稠的乳酪状黄色物质或油脂样角化物质。

（6）X线片显示，病变区呈单囊或多囊型放射透光区，常沿颌骨长轴生长，部分囊肿含牙。

2. 治疗原则

（1）囊腔刮治。通过手术彻底刮净囊腔，采用磨头去除或碘酊烧灼腔壁表层。

（2）截除植骨。病变范围大，已波及周围软组织或再次复发者，应将受侵犯的软组织连同颌骨一并切除，并立即植骨。

（3）本囊肿复发率高，不同文献报道复发率在5%～62%，应密切随访。

七、含牙囊肿

含牙囊肿又称滤泡囊肿，是发生于牙冠完全形成之后，在缩余釉上皮与冠面之间出现液体积聚而形成的囊肿。

1. 病情特点

（1）发病年龄较广，多见于10～39岁人群，男性多于女性。

（2）常见部位为下颌第三磨牙区，其次是上颌尖牙、上颌第三磨牙和下颌前磨牙区。

（3）X线片显示，囊腔边界清楚，囊内可见未萌出的牙或牙冠。

2. 治疗原则

通过手术刮治囊肿，预后良好。

八、鼻唇囊肿

鼻唇囊肿又称鼻牙槽囊肿，系胚胎发育时球状突、侧鼻突和上颌突联合时的残余上皮形成的囊肿。

1. 病情特点

（1）多见于成年人，女性较多。

（2）囊肿位于上唇底和鼻前庭内的软组织中。囊肿增大可致鼻唇沟消失，鼻翼抬高，鼻孔变形。

（3）常见于单侧，亦可在双侧发生。

（4）X线片显示骨质无改变，或仅有上颌骨表面的浅表性压迫吸收。

2. 治疗原则

通过手术摘除囊肿，预后良好。

九、鼻腭囊肿

鼻腭囊肿又称切牙管囊肿，系胚胎发育时鼻腭管内残留的上皮组织形成的囊肿。

1. 病情特点

（1）常见于30～59岁人群，男性较多。

（2）早期无症状。随着囊肿的增大，腭中线前部出现肿胀，由于该部位黏膜结构紧密，压力较大可出现疼痛。

（3）若囊肿位于切牙乳头处的软组织内，则称为腭乳头囊肿。

（4）X线片显示囊肿位于上颌前部中线，边界清楚，呈卵圆形或心状形。

2. 治疗原则

通过手术摘除囊肿，预后良好。

十、球状上颌囊肿

球状上颌囊肿系胚胎发育时球状突和上颌突联合缝中的残余上皮形成的囊肿。

1. 病情特点

（1）一般无症状，当囊肿增大出现唇侧骨隆起时才被发现。

（2）囊腔内继发感染时可出现疼痛。

（3）囊肿增大可致上颌侧切牙和尖牙移位，相互接触点移向切缘。牙髓活力正常。

（4）X线片显示，囊肿位于上颌侧切牙与尖牙间，边界清楚，形成似倒置的梨形放射透光区。

2.治疗原则

通过手术摘除囊肿，注意避免损伤邻牙及神经。

十一、正中囊肿

发生于正中联合缝的囊肿，系胚胎发育时左右额鼻突结合中缝的残余上皮形成的囊肿。位于上颌骨后方的囊肿，称为腭正中囊肿；位于前方正中牙槽骨中的囊肿，称为牙槽正中囊肿；位于下颌骨正中的囊肿，称为下颌正中囊肿。

1.病情特点

（1）好发于青年人，男性多见。

（2）一般无症状，当囊肿增大出现骨隆起时才被发现。

（3）腭正中囊肿位于切牙孔之后，腭中缝的任何部位。

（4）X线片可见腭中缝处有圆形囊肿阴影。囊肿亦可发生于下颌正中线处。

2.治疗原则

通过手术摘除囊肿，预后良好。

十二、血外渗性骨囊肿

血外渗性骨囊肿又称单纯性骨囊肿或创伤性骨囊肿。此囊肿病因不清楚，可能与骨创伤出血压迫骨吸收有关。

1.病情特点

（1）好发于青年人，男性多见。

（2）一般有外伤病史。

（3）早期多无症状，少数患者有轻度肿痛或压痛。

（4）多为单发性囊腔，影响牙齿的牙髓活力。囊壁无上皮衬里。

（5）穿刺检查，囊内容物为血色或草绿色。

（6）有自愈倾向。血友病也可引起颌骨的血外渗性囊肿，这种囊肿称血友病假瘤。

2.治疗原则

通过手术刮治。

十三、动脉瘤性骨囊肿

动脉瘤性骨囊肿病因不清楚。本病既非动脉瘤，也非真性囊肿，而是由颌骨骨腔骨髓内出血所致，属于无血管内皮细胞的非肿瘤性病变。

1. 病情特点

（1）多见于20岁人群，无性别差异。

（2）临床表现为颌骨膨隆，呈气球样膨隆变薄，局部自发痛或压痛。病变区内的牙齿也可出现松动。

（3）部分患者自牙眼处自发性出血。穿刺可抽出血液或血性液，一般不凝固。

（4）骨腔内充满血液，部分可有波动，易被误诊为中心性血管瘤及巨细胞瘤。

（5）X线片显示，骨质稀疏，边缘不齐，中间有蜂窝状或肥皂泡状阴影，亦可见单房或多房的囊性改变。

2. 治疗原则

（1）通过手术刮治进行骨腔治疗。

（2）做好止血和输血准备。

（3）若单纯进行刮治治疗，术后复发率较高。

第二节　颌面部囊肿的临床分析逻辑思维

1. 从组织发育学及解剖生理学角度分析患者病情

根据囊肿所在的部位、界限、质地、活动度等分析患者病情。以甲状舌管囊肿（瘘）为例，从发育的观点来看，甲状舌管囊肿（瘘）是在甲状腺发育过程中甲状舌管退化不全、不消失而在颈部遗留形成的先天性囊肿。因此囊肿位于颈正中线，自舌盲孔至胸骨切迹间的任何部位，但以舌骨上下部最常见。从解剖生理学分析，囊肿上端与口咽相通，与舌骨中段舌面粘连，因此患者会出现肿物随吞咽移动。囊肿周围还有颈内动静脉、气管、甲状腺等组织器官，可以通过组织的解剖特点与鳃裂囊肿、异位甲状腺进行临床鉴别。

2. 从病理生理学观点提出病理变化和发病机制的可能性

口腔颌面部囊肿患者初期多无明显自觉症状，因此部分患者在合并感染时，出现红、肿、热、痛，或者感染自行破溃后形成经久不愈的瘘道才来就诊。口腔软组织囊肿与全身软组织囊肿相比，以发育性多见，颌面部发育异常可导致多种囊肿，如面裂囊肿、甲状舌管囊肿、皮样囊肿等，因此流行病学分析口腔颌面部囊肿患者以青少年多见。颌骨是人体骨骼中最容易产生囊肿的骨组织，颌骨囊肿患者在初期也无明显自觉症状，随着囊肿的发展，骨质吸收变薄或完全吸收可出现波动感甚至会导致颌骨骨折。多发性颌骨囊肿与许多综合征密切相关，如"基底细胞痣综合征"。

3.考虑可能的致病因素

软组织囊肿：这类囊肿分先天性和后天性。如胚胎发育时期遗留于组织中的上皮细胞发展形成的皮样或表皮样囊肿，甲状舌管残余上皮分泌物聚积形成的甲状舌管囊肿，胚胎鳃裂残余组织形成的鳃裂囊肿都属于先天性囊肿，具有部位特征。由皮脂腺排泄管阻塞引起的皮脂腺囊肿，损伤或手术导致上皮细胞植入引起的皮样或表皮样囊肿，唾液腺导管破裂或阻塞引起的外渗性和潴留性黏液囊肿都属于后天性囊肿，这类囊肿可以通过囊液特征进行鉴别。

颌骨囊肿：牙源性，常由炎症、损伤刺激或渗出引起，多发于前牙区、下颌第三磨牙区及上颌尖牙区，这类患者的囊肿毗邻牙齿组织或形成瘘口，基底与牙齿组织相关；非牙源性，由胚胎发育中残余上皮发展形成，可发于面部的不同部位；血外渗性，由损伤引起骨髓内部出血、机化、渗出后形成。

4.分析病情的严重程度

了解各部位囊肿与周围组织的相互关系及继发感染后的临床表现，判断患者有无全身性症状，如发热、淋巴结肿大。部分软组织囊肿随着体积增大，会导致舌体抬高、后退，影响吞咽和呼吸功能，严重者会引起窒息。部分颌骨囊肿随着体积增大，会导致周围骨质不断吸收，出现乒乓球样感，羊皮纸样脆裂声，若完全吸收则会出现波动感，严重者会导致颌骨骨折。当甲状舌管囊肿体积过大时，易导致舌根部肿胀，对吞咽、语言、呼吸功能造成障碍，若因继发感染破溃后，则形成甲状舌管瘘，长期不治，易引起癌变。

5.做出初步诊断并鉴别

囊肿患者多以局部肿大为主诉或拍摄X线片时检查发现异常来院就诊，该类患者可以根据临床常见症状或X线片所示的透射影像特点作为主线，通过询问症状了解患者病情并做出初步诊断。对于颌骨囊肿患者，应首先结合口内检查和X线片检查，初步做出诊断，辅助穿刺检查、实验室检查。应注意，囊肿与成釉细胞瘤有时很难区别，需要进行病理检查方能确诊。对于软组织囊肿患者，首先应通过触诊对囊肿的大小、质地、界限、活动度有一定的了解，并结合CT、X线片、B超、穿刺检查等方式进一步了解囊肿的大小、界限、内容物情况，同时更应通过临床思维寻找特殊症状和体征，结合辅助检查进行鉴别诊断。如甲状舌管囊肿，需要与舌异位甲状腺、下颌下慢性淋巴结炎相区别。当患者合并感染时，需进行实验室检查，了解患者全身白细胞数量情况。

6.嘱患者做必要的进一步检查以缩小诊断范围

对于软组织囊肿患者而言，除了进行必要的CT、X线、B超检查外，还应对患者进行术前常规检查，包括血、尿、粪常规检查，凝血功能、肝肾功能及心电图检查。当患者合并感染形成瘘管时，可以进行必要的造影，对瘘管的走行有更准确的把握。对于牙源性颌骨囊肿患者而言，除了进行常规检查外，应对多发性颌骨囊肿患者进行皮肤检查并拍摄胸片和颅骨片，以鉴别"基底细胞痣综合征"和"角化囊肿综合征"。

第三节　口腔颌面部囊肿查房范例——甲状舌管囊肿

一、患者基本病情及病例特点

1. 患者病史摘要

患者蒋某，男，12岁，未婚，因"发现颈部包块1年"入院。

患者一年前无意中发现颈部中线皮下有一约"大枣"大小包块，包块随吞咽移动，当时无发热、盗汗、畏寒及疼痛不适，不影响进食、语言及生活，未加注意，一周前感包块肿大，伴有轻度吞咽不适。在某医院行超声检查，提示颈部囊性占位，包块椭圆形，内透声好，伴后方回声增强，考虑为甲状舌管囊肿，建议手术治疗。患者遂于我院就诊，门诊以"颈部甲状舌管囊肿"收治入院。

入院后体格检查结果显示，患者目前精神尚可，体力正常，食欲一般，睡眠可，体重无明显变化，大便正常，排尿正常；颜面部对称无畸形，表情正常无面瘫；颈部正中区可扪及一约2.0 cm×2.5 cm大小的包块，呈椭圆形，质地中等，表面光滑，界限较清，与周围组织无明显粘连；可扪及包块蒂部与深面组织相连，吞咽时可见蒂部牵拉包块移动，体位实验阴性，无压痛及波动感。口腔检查结果显示张口正常，张口度约三横指，牙列不齐，咬合关系可，口腔卫生可，口腔黏膜色红，有光泽，无充血破溃。舌体形态正常，无溃疡。双侧髁状突动度良好，关节无压痛，未闻及弹响。双侧腮腺及颌下腺无肿大及压痛，双侧腮腺导管开口无发红水肿及脓性分泌物。咽后壁无充血，双侧扁桃体无肿大。

患者入院后精神可，体力正常，食欲减少，睡眠可，体重无明显改变，大便正常。患者血象、心电图及胸片检查未见明显异常。

2. 病例特点

（1）患者年龄较小，病变时间较长，符合甲状舌管囊肿好发于儿童和青少年的流行病学特点。

（2）甲状舌管囊肿好发于颈正中线自舌盲孔至胸骨切迹间的任何部位，但以舌骨上、下部位为最常见。本病例病变部位位于颈部正中区，而其他发育性囊肿，如鳃裂囊肿好发于颈侧胸锁乳突肌前缘，可进行鉴别。

（3）体格检查显示，囊肿蒂部在吞咽时可见其牵拉包块移动，这是该病变诊断的主要依据，但应与异位甲状腺的囊性结节区别，该病变也可表现为随吞咽移动。

（4）B超检查结果提示，颈部囊性占位，这为诊断提供了进一步的依据，入院后拟行MRI进一步了解病变的大小、范围，与周围组织的关系，明确舌骨后缘是否存在囊性占位，同时可以为术前病情评估及术后随访提供图像依据。

3. 初步诊断

颈部甲状舌管囊肿。

二、查房讨论精要

1. 讨论环节一：病史收集

该患者以发现颈部无痛性肿物的主诉入院，在病史询问中应注意：肿物为先天性还是后天性；出现肿物的时间；病变发展过程有无变化，是否伴有疼痛、麻木、破溃等合并症；肿块与进食及体位的关系；出现肿块时有无全身发热不适等；有无其他部位肿瘤、结核、化脓性感染等。检查时应注意：肿块部位、大小、数目、形态、硬度、边界、活动度，与周围组织的关系，有无压痛及压缩性，有无波动或搏动；有无反复肿胀及消退过程；肿块是实性还是囊性，穿刺液的性质和色泽。颈部包块原因很多，应根据包块的性状、发生和增长的特点及全身情况来判断。若体格检查不能明确诊断，必要时应做一些特殊检查，如超声波检查可鉴别肿块的囊性、实性；颈动脉造影可用以诊断血管瘤、颈动脉体瘤及肿瘤血供情况。

需要仔细检查、详细分析颈部肿块，结合B超检查，均能明确肿块为囊性、实性或混合性，以及肿块与其他组织结构的关系，诊断颈部肿物并不困难。需要注意的是，对于以颈部肿物为主诉的患者，在进行病史询问时了解患者的基本情况及病变发生的部位十分必要，因为肿块根据性质可分为发育异常、炎症性和肿瘤性肿块。不同的肿块一般有所区别。一般老年人易患恶性肿瘤，而发育性囊肿多见于青少年及儿童。对于肿物的描述应具体到口腔颌面部解剖分区，如神经鞘膜瘤多来源于颈部交感神经、迷走神经和臂丛神经，因此多发生于颈侧部；脂肪瘤多发生于颌下及锁骨上区域脂肪聚集区，通过体格检查，此类患者主要表现为颈前中线附近有圆形包块，位于舌骨与甲状腺之间，这是甲状舌管囊肿的好发区域。甲状腺囊肿的病因有甲状腺舌管退化不全，在颈部中线形成先天性囊肿，该类患者可扪及囊肿底部有条索状组织与舌骨相连，囊肿可随吞咽及伸舌等动作上下移动。这既是实习生在病史询问和体格检查时需要注意的问题，也是与其他囊肿进行鉴别诊断的主要依据。若囊肿从患者现病史中无意发现，意味病变可能存在时间较长，部分患者因延误治疗形成甲状舌管瘘。在对出现瘘管的患者进行观察及病情描述时应注意分泌物颜色和性质，甲状舌管瘘多为蛋清样黏液，囊状水瘤多为淡黄色稀薄液体，而鳃裂瘘多为淡黄色或褐色。

问：患者主诉对颈部肿块诊断的意义。

患者主诉主要包括症状、部位及持续时间。颈部肿块可分为三大类：炎性病变、良性病变（先天性病变和良性肿瘤）及恶性肿瘤。三者可以通过主诉进行简单的诊断和鉴别诊断。

病变发展时间：起病急，主诉为数天、生长快且抗炎治疗有效者，多为炎性病变；病程长且生长缓慢，主诉为数年，无明显伴发症状者，多为良性病变或先天性疾病；病变时间相对较短，生长迅速，主诉为数月，有麻木、疼痛、出血、破溃等伴发症状者，多为恶性病变。

病变部位：转移癌中转移灶位于上颈部者要考虑鼻咽及口腔肿瘤，转移灶位于侧颈中部者应考虑喉及咽部肿瘤，淋巴结病变位于弧形或垂直淋巴结链区域。发育性囊肿好发于特定发育区域。

问：简述颈部肿物诊断中的"80%"规律。

颈部肿物中的"80%"规律指：新生物性肿块与炎性肿块之比为80∶20，恶性肿瘤与良性肿瘤之比为80∶20，恶性肿瘤中转移性肿瘤与原发性肿瘤之比为80∶20，恶性肿瘤患者男女之比为80∶20，转移癌原发灶明确者与原发灶不明确者之比为80∶20。但在实际临床诊断中应根据患者的实际情况进行仔细分析，充分利用现代生物技术进行诊断与鉴别诊断，譬如以往认为转移癌隐匿的病灶通过PET-CT都能得到证实，切忌生搬硬套。

问：产生颈部包块的病因有哪些？

颈部包块形成的原因很多，主要应根据包块的性状、发生和增长的特点及全身情况来判断。若体格检查不能明确包块，可进行X线片或活检检查。

（1）肿瘤：原发性肿瘤包括良性肿瘤和恶性肿瘤，良性肿瘤有甲状腺腺瘤、舌下囊肿、血管瘤、囊状淋巴管瘤（囊状水瘤）等；恶性肿瘤有甲状腺癌、恶性淋巴瘤、涎腺癌等。锁骨区域的原发病灶转移性肿瘤多来源于肺、纵隔、乳房等。颌下区域原发病灶多来源于口腔、颌面及鼻咽等。

（2）炎症：包括淋巴结非特异性感染，淋巴结结核，颌下腺炎，各种免疫疾病导致的淋巴结肿大等。

（3）先天性畸形：甲状舌管囊肿或瘘，鳃裂囊肿或瘘，异位甲状腺及颏下皮样囊肿等。

2. 讨论环节二：疾病的临床表现

甲状舌管囊肿是颈部先天性囊肿中最常见的囊肿。据统计，人群中约7%的人存在甲状腺舌骨残余，甲状腺舌骨囊肿可发生在任何年龄，一般多见于儿童，其发生与甲状舌管的胚胎发育异常有关。甲状舌管在胎儿发育至第3周时出现，其上端在原口腔底部，其下端在甲状腺，至胎儿第5周时退化，其上端残端为舌根部的盲孔。若甲状舌管退化不全，则在颈部中线形成先天性囊肿。多数甲状腺舌骨囊肿位于甲状腺与舌骨之间，其余可位于舌骨上方，胸骨上方及舌内。前者多位于舌骨下方，甲状舌管未退化或未完全退化而形成甲状舌管；后者分为完全性和不完全性两种类型。完全性瘘管外口位于颈前正中线或略偏一侧的皮肤表面，内口位于舌盲孔；不完全性瘘管无内瘘口。甲状舌管囊肿及瘘管一般根据解剖部位、体格检查及B超检查结果即可确诊，囊肿多呈圆形，生长缓慢，无自觉症状，质软，边界清楚，与表面皮肤和周围组织无粘连。位于舌骨下方的囊肿，与周围组织无粘连。位于舌骨下方的囊肿，与舌骨体之间有时可扪及一坚韧的条索状物。患者行MRI可见条索状组织与舌骨粘连，部分患者可见囊肿与舌根相通。若囊肿位于舌盲孔附近时，当其生长到一定程度可使舌根部抬高，发生吞咽、语言功能障碍；当囊肿继发感染，则可出现疼痛，吞咽时尤甚，表面皮肤发红、粘连。

甲状舌管囊肿的临床表现一般位置相对恒定，多为橄榄大小，边界清楚，与表面皮肤及周围组织无粘连，因相对囊肿张力较大，质地较一般发育性囊肿硬，易被误诊为实性肿瘤，必要时可行囊肿穿刺。经穿刺可抽出有特征性的囊液，通常为蛋清样黏液，感染时可为白色或褐色水样液。由于囊肿分泌物持续增多或并发感染，囊肿逐渐增大并最终破溃而形成瘘管，经过抗感染治疗后，瘘管可愈合结痂，不久又因分泌物潴留而重新破溃，如此反复形成向舌骨方向潜行的束带组织，囊肿可随吞咽及伸舌等动作上下移动。形成瘘道的患者可向瘘道内注射造影剂进行X线检查，可明确瘘道走行，有助于诊断。

问：甲状舌管囊肿与颈部其他囊性病变在解剖部位上有何不同？

颈部囊性病变除甲状舌管囊肿外，还包括鳃裂囊肿、甲状旁腺囊肿、皮样囊肿、囊状水瘤、舌下囊肿。它们在病变部位上有所侧重，也是进行鉴别诊断的主要依据。

（1）鳃裂囊肿：一般都位于颈侧部，与舌骨无关系，它常位于胸锁乳突肌前缘，外侧是颈动脉和颈内静脉，根据鳃裂来源不同区分，颈部上缘多见于下颌角处，下缘多见于锁骨上凹。

（2）甲状旁腺囊肿：常位于甲状腺的下极部，颈动静脉的前外侧，故其位置一般都较甲状舌管囊肿低。

（3）皮样囊肿：常位于上颈部，近中线处或颏下区，开口可见口底膨隆。

（4）囊状水瘤：通常位于颈侧部大血管和胸锁乳突肌后方。该肿瘤通常较软，有压缩性，可扩展到口底部。

（5）舌下腺囊肿口外型：通常位于舌骨上，颌下区域。薄膜不明确，易沿组织间隙扩展。

问：简述牙源性颌骨囊肿的组织来源和形成机制。

牙源性颌骨囊肿主要包括根端囊肿、始基囊肿、含牙囊肿和角化囊肿，其组织来源和形成机制简述如下：

（1）根端囊肿：是由根尖肉芽肿产生的慢性炎症刺激，引起牙周膜内的上皮残余增生，增生的上皮团中央发生病变与液化，周围组织液不断渗出逐渐形成囊肿。

（2）始基囊肿：发生于造釉器发育的早期，牙釉质和牙本质形成之前，在炎症和损伤刺激后，造釉器的星网状层发生病变，并有液体渗出蓄积而成。

（3）含牙囊肿：发生于牙冠或牙根形成之后，由缩余釉上皮与牙冠之间出现的液体渗出形成。

（4）角化囊肿：来源于原始的牙胚或牙板残余。

3. 讨论环节三：疾病的诊疗模式

甲状舌管囊肿的诊断相对比较容易，对于不能明确诊断的患者可以采用辅助检查。其中超声检查结果为囊肿包膜完整，边界清楚，形态较规则。通过特征性"囊性无回声暗区，其内无血流信号"的描述，可区别肿大的淋巴结及异位甲状腺等。CT检查可了解肿物的性质、大小及其与周围组织的毗邻关系，主要表现为圆形或扁圆形低密度影像。甲状腺舌骨囊肿易发生感染，溃破成瘘管，所以确诊后最好行手术切除。在手术时机的把握上，急性感染期囊肿局部界限不清，建议待炎症控制后施行手术切除。该囊肿复发率较高，主要是手术操作不规范，未完全根治病变导致。甲状腺舌骨囊肿患者在手术时，应顺其路径向头侧追寻至舌骨，应当切除包括舌骨附着直达舌根盲孔部分，尤其是舌骨至舌盲孔界限不清，应做柱性切除，方能保证不再复发。若术前已出现甲状舌管瘘，手术前可注入美兰指引瘘管的方向和切除范围，手术中需将瘘口一并切除。如手术切除不彻底或甲状舌管囊肿进一步发展可形成甲状舌管瘘，瘘口常有分泌物溢出，继发感染时瘘口周围红肿，有脓液溢出，一般仍需采用手术切除，复发率明显增高，因此应注意首次治疗的彻底性。

问：甲状舌管囊肿手术治疗的基本模式和注意事项。

甲状舌管囊肿主要采用手术切除的方式治疗。基本方式为沿舌骨水平横性切开皮肤，对于瘘口沿周围组织一并切除，然后沿皮下组织、颈阔肌、颈前带状肌分离显露囊肿或瘘管。术中需要注意以下问题：

（1）由于被炎症反复刺激，甲状舌管瘘病变组织边界不清，分离时容易遗漏导致复发，手术前可采用美兰定位。

（2）分离时切忌暴力，以免瘘管断裂、残端回缩、残留。

（3）在舌骨下方剥离囊肿或瘘管时，需防止损伤甲状舌骨膜和喉内神经。

（4）由于囊肿及瘘管同舌骨体关系密切，手术时应切除与之相连的舌骨体中份，以防止复发。

（5）部分患者囊肿与舌盲孔相同，在探查时应仔细，可行柱状切除，术毕结扎瘘口。

三、临床教学查房总结

本次临床查房以甲状舌管囊肿为重点对颌面部常见囊肿进行了学习，结合颌面部常见症状"颈部肿物"进行临床教学查房，探讨了"发现颈部无痛性肿物"为主诉的疾病诊断与鉴别诊断。在临床思维上，甲状腺囊肿、软组织脓肿、坏死性淋巴结结核以及神经纤维瘤等在影像学检查中都可表现为囊样肿块影。常规的病史询问与体格检查是进行诊断的主要依据，对"发现肿物××天"的患者进行病史收集时，对肿物的描述重点在于明确肿块的大小、数目、硬度、活动度（与周围组织有无粘连）及有无搏动感、有无压痛等症状，通过增长特点及相关体征变化可以初步判定肿物的大致情况。本次查房应明确颈部常见疾病及先天性囊性病变的鉴别，其中解剖位置分析是对发育性囊肿诊断的重要依据。在知识点掌握上，本病例初步诊断为甲状舌管囊肿。口腔颌面部囊肿根据其发生部位可分为软组织囊肿和颌骨囊肿两大类。其起源有：牙源性囊肿，主要包括根端囊肿及含牙囊肿；滞留性囊肿，主要包括黏液囊肿及舌下囊肿；胚胎发育性囊肿，主要包括面裂囊肿、甲状舌管囊肿、皮样囊肿等，其中以甲状舌管囊肿相对较多见。甲状舌管囊肿的诊断与治疗应强调其特征性，由于其病变与舌骨关系密切，包块随吞咽运动是诊断的主要依据，在手术切除时，要将囊肿和部分舌骨一并切除才能达到根治的目的。

第四节 研究前沿与思政教育

一、影像学检查对颈部囊性肿块的诊断意义与价值

颈部肿块种类繁多，临床症状隐匿，颈部解剖结构排列紧密，增强病例相对较少使得肿块定位性解剖标志常不明确，这给肿块的诊断与鉴别诊断带来一定的困难。影像学技术的发展能较好显示该病的病理特征，为疾病定性提供了一定的帮助。

影像学检查对颈部囊性肿块的诊断意义和价值主要体现在以下几个方面：

（1）鉴别发生部位：鳃裂囊肿主要为第二级鳃弓发育异常所致，多表现为颈外侧区囊性肿块；甲状舌管囊肿影像表现为甲状舌骨肌前正中线或中线旁薄壁、圆形囊性肿块，一般在舌骨平面囊肿直径最大；淋巴管瘤多发生于胸锁乳突肌后缘的锁骨；颈深部脓肿主要位于颈侧区和椎前区。

（2）区别囊性病变性质：发育性囊肿多表现为规则或不规则囊样影，而淋巴管囊肿和软组织脓肿呈分隔多房样改变。影像学资料显示，鳃裂囊肿伴感染时囊壁有强化，甲状腺胶样囊肿MRI均为高信号，神经纤维瘤类似于囊样密度影，增强后轻度不均匀强化，化脓性淋巴结结核的特征性CT表现为环状强化，血管瘤可在瘤体内发现静脉石。

（3）与周围组织关系的特征表现：甲状腺囊性肿瘤大多可见其周缘有多少不等的甲状腺实质包，甲状舌管囊肿矢状位较理想地显示出囊肿与舌根的关系，有时可显示囊肿上缘一管形结构指向舌根，囊肿较大时可压迫咽腔而使咽腔变窄，为较有诊断意义的征象。颈深部脓肿常侵入纵隔内或沿胸壁生长。鳃裂囊肿特征性表现为胸锁乳突肌后外移位，颈动脉鞘内后移位，颌下腺向前移位。由于颈部肿块表现多种多样，通过影像学CT、MRI检查等可多方位、多层次成像全面观察颈部囊性肿块。常对较大的肿块以及位置较深的肿块的定位定性起到重要作用。

二、思政教育——理论与临床实践

1. 如何做一名德才兼备的外科医生

医学属于自然科学中的生命科学范畴。实际上，医学与数学、物理、化学等自然学科完全不同，与动物学、植物学等生命学科也有偌大差异。因为医学的服务对象是人，而人是有思想、感情、意识的，甚至家庭、社会、经济、文化等背景都会对人的生命健康产生影响，人是自然与社会共同"打造"的，又是对自然和社会有"反应"的活的机体、活的灵魂。一名合格的外科医生，不仅要有丰富的理论知识、精湛的专业技术，更要有深厚的文化底蕴，做一名德才兼备的外科医生。

"知识就是力量"是英国哲学家培根的名言。培根认为，"阅读使人充实；会谈使人敏捷；写作与笔记使人精确……史鉴使人明智；诗歌使人巧慧；数学使人精细；博物使人深沉；伦理之学使人庄重；逻辑与修辞使人善辩"。但是如何提高外科医生的文化底蕴犹如"磨刀"与"充电"，这与一般的专业理论知识学习不同，那些文化底蕴的磨炼是带有根本性的，往往有益于一生。

在信息"爆炸"的年代，随着技术的发展、社会与民众需求的提高及来自舆论的压力等，作为一名外科医生，需要学习的东西很多，需要做的事情也很多。医生要不断地学习和跟踪本学科技术的最新进展，除了专业知识以外，诸如文学、艺术、伦理、法律、心理、社会等学科的书籍和知识都应该在涉猎之内。

文学可以弥补医生人生经历之不足，增加其对人与社会的体察；艺术可以激发人的想象，熏陶心境；伦理与法律给我们划出各种关系、语言与行为的界定。我们还应该了解中国医学历史，我国有许许多多的医学创造发明造福人类。从《口腔医学史》中，我们了解到中国口腔的四大发明。汉代张仲景所著《金匮要略》中记载的用砷失活剂治龋齿，比欧洲早1700年；唐代苏敬编撰的《唐本草》中记载有用银膏补牙，而欧洲从19世纪才开始使用这项技术；辽代墓中已有植毛牙刷，宋代已有多篇文章讨论牙刷与口腔卫生，而欧洲直到18世纪才开始使用牙刷；宋代王怀隐等人编著的《太平圣惠方》与《圣济总录》中详细记载牙齿再植的方法，而欧洲到19世纪才有这种手术。这些都是民族智慧的结晶，为推动人类文明进步作出了巨大贡献。

2. 思政分析

当我们储备了丰厚的哲学知识与人文底蕴时，我们便会有一种升华的感觉。这时，再追寻与反思医学或外科的目的，则不难理解，治疗（包括手术）显然不总是意味着治疗某种疾病，而是帮助患者恢复个人精神、心理与生理身体的完整性；在医患关系中，也不意味着我们只注重疾病过程，更应该考虑患者的体验和意愿。如是，我们才能将自己"塑造"成为真正的外科医生。

（王彦亮）

第九章
良性肿瘤及瘤样病变

第一节　基本知识点

口腔颌面部肿瘤除涎腺肿瘤外，尚存在牙源性和各种其他组织发生的肿瘤。肿瘤是指一种异常的组织肿块，其生长超过正常组织并与之不协调，而且当诱发的刺激因素停止后，其仍然会继续过度生长。瘤样病变是指具有肿瘤的某些特征，但其本质是炎症或增生性疾病。口腔颌面部是良性肿瘤及类肿瘤病变的好发部位。这类疾病可发生在口腔黏膜、大小涎腺、上、下颌骨，面颈部皮肤及软组织中的任何部位。在全身肿瘤中，良性与恶性的比例约为1∶1，而口腔颌面部肿瘤良性比恶性多。据口腔颌面部不同肿瘤的统计分析显示，其中囊肿占20.25%，良性肿瘤占42.95%，瘤样病变占4.7%。口腔颌面部良性肿瘤多见于牙源性及上皮源性肿瘤，如成釉细胞瘤、多形性腺瘤等；其次为间叶组织肿瘤，如管型瘤、纤维瘤等。对良性肿瘤及口腔瘤样病变的认识，不仅需要组织病理学诊断，也须熟知其临床表现。许多瘤样病变与刺激因素有关，因此消除刺激因素，有助于防止病变切除后的复发。

一、色素痣

色素痣来源于表皮基底层能产生黑色素的色素细胞。根据组织病理学特点，色素痣可分为交界痣、皮内痣和混合痣三种。

1. 病情特点

（1）口腔颌面部多发生于面部皮肤，偶见于口腔黏膜。

（2）瘤体一般较小，边界清楚，表面光滑、平坦或稍高于皮肤。颜色多呈浅棕色或深棕色。当面部黑毛痣较广泛时，可严重影响患者的容貌。

（3）一般无自觉症状，如瘤体迅速增大、色泽加深、破溃，或痣周围皮肤出现卫星小点，以及疼痛等症状，应考虑为恶性变。

2. 治疗原则

（1）易受磨擦刺激的痣，可预防性切除。

（2）切除痣应在其边界外、正常皮肤上作切除。

（3）较小的痣切除后，直接拉拢缝合。面积较大的痣，可分期切除，也可一次性全部切除，选用局部皮瓣或游离皮肤移植修复。

（4）恶性变者，治疗原则同恶性肿瘤。

二、纤维瘤

纤维瘤系发生于真皮纤维结缔组织内，表现为细胞灶性增生的良性肿瘤。病因可能系皮肤或黏膜局部损伤导致的反应性增生，部分可能与病毒感染有关。

1. 病情特点

（1）较常见，可发生于口腔各部位，但以颊、舌、下唇及牙龈处为多。

（2）一般为无痛性缓慢生长的肿块，常见的大小为直径2～20 mm。瘤体质地较硬，表面光滑，边界清楚，呈球形或节状，有蒂或无蒂，可活动，表面覆盖有正常皮肤或黏膜。

（3）瘤体表面可因损伤而破溃，继发感染后可出现疼痛。

（4）多次手术复发者，可恶性变。

2. 治疗原则

通过手术切除，彻底切除，避免复发。

三、牙龈瘤

牙龈瘤来源于牙周膜及牙槽骨的结缔组织。按病理组织结构不同，牙龈瘤分为肉芽肿性、纤维性、血管性及巨细胞性四种。

1. 病情特点

（1）常见于中青年，女性较多。

（2）好发于前牙和前磨牙区的唇、颊侧。

（3）局部可有刺激因素存在，如龋齿、残冠、不良修复体等。全身或有妊娠及其他内分泌改变。

（4）多无自觉症状，生长缓慢，但妊娠期可迅速增大。

（5）瘤体大小不一，直径不等，呈分叶状。有的有蒂呈息肉状，无蒂者基底较宽。

（6）瘤体呈淡红色或深红色，质地依其不同类型有所差别。较大者瘤体表面可有对颌牙的齿痕，或咬伤感染。

（7）X线片可见骨质吸收，牙周膜腔增宽，牙移位等改变。

2. 治疗原则

（1）去除刺激因素。

（2）妊娠期龈瘤，可观察到分娩后再行处理。

（3）手术切除，切口应在瘤外2～3 mm的正常组织上，将肿瘤来源的牙周膜、骨膜及被侵犯的牙和牙槽骨一并切除。

四、脂肪瘤

脂肪瘤系起源于脂肪组织的良性肿瘤，可发生于全身任何有脂肪的地方。

1. 病情特点

（1）成年人多见，好发于多脂肪区，如颈部、颊部等。

（2）无自觉症状，瘤体大小不一，生长缓慢，颈部脂肪瘤易导致呼吸困难。

（3）可有一定界限，呈扁圆形或分叶状，触诊质软。

（4）紧压瘤体基部，覆盖的皮肤呈"橘皮"状。

（5）B超检查可帮助诊断。

2. 治疗原则

通过手术摘除，预后良好。

五、乳头状瘤

乳头状瘤系良性上皮性肿瘤。乳头状瘤较常见，部分乳头状瘤由人类乳头瘤病毒感染引起，广泛的多发乳头瘤或弥散的乳头瘤样改变提示人类乳头瘤病毒感染的可能。

1. 病情特点

（1）皮肤和黏膜均可发生，好发于唇、舌、腭及颊黏膜。

（2）多数为孤立的单个病变，直径1 mm至3 cm不等。

（3）多呈外突带蒂状、菜花样突起，基底无浸润。

2. 治疗原则

通过手术切除，应将基底部彻底切除。

六、神经纤维瘤

神经纤维瘤系起源于神经组织，由神经鞘细胞及成纤维细胞组成的良性肿瘤，分单发性和多发性两种，后者又称为神经纤维瘤病，是由常染色体异常导致的遗传性疾病。

1. 病情特点

（1）多见于青少年，男性较多。

（2）一般无自觉症状，生长缓慢。若来源于感觉神经，可有触痛。

（3）病变区皮肤呈现大小不一的咖啡色斑或小斑点。肿瘤质地柔软、边界不清，可扪及念珠状或丛状物。

（4）巨大的肿瘤会造成严重的颜面畸形、功能障碍，也可压迫骨质吸收。

（5）肿瘤虽血运丰富，但无压缩性。

2. 治疗原则

（1）通过手术切除。肿瘤局限者，可一次切除；肿瘤巨大者，手术切除时可配合应用微波热凝烧灼以减少出血，也可分次切除以改善外形和功能。

（2）肿瘤血运丰富，手术切除时出血较多，术前应做好充分准备。

七、神经鞘膜瘤

神经鞘膜瘤又称雪旺瘤，系起源于神经雪旺细胞的良性肿瘤。

1. 病情特点

（1）颈部为其好发区域，约占全身10%，颈部以交感神经为主，其次为臂丛神经和迷走神经。

（2）生长缓慢，多无自觉症状。若肿瘤持续增大，可出现相应神经功能异常，发生于感觉神经者，可有触痛或放射样痛。颈上交感神经丛来源可出现霍纳综合征，臂丛神经来源可出现上臂抬举困难等。

（3）瘤体一般较小，呈圆形或卵圆形，表面光滑，边界清楚，质地坚韧。由于颈部神经多为垂直走行，瘤体上下移动相对受限为其特征性表现。

（4）颈丛神经及迷走神经来源于瘤体、多位于颈动脉鞘附近。随瘤体持续增大，皆可推挤颈动脉移位，触诊易误认为是瘤体波动，诊断为颈动脉体瘤。

2. 治疗原则

通过手术摘除。术中注意保护来源神经的神经干，若难以完整摘除可沿神经长轴剖开摘除瘤体。

八、颈动脉体瘤

颈动脉体瘤又称化学感受器瘤或颈动脉体副神经节瘤，系发生于颈内、外动脉分叉处的化学感受器的良性肿瘤。

1. 病情特点

（1）常见于20~50岁成人，多为单侧发生，无性别差异。

（2）肿瘤生长缓慢，一般无自觉症状。少数患者可出现头晕、无力、心跳减慢及血压下降等颈动脉窦综合征的症状，也可因肿瘤压迫舌下、迷走或交感神经而出现相应的症状。

（3）肿瘤位于颈动脉三角，下颌角下方与胸锁乳突肌前缘间。肿瘤边界清楚，质地多呈中等硬度，较大的瘤体可向咽部突起。

（4）颈动脉受瘤体推移向浅面移位，肿瘤部位可触到传导性搏动，听诊有吹风样杂音。

（5）颈动脉体瘤可跨过分歧部向其浅侧扩展，将颈外动脉及颈内动脉推向两侧；血管造影可见颈内动脉与颈外动脉分叉增宽。

（6）B超、CTA、DSA检查对诊断颈动脉体瘤皆有帮助。

2. 治疗原则

（1）术前必须做好充分的准备，明确手术方案，做好颈动脉切断后的预案。

（2）手术难度较大，备充足血量，约1500～2000 mL，可请相关科室协助行血管重建。

（3）部分学者认为，颈动脉体瘤与动脉壁之间存在解剖间隙，但实际手术难以在保全血管的基础上完整摘除肿瘤，如需切除血管应尽量保留颈内动脉，而必须牺牲血管者，可选用自体血管移植或人工血管架桥修复重建颈内动脉通道。

（4）因身体状况或其他原因不适宜手术者，可行放疗，相对安全。

九、血管瘤

血管瘤系血管组织的良性肿瘤，或被认为是血管畸形，起源于残余的胚胎成血管细胞。按肿瘤的临床及病理学特点，一般可分为毛细血管瘤、海绵状血管瘤和蔓状血管瘤。目前有观点认为毛细血管瘤及海绵状血管瘤属于静脉畸形分类。

1. 病情特点

毛细血管瘤

（1）好发于婴幼儿；多见于面、颈、唇、颊及牙龈部位。

（2）瘤体高出或不高出皮肤与黏膜，呈鲜红或紫色，界限清楚。指压病变部位色泽可变白，解除压力后颜色复原。

（3）病变皮肤或黏膜色红者为葡萄酒色斑状血管瘤，瘤体突起，表面不平，形如草莓者为草莓状血管瘤。

海绵状血管瘤

（1）好发于婴幼儿；多见于唇、颊、舌、腮腺区及深部组织。

（2）部位表浅者，皮肤、黏膜呈蓝色或紫色。

（3）瘤体形状不规则，质地柔软，有压缩性并常可扪及静脉石。

（4）体位移动试验阳性，穿刺有血液。

（5）B超、瘤腔造影等检查有助于进一步诊断其大小和范围。

蔓状血管瘤

（1）多见于成年人；好发于皮下及耳廓，皮肤也可受侵犯，皮色呈红斑状改变。

（2）触诊可扪及念珠状或蚯蚓状迂回，弯曲粗大而有搏动的血管，并有震颤感。

（3）听诊可闻吹风样杂音。

（4）病变广泛者，可累及肌肉、骨质与其他器官。

2. 治疗原则

血管瘤的治疗方法有很多，应根据肿瘤的类型、部位、大小以及患者的年龄等具体情况选用相应的治疗方法或综合疗法。

（1）手术治疗：适用于各型能手术切除者，是蔓状血管瘤主要的治疗方法。

（2）注射疗法：适用于海绵状血管瘤。常用硬化剂、化疗药物及激素注射，常用的药物有5%鱼肝油酸钠、平阳霉素、地塞米松注射液等。激素治疗适用于迅速生长的婴幼儿海绵状血管瘤和草莓状血管瘤。

（3）放疗：婴幼儿血管瘤对放射线敏感，可控制其发展或消散。因射线有致癌和影响颌面部生长发育的可能，故应慎重。同位素贴敷治疗毛细血管瘤效果尚佳，治疗作用只发生在血管瘤局部，而对周围正常组织及全身无影响。

（4）冷冻治疗：适用于表浅的海绵状血管瘤和草莓状血管瘤。

（5）激光治疗：适应证同冷冻治疗。

（6）微波热凝治疗：适用于巨大型海绵状血管瘤，配合手术应用，可显著减少术中出血。

（7）血管栓塞治疗：适用于蔓状血管瘤，但有并发症的可能，甚至危及生命。

十、淋巴管瘤

淋巴管瘤系淋巴管发育异常形成的一种先天性良性肿瘤，现归属于脉管畸形分类。按临床和组织学特点，可分为毛细管型、海绵型和囊肿型。

1. 病情特点

毛细管型淋巴管瘤

（1）好发于黏膜，多见于唇、颊及舌部。

（2）肿瘤边界不清楚，黏膜上呈现无数小圆形囊性颗粒，呈无色或淡黄色。

（3）口腔黏膜的淋巴管瘤常与血管瘤同时存在，表现为黄色、红色混杂囊性颗粒，呈五彩葡萄色状。

海绵型淋巴管瘤

（1）好发于皮下或黏膜下，累及深层组织；多见于唇、颊、舌及颌下区。

（2）病变位于面、颈部者，皮肤色泽正常，瘤体柔软，无压缩性。肿瘤可继发感染，反复炎症者瘤体变硬。

（3）发生于舌部者，可造成舌体肥大，称之为巨舌症。舌体肥大导致颌骨发育畸形

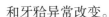

和牙胎异常改变。

囊肿型淋巴管瘤

（1）多见于婴儿、儿童的颌下区和颈侧部。

（2）瘤体大小不一，表面皮肤正常。触之柔软，有波动感，但无压缩性。

（3）体位移动试验结果呈阴性，透照试验结果呈阳性。

（4）穿刺内容物为透明、淡黄色水样液体，镜检见淋巴细胞。

2. 治疗原则

（1）手术切除：适用于囊肿型。或无论何型，病变局限者均可一次性切除。病变广泛不能全部切除者，可分次切除以改善外形和功能。

（2）硬化剂注射治疗：适用于海绵型淋巴管瘤。

（3）激光和冷冻治疗：适用于毛细管型淋巴管瘤。

十一、嗜酸性淋巴肉芽肿

嗜酸性淋巴肉芽肿又称嗜酸性细胞增生性淋巴肉芽肿。其病因不清楚，主要表现为淋巴结肿大，淋巴细胞增生及嗜酸性粒细胞浸润。

1. 病情特点

（1）常见于青壮年，男性较多。

（2）好发于腮腺、颧颊部及颌下区。可发生在单侧，也可见于双侧。

（3）肿块生长缓慢，时大时小。患者自觉局部皮肤有瘙痒。

（4）病史较长者，病变区皮肤粗糙变厚，色素沉着。

（5）肿块边界多不清楚，质软。病程长者，肿块质地可变硬似橡皮状。

（6）常伴区域性淋巴结肿大，但无压痛。

（7）血象检查提示嗜酸性细胞明显增高。

2. 治疗原则

（1）放疗敏感，可使病变消退。复发者再行放疗仍然有效。

（2）多发性病变可采用化疗及激素治疗。

（3）手术切除只适用于病变局限者。

十二、畸胎瘤

畸胎瘤系胚胎期异位组织所形成的良性肿瘤，认为其来源于多向分化潜能的干细胞肿瘤，通常含有三个胚层的多种组织。

1. 病情特点

（1）常见于婴幼儿及儿童。

（2）好发于腭、口底等部位。

（3）肿瘤内可含多种组织，如皮肤、毛发及牙齿等。

（4）X线片，可见有钙化的不透光影。

（5）极少数可为恶性畸胎瘤。

2. 治疗原则

通过手术切除。若为恶性者，应按恶性肿瘤的治疗原则处理。

十三、结节病

结节病又称类肉瘤病，是一种病因尚不清楚的全身肉芽肿性疾病。颌面部主要表现为腮腺和颈部淋巴结肿大。

1. 病情特点

（1）多见于20~40岁人群，女性较多。

（2）皮肤病损区常有暗红色丘疹、结节或结节性红斑，可分布在面部及四肢，经数月或数年后可逐渐消退而遗留色素斑。

（3）唇部病变多见，也可见于颊、舌、腭及腮腺区。局部组织增生、肥厚，可触及结节。

（4）全身可有多个系统受损，肺部损害最为常见。严重者可因肺组织纤维化而出现肺功能不全。

（5）常见颈部淋巴结肿大。部分患者也可出现肺门淋巴结肿大。

（6）病理检查可帮助确诊。

2. 治疗原则

（1）无症状的黏膜下或皮下结节及颈部淋巴结病损区可不做特殊治疗，随访观察，有的患者可自行消退。

（2）唇部肿胀及黏膜下结节病可局部注射地塞米松。

（3）病变局限者，可采用放疗。

（4）病变侵及全身或重要器官者，可全身应用激素及化疗。

十四、牙瘤

目前，牙瘤被认为是成牙组织的错构瘤或由发育畸形导致，并非真性肿瘤。肿瘤内可见牙本质、牙骨质和牙髓组织，根据这些组织排列结构不同可分为组合性牙瘤和混合性牙瘤两种。

1. 病情特点

组合性牙瘤

（1）常见于青年人，无性别差异；好发于上颌前牙区。

（2）无痛性生长，患者多在无意中发现，若肿瘤压迫神经可出现疼痛。

（3）无痛性膨隆性缓慢生长，一般瘤体较小，多数直径在 1~3 cm，患者多在无意中发现。

（4）当瘤体增大造成明显的骨膨隆后，覆盖其表面的软组织可因损伤而形成溃疡，若肿瘤压迫神经可出现疼痛。

（5）X 线片显示，颌骨内有形状不同、大小不等的多个牙齿影像。

混合性牙瘤

（1）常见于青年人，女性较多；好发于下颌磨牙区。

（2）无痛性膨隆性缓慢生长，一般瘤体较小，多数直径在 1~3 cm，患者多在无意中发现。

（3）当瘤体增大造成明显的骨膨隆后，覆盖其表面的软组织可因损伤而形成溃疡，若肿瘤压迫神经可出现疼痛。

（4）X 线片显示，颌骨内有圆形或椭圆形的透射度，近似牙齿组织的一团影像。

2. 治疗原则

通过手术摘除，预后良好。

十五、成釉细胞瘤

成釉细胞瘤系牙源性上皮性良性肿瘤，占牙源性肿瘤的 60%，它可能来源于牙源性上皮、牙源性上皮剩余或牙源性囊肿的衬里，成釉细胞瘤被认为是属于易复发、易恶变的"交界瘤"。

1. 病情特点

（1）常见于青壮年，男女性别无差异。

（2）多发生于下颌骨磨牙区、角部和升支部。上颌磨牙区亦偶见发生。

（3）肿瘤呈缓慢无痛性进行性生长，多向颊侧膨隆，可造成明显的颌骨畸形、咬合错乱和牙移位松动。肿瘤表面黏膜一般正常，但常见对颌牙的齿痕。

（4）骨质吸收变薄，按之有乒乓球样感。当骨质完全吸收，则有波动感。若肿瘤为实性，触之质软。

（5）穿刺无液体或有棕褐色液体。

（6）X线片显示有单囊型、多囊型及蜂窝状型三种类型。多数为多囊型，囊腔阴影大小不等，呈圆形或卵圆形，边缘呈切迹状或波浪状，累及的牙根有锯齿状吸收。

2.治疗原则

应根据患者的年龄、病变的大小和部位等选择不同的手术方法。

（1）单纯刮除术：适用于年龄小、病变范围局限的单囊型。骨腔壁应配合化学药物烧灼或磨钻处理，可减少肿瘤复发。

（2）局部切除术：对较小的肿瘤，如位于下颌骨应做方块截骨；位于上颌骨应行适当的扩大截除，截骨范围应包括正常组织0.5 cm以上。

（3）根治性截骨术：较大的上、下颌骨肿瘤，应施行根治性上颌骨切除术，下颌骨与肿瘤一并整块切除。下颌骨切除后，可采用肋骨或髂骨移植。

十六、牙源性腺样瘤

牙源性腺样瘤又称腺样成釉细胞瘤，是一种牙源性良性肿瘤，既往属于成釉细胞瘤的一种。目前认为是一种独立的类型，已从成釉细胞瘤中独立出来。

1.病情特点

（1）患者多为10～30岁，女性较多。

（2）常见于前牙区，上颌多于下颌。

（3）肿瘤生长缓慢，一般无自觉症状。瘤体增大可致局部骨质膨隆。

（4）X线片显示，肿瘤生长的早期，如有埋伏牙，其冠周为囊状密度减低影像，似含牙囊肿的X线表现。肿瘤成熟期，则以密度减低影像内有成簇的点状钙化灶为其特征。

2.治疗原则

通过手术摘除，预后良好。

十七、牙源性钙化上皮瘤

牙源性钙化上皮瘤系一种良性肿瘤，是有局部浸润性生长的牙源性上皮性肿瘤。

1.病情特点

（1）常见于青壮年；男女性别无差异。

（2）多发生于磨牙区，下颌较上颌多见。

（3）生长在骨内者，多数与未萌牙有关，亦可发生在毗邻骨组织的软组织内。

（4）一般为无痛性缓慢生长，可引起颌骨膨隆。

（5）X线片显示，病变区有一定界限，放射透光区不规则，内含大小不等的不透光

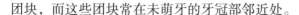

团块，而这些团块常在未萌牙的牙冠部邻近处。

2. 治疗原则

通过手术切除。小的病变可行刮治，大的肿瘤宜采用包括部分正常组织的切除术。手术不彻底可复发。

十八、牙骨质化纤维瘤

多数学者认为牙骨质化纤维瘤、骨化纤维瘤、牙骨质—骨化纤维瘤均属同一病变。一般认为其来源于牙周韧带成分的肿瘤性纤维—骨性改变。

1. 病情特点

（1）常见于青年人，女性较多。

（2）好发于下颌前磨牙和磨牙区，上颌骨也可发生。

（3）为无痛性肿块，质硬。

（4）X线片显示，肿瘤边界为清晰的密度减低区，其内有大小不一的成团钙化物。

2. 治疗原则

行手术剜除或切除术，预后良好。

十九、颌骨骨化性纤维瘤

颌骨骨化性纤维瘤为颌骨比较常见的良性肿瘤，根据肿瘤中所含纤维成分和骨质成分比例的多少，分别命名为纤维骨瘤和骨纤维瘤。

1. 病情特点

（1）常见于年轻人，女性较多。

（2）以下颌骨多见，下颌多见于前磨牙区下缘和下颌角处。

（3）上颌骨肿瘤多位于尖牙凹、颧弓和副鼻窦处，可侵犯眶底导致眼球突出或移位。

（4）生长缓慢，早期无明显自觉症状。肿瘤长大后可引起颌骨膨隆导致面部畸形及牙移位，最终使咬合紊乱。

（5）X线片表现为颌骨膨隆，邻牙可被推移，病变区同时伴有密度减低与程度不同的钙化。

2. 治疗原则

临床上易与骨纤维异常增殖症、家族性颌骨肥大及骨瘤相混淆。可通过手术剜除或切除，预后良好。

二十、颌骨骨瘤

骨瘤是一种较常见的良性肿瘤，从骨表面的骨膜发生的骨瘤称外周性骨瘤，由骨内膜发生的骨瘤称中心性骨瘤。

1. 病情特点

（1）多见于青年人；男女性别无差异。

（2）上颌骨多于下颌骨，发生在下颌骨者，多生长在下颌骨体的舌侧和下颌角下缘部位。

（3）外周性骨瘤多于中心性骨瘤。骨瘤的组织类似皮层骨，但无哈佛氏系统和骨小梁。

（4）无自觉症状，生长缓慢，仅引起颌骨局部膨隆。

（5）当中心性骨瘤膨隆压迫神经时，可出现局部麻木感。

（6）X线片显示为均质的圆形阴影，常位于磨牙根下方的骨皮质中。

2. 治疗原则

通过手术剜除或切除，预后良好。

二十一、骨纤维异常增殖症

骨纤维异常增殖症又称骨纤维结构不良，病因尚不清楚。一般认为，本病并非真性肿瘤，属于以骨内有化生为骨质能力的纤维组织异常增生，并取代正常的骨质为其特征的病变。

1. 病情特点

（1）多发生于儿童及青少年；男女性别无差异。

（2）常见于上颌骨、颧骨，也可发生于下颌骨。

（3）病程一般较长，成年后病变可停止发展，但也有终生逐渐生长者。

（4）多无自觉症状，偶可出现不适。病变区骨质膨隆，皮质变薄，但很少造成牙松动、移位和咬合异常。

（5）当上颌骨病变波及眼眶时，可使眼球移位。病变向内侧隆起，可出现鼻阻塞等症状。

（6）X线片显示，病变骨质边界与松质骨无明显界限，病变区呈毛玻璃状，也可呈斑片状致密影，部分有囊性阴影。

（7）患者可出现血清碱性磷酸酶增高，但血磷和血钙均正常。

2. 治疗原则

（1）手术治疗时机宜选择在青春后期，以病变已停止发展为宜。

（2）肿瘤边界不清，目的是纠正畸形，改善外形，应注意矫枉过正。

（3）极少数患者可发生恶性变，恶变者应按恶性肿瘤治疗原则处理。

（4）骨纤维异常增殖症禁忌放疗，因放射线有可能诱发肉瘤发生。

二十二、牙源性黏液瘤

牙源性黏液瘤的病因存在一定争论，可来源于牙胚发育时期的残余原始间叶组织或纤维组织基质的黏液样退行性变，瘤内常存在牙源性上皮，该肿瘤属于具有侵袭性的良性肿瘤。

1.病情特点

（1）多发生于青年；男女性别无差异。

（2）下颌较上颌多见，好发于前磨牙及磨牙区，常伴有缺失牙或未萌出牙。

（3）生长缓慢，早期无明显症状，偶见局部麻木或疼痛。

（4）肿瘤增大后，可出现颌骨畸形、牙松动或移位。肿瘤穿破皮层骨可形成结节状隆起，触之质软。

（5）X线片显示，病变区骨质呈蜂房状透光阴影，房隔较细，肿瘤周边不整齐。

2.治疗原则

以手术切除为原则。因肿瘤无包膜，呈局部浸润性生长，故应将包括部分正常组织在内的进行完整切除。

二十三、骨巨细胞瘤

骨巨细胞瘤又称为破骨细胞瘤，来自骨髓腔内原始间叶细胞，主要由多核巨细胞和较小的梭形和圆形间质细胞组成。

1.病情特点

（1）多见于青壮年；男女性别无差异。

（2）上、下颌骨均可发生，以下颌骨正中联合和前磨牙区多见。

（3）肿瘤生长缓慢，可有间歇性隐痛。若肿瘤生长加快，则提示有恶性变可能。

（4）可出现骨质膨隆，肿瘤若穿破颌骨可呈暗紫色或棕色。病变区牙齿可移位、松动和咬合错乱，可有病理性骨折发生。

（5）X线片显示，病变部位呈肥皂泡样或蜂窝状囊性阴影，边界清楚。

2.治疗原则

以手术切除为原则，根据肿瘤分级采用不同的手术方式，该病变对放疗敏感，不能手术者，可行放疗。

（1）Ⅰ级者可采用病变区彻底刮除加烧灼治疗。

（2）Ⅱ级者应行适当扩大切除。

（3）Ⅲ级者按恶性肿瘤原则处理。

二十四、巨细胞肉芽肿

巨细胞肉芽肿非肿瘤型良性病变，病因不清楚。一般认为是对颌骨内出血或损伤的一种增生性组织反应，具有局部侵袭性。

1. 病情特点

（1）常见于青少年，女性较多。

（2）上、下颌骨均可发生，尤以下颌前部多见。

（3）生长缓慢、无痛。病损可造成皮质骨板变薄，骨膨隆，但很少穿破骨皮质。

（4）X线片显示，病变骨质呈单房状囊性阴影，边界清晰。囊内可见骨样或骨小梁影。

2. 治疗原则

通过手术刮治，预后良好。

第二节　良性肿瘤及瘤样病变的临床分析逻辑思维

1. 从解剖生理学角度分析患者病情

根据肿瘤发生的位置、边界、病程、患者年龄、身体状况分析患者病情。以成釉细胞瘤为例，成釉细胞瘤一般多见于20~50岁的患者，好发于下颌骨，主要好发于磨牙后区和下颌升支部，上颌骨发生较少，少数可见于口腔软组织。成釉细胞瘤初期时无症状，随着疾病的缓慢进展，发生于下颌骨的成釉细胞瘤将持续生长，使颌骨膨大，周围骨质吸收变薄，其继续生长将侵袭周边软组织，导致患侧面部突然增大。成釉细胞瘤是最常见的牙源性肿瘤，熟悉颌面部相应的解剖结构，可了解疾病的相应变化。

2. 考虑形成原因

以牙源性肿瘤为例，它是指来源于成牙组织，即牙源性上皮，牙源性外胚叶，牙源性间胚叶组织的一类肿瘤。该类疾病的共同特点为好发于颌骨，青壮年多见。而在组织学上，肿瘤形态高度变异，但多含有成牙组织的某些特性。肿瘤性成牙组织病变来源多样，目前牙源性肿瘤的分类主要是依据肿瘤实质部分的组织来源结合肿瘤性质划分的。通过相应的病理报告，可以判断肿瘤的性质，明确肿瘤的诊断。

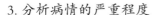

3. 分析病情的严重程度

良性肿瘤及瘤样病变主要发生在颌面部及相应的组织部位，因此对一些组织功能和颌面部形态有重要影响。以成釉细胞瘤为例，成釉细胞瘤多发生于青壮年，初期常无自觉症状，随着疾病的不断发展，首先会造成颌骨膨隆，导致畸形，左右面部不对称。根据肿瘤发生部位的不同，若肿瘤侵犯牙槽骨，可以使牙松动、移位或者脱落；当肿瘤压迫下牙槽神经时，患侧下唇及颊部可感麻木不适；当肿瘤发生于上颌骨时，随着肿瘤的增大，可能波及鼻腔，发生鼻阻塞；当肿瘤继续增大时，骨质破坏较多，还可能发生病理性骨折。

4. 做出初步诊断并鉴别

良性肿瘤患者多以容貌异常或者功能障碍作为主诉，前来医院就诊。此类患者可通过病史询问、视触叩听以及口腔全景片做出初步诊断，然后通过程序诊断分析法做进一步诊断。进行体格检查时，应仔细分辨病变大小、范围、质地、侵犯范围等，口腔专科检查判断口腔内是否有病变情况，B超检查明确囊性或者实性病变性质以及淋巴结的情况，必要时，可以先通过针吸患部进行病理诊断。同时，还要通过临床思维，结合辅助检查进一步鉴别诊断。如成釉细胞瘤，可以根据病史、临床表现、X线特点进行初步诊断。此外，典型的成釉细胞瘤完全可以通过X线做出诊断。成釉细胞瘤大多为实性，当囊性成分较多时，穿刺检查可以抽出褐色液体，这可与颌骨囊肿相区别，但最后的诊断仍要依靠病理检查。

5. 嘱患者做必要的进一步检查以缩小诊断范围

因良性肿瘤病程较长，发病初期少有症状，患者疾病通常是通过口腔X线发现或是有临床症状时才前来就诊。当病变发生在骨组织时，需要通过CT以明确病变范围；当病变发生在软组织时，需要通过MRI以明确病变范围。术前通过3D打印以及制作导板，有助于手术方案的选择和实施。

第三节　良性肿瘤及瘤样病变查房范例——颌骨成釉细胞瘤

一、患者基本病情及病例特点

1. 患者病史摘要

患者文某，女，40岁，已婚，因"发现右侧下颌骨无痛性包块二月余，缓慢增大"入院。

患者 2 个月前无意中发现右侧下颌骨有一约"蚕豆"大小包块,当时无疼痛不适,不影响咀嚼进食、语言及生活,未加注意。后在当地某医院就诊,行 B 超及 CT 检查,B 超结果提示"右侧颌下软组织内多发低回声结节,考虑淋巴结";CT 检查结果提示"右侧下颌骨病变,建议手术治疗"。患者因个人问题暂未处理。2 周前患者自觉包块缓慢增大,现已增大至"核桃"大小。门诊遂以"右侧下颌骨病变"将患者收治入院。

体格检查结果显示,颜面部不对称,右侧面下部轻度肿胀,表情正常无面瘫。右侧下颌骨可扪及一约 4 cm×2 cm 大小包块,质地较硬,界限清楚,表面光滑,不可活动。口腔检查结果显示,张口正常,张口度约三横指,牙列不齐,咬合关系可,右侧下颌后牙前庭沟区膨隆,质地较软,扪及乒乓感,C5、C6 颊侧及磨牙后垫区域疼痛不适,下颌前牙区麻木不适,穿刺抽出血性液体;口腔卫生可,口腔黏膜色红,有光泽,无充血破溃。患者目前精神尚可,体力正常,食欲可,体重无明显变化,大便正常,排尿正常。患者血象、心电图及胸片未见明显异常。

2. 病例特点

(1)患者为中年女性,病史较长,以骨性膨隆为主要症状前来就诊。

(2)病变呈渐进性,处于无痛性缓慢增长,从发现病变到来院就诊,病变持续时间约 2 个月,最初为无意中发现,约"蚕豆"大小,近来肿块逐渐增大,入院后病变约"核桃"大小,符合颌面部良性肿瘤的生长方式。

(3)口腔检查可见右侧下颌后牙前庭沟区膨隆,质地较软,按压后扪及乒乓感,这些都是颌面部囊性病变的体征特点。C5、C6 颊侧及磨牙后垫区域疼痛不适,下颌前牙区麻木不适,考虑病变累及下齿槽神经血管束,并要充分考虑成釉细胞瘤容易恶变的临床特点。

(4)穿刺抽出血性液体,要考虑血管性疾病,如颌骨中心性血管瘤,这类临床上少见且隐匿,但却是一种具有潜在危险性的疾病,容易导致大出血。部分颌骨囊性病变可表现为褐色液体,应加以区别,必要时可行 DSA 进行鉴别。

(5)患者 CT 提示"右侧下颌骨病变",因患者未保留 CT 片,目前拟重新复查,明确病变性质,同时作好下颌骨角化囊肿与成釉细胞瘤的临床鉴别。

3. 初步诊断

右下颌骨成釉细胞瘤。

二、查房讨论精要

1. 讨论环节一:病史收集

颌骨病变的患者通常以颌面膨隆、肿大、突起等畸形为主诉症状,在对患者进行病情分析时应初步明确病变的性质。首先要区别肿瘤或非肿瘤疾病（如由炎症、寄生虫、畸形或组织增生引起的肿块）；其次要鉴别肿瘤是良性还是恶性，因二者在治疗方法上是不同的。如果把恶性肿瘤当良性肿瘤治疗，就会贻误病情；反之，把良性肿瘤当恶性肿瘤治疗，将给患者带来不应有的损失，包括造成精神上的负担、后遗畸形和丧失语言、咀嚼功能等。询问病史及其他一般性资料对病变的诊断也有一定的指导意义，如骨纤维异常增殖症好发于儿童与青少年，青春期后增长缓慢并停止，恶性肿瘤好发于老年男性患者，角化囊肿好发于男性青少年，牙骨质化纤维瘤好发于女性青年，成釉细胞瘤多见于青壮年，性别无差异。在收集病史时，应当查询患者最初出现症状的时间、病变形态、确切的部位、生长速度以及最近是否突然加速生长。颌骨病变的临床特点对于大致判明病变的组织类型大有帮助。如颌骨的良性肿瘤以骨组织内膨胀性生长为主要表现，病变可向骨质薄弱区膨大发展，从而导致颜面部不对称。在病变部位和形态上，牙骨质化纤维瘤以上颌骨弥散性膨隆为主，可累及眶区导致眼球突出；牙骨质瘤位于牙根部位，呈团块状致密物；而成釉细胞瘤以下颌骨乒乓球样膨隆为主。在对颌骨病变进行体格检查时，病变大小、边界、质地、与邻近组织的关系非常重要，其大小通常以"cm"为单位计量，其侵及的范围常以牙位和颌骨的解剖标志进行描述。邻近结构如眼、耳、鼻的检查有助于判断肿瘤范围。在病史描述中要注意咬合关系，颌骨膨隆可导致咬合紊乱，正常黏膜表面可见对颌牙的齿痕或因咬伤出现的溃疡。部分患者可见牙齿移位或松动脱落，应避免将此作为恶性肿瘤的诊断依据。

影像学检查和穿刺抽吸囊液检查具有重要的辅助诊断意义。影像学检查项目包括观察病变为囊性还是实性；颌骨骨质以吸收为主还是增殖为主；病变边缘是否整齐光滑；病变内部是否含有牙齿样组织结构，毗邻牙根是否出现吸收。穿刺抽吸对于部分囊性病变具有诊断意义，如成釉细胞瘤与角化囊肿的鉴别诊断。

问：简述颌骨良性肿瘤的分类。

颌骨良性肿瘤可分为牙源性及非牙源性肿瘤两大类。牙源性肿瘤根据组织来源包括上皮性牙源性、间叶性和混合性；非牙源性肿瘤为中心性纤维骨性病变、骨源性肿瘤、软骨性肿瘤和纤维组织肿瘤。

牙源性肿瘤中上皮性牙源性肿瘤包括成釉细胞瘤、牙源性腺样瘤、牙源性钙化上皮瘤及牙源性钙化囊肿；间叶性牙源性肿瘤包括牙源性纤维瘤、牙源性黏液瘤、牙本质瘤、牙骨质瘤、牙骨质母细胞瘤、化牙骨质纤维瘤及巨大型牙骨质瘤；混合性牙源性肿瘤包括成釉细胞纤维瘤、成釉细胞牙瘤及牙瘤（混合性牙瘤及组合性牙瘤）。

非牙源性良性肿瘤中中心性纤维骨性病变包括骨化性纤维瘤、单骨性骨纤维异常增殖症及家族性颌骨肥大症。骨源性肿瘤包括骨瘤、骨样骨瘤及骨母细胞瘤。

2.讨论环节二：疾病的临床特征

成釉细胞瘤是最常见的牙源性肿瘤，其组织发生来源一般认为是牙源性上皮，即残余的牙板、造釉器及牙周组织中剩余上皮等。患者通常以颌骨膨隆或颜面部畸形为主诉症状。患者一般无疼痛，生长缓慢，病史数月至数年不等，早期无自觉症状。在进行病情分析时，首先应明确哪些疾病容易导致患者出现颌骨膨隆，颜面畸形，并逐一进行排除。如骨化性纤维瘤也有颌骨膨隆，颜面畸形的症状，但多位于上颌骨者，常波及颧骨，患者伴有眼眶畸形，眼球突出或移位，甚至会产生复视症状。肿瘤临床表现上除引起面部畸形外，还可导致咬合关系错乱，可致牙移位、松动、脱落。肿瘤生长的早期无自觉症状；肿瘤明显长大后，可出现牙松动、移位或脱落；肿瘤进一步发展可以突破骨皮质进入软组织而影响口腔的吞咽、咀嚼和呼吸功能。注意检查口腔邻近器官，上颌骨巨大成釉细胞瘤可引起鼻阻塞，眼球移位、复视，鼻泪管阻塞，部分口腔颌面部恶性肿瘤也有类似表现。体格检查应注意肿瘤边界是否清楚，表面黏膜和皮肤有无异常，这是与恶性肿瘤的鉴别依据之一。临床的异常表现说明病变的迁移变化和侵袭范围，应根据患者的病情变化来具体分析，口腔功能障碍提示成釉细胞瘤的发展已突破骨组织，进入软组织；张口受限说明成釉细胞瘤已侵及咀嚼肌；吞咽功能障碍表明肿瘤已波及咽部；鼻阻塞，眼球突出、移位及流泪提示肿瘤已破坏鼻眶筛结构；下唇及颊部麻木不适症状提示成釉细胞瘤已压迫下齿槽神经。制定手术方案时应考虑以上症状；还应注意区分成釉细胞瘤与其他牙源性肿瘤，其他牙源性肿瘤也表现为颌骨膨大，X线表现类似，但临床上相对少见。在鉴别诊断上，一般X线片显示囊状阴影并伴有钙化灶应考虑为其他牙源性肿瘤，如牙源性腺样瘤，X线表现为单房囊性阴影，但常有钙化小点，牙根可压迫吸收而呈斜面状，但最终诊断必须依赖于病理检查。

问：简述成釉细胞瘤X线表现特点。

成釉细胞瘤根据其X线表现可分为多房型、蜂窝型、单房型和局部破坏型四种类型，成釉细胞瘤的早期在颌骨内呈蜂窝状或肥皂泡沫状透射性阴影，X线特点为牙根附近有数个圆形的密度减低区，四周围绕白色致密线条；随病变发展各房室的间隔全部吸收，而成为单房并产生子瘤，X线表现特点为单房病变边缘呈半圆形切迹肿瘤，扩展区可见蜂窝状的密度减低区。病变可累及骨壁和牙齿导致相应影像学改变，共同X线特征如下：①骨壁膨隆，以向唇颊侧为主；②骨密质消失，多见于牙槽骨；③肿瘤内含牙或不含牙，含牙者以阻生牙、埋伏牙或多生牙最为常见；④牙齿移位，牙根呈锯齿状吸收；⑤肿瘤向牙根与牙根之间浸润，可累及牙根吸收；⑥肿瘤无钙化征象。

问：简述成釉细胞瘤与牙源性角化囊肿的区别。

成釉细胞瘤最易与牙源性角化囊肿混淆。牙源性角化囊肿一般以单发性囊肿多见，也可以为多发性囊肿。牙源性角化囊肿引起的骨质膨隆可扣及明显乒乓感，有些患者的患部膨胀向舌侧并穿破舌侧骨壁，穿刺抽吸出的囊液为淡黄色或草黄色液体，大多可见黄色或白色角化物间杂其间，显微镜下可见胆固醇结晶。X线检查可帮助鉴别诊断，其大多数表现为单房型，囊肿边界清楚，有白色致密线条。有些病理依靠临床表现和X线仍难以鉴别，特别是当囊肿与成釉细胞瘤同时存在时，需借助病理检查才能最后确诊。

3. 讨论环节三：疾病的诊疗模式

成釉细胞瘤的治疗主要为手术切除，但具体手术方案应根据病理类型进行个体化设计。成釉细胞瘤属临界瘤，局部呈浸润性生长，要求在肿瘤外正常组织0.5 cm以上行颌骨切除术，对范围较局限，切除时可做下颌骨箱状切除，截骨后立即行骨移植术修复骨缺损，如髂骨移植或肋骨移植，若缺损过大，应首选血管化髂骨肌瓣修复骨缺损。单房型成釉细胞瘤主张做保守性彻底刮除术，术后定期严密随访，若有复发，再做刮除术或截骨术。成釉细胞瘤术后可以复发，复发原因与手术方式有一定关系，一般刮除术复发率最高，下颌骨部分切除术较少。部分成釉细胞瘤患者若未能及时治疗可以恶变，若患者出现病理性骨折或感觉麻木时尤其应关注。

三、临床教学查房总结

本次临床教学查房的主要目的是让学生了解颌面部良性肿瘤的临床表现与诊疗模式。在临床思维上，学生要学会鉴别颌骨良性肿瘤与恶性肿瘤，了解两者的生物学特性并不一致，主要包括发病年龄、生长速度、生长方式，与周围组织的关系、症状、转移对机体的影响。在病史收集和体格检查时应针对这些问题进行分析。在知识点掌握上，清楚成釉细胞瘤是临床最为常见的颌骨良性病变之一，在病理上属于牙源性良性肿瘤，肿瘤生长速度相对较慢，对周围组织可产生推移作用。患者初期临床表现多为颌骨缓慢、渐进性膨大和骨质破坏，患者多以发现颌骨膨隆或面部畸形为主诉就诊。如果成釉细胞瘤持续增长可导致咬合关系错乱，鼻阻塞，眼球突出、移位及流泪等临床表现，应与恶性肿瘤相鉴别。成釉细胞瘤根据其X线表现可分为多房型、蜂窝型、单房型和局部破坏型四种类型，其中单房型表现为圆形的密度减低区，应与牙源性角化囊肿相鉴别。目前，成釉细胞瘤的治疗存在一定的争议，部分学者认为成釉细胞瘤虽然是良性肿瘤，但因其有局部侵袭性和较高的复发率，建议在肿瘤外正常组织0.5 cm以上范围行颌骨切除术；部分学者认为颌骨切除后对患者面容及口腔功能影响较大，患者的生活质量会急剧下降，且该肿瘤虽易复发，但恶变较少，尤其是单囊型成釉细胞瘤在治疗方案的选择上，与其他亚型的成釉细胞瘤又存在一定的不同，可先行多次彻底刮除，如无明显效果再考虑切除。目前，越来越多的治疗手段得以应用，近年来也有采用开窗减压术治疗单囊型成釉细胞瘤的相关报道。

第四节　研究前沿与思政教育

一、PET-CT对肿瘤良、恶性筛查的应用价值研究

早期发现，正确诊断是肿瘤治疗的关键。医务工作者必须具有高度的责任感和对颌面部肿瘤的警惕性。对每个疑为肿瘤的患者作认真细致的检查，善于将症状、体格检查和各种检查所取得的多方面资料加以综合分析，对怀疑为恶性肿瘤的患者作出早期和正确诊断。如何鉴别肿瘤的良、恶性是目前肿瘤诊断与治疗的重大课题，其中PET-CT的出现和应用为解决这一难题提供了技术手段。PET-CT是通过以代谢显影和定量分析为基础，利用正电子核素为示踪剂，从分子水平观察人体内的生理变化，利用肿瘤细胞的代谢异常，从而达到早期诊断的目的，并能确定治疗疗效，了解肿瘤有无变化和有无复发。尽管PET-CT具有广泛的应用前景，但相关费用昂贵且辐射对人体有一定的影响，建议在有充分临床考虑的情况下实施该检查。

二、采用个性化三维打印模型修复颌骨术后缺损的研究进展

颌骨不仅为颌面部解剖形态提供骨性支持功能，同时还参与了口腔咀嚼、吞咽、呼吸等重要生理功能。颌骨肿瘤导致的软硬组织缺损变形、面部畸形和功能障碍，会严重影响患者生存质量和心理健康，但颌骨精细而复杂的三维形态结构与功能的多样性使临床上对其功能修复具有极大的挑战。常规颌骨缺损修复手术模式存在手术时间长、手术风险大、手术实际效果与预期存在一定的差异等诸多问题，导致术后疗效相对较差。在精准医疗、个性化医疗和微创医疗逐渐成为医疗发展的未来趋势的背景下，随着数字医学的广泛推广，定制个性化三维打印模型技术日益成熟，利用个性化三维打印模型指导手术并成功修复组织缺损也有了更高的要求。对于颌面部骨组织的复杂解剖生理结构而言，个性化三维打印模型应具体到每个临床操作细节，如成釉细胞瘤患者在术中要考虑到如何处理好截骨部位、截骨量，如何选择并放置合适的固定材料，如何明确供体部位的截骨量和截骨方式等。在进行模型制备时，术者需要完成术前虚拟设计、数字化导板制备，术前模型设计与病变组织，血管的三维重建。该技术在效率和精确性上的优势已得到临床医生的共识，认为主要存在5个方面的应用价值和优势：①数据分析（analysis）；②设计规划（planning）；③模拟手术（virtual surgery）；④三维打印（three-dimensional printing）；⑤预期与实际手术的可比性（comparison of planned to actual results）。针对成

釉细胞瘤患者而言，采用个性化三维打印的优势还在于极大地缩短了手术时间，下颌骨缺损后如何截骨、怎样使用内固定器械、移植骨块与缺损部位相配对常常耗费了大量的手术时间，而在三维打印过程中，提前进行手术虚拟和导板制作节省了手术时间。在个性化三维打印前，术者需利用Mimics 17.0软件模拟手术的全过程，在模型上模拟骨科手术及内固定器械的放置，从而在三维模型中对治疗方案进行更直观的观察和调整；可以在重建的图像上任意放大及缩小图层，使图像的细节或整体有更清楚的表现。另外，软件提供了包括线距、角度、容积和骨密度的测量功能，为选择钛板的规格和型号提供了基本的依据。因此，将该技术应用于颌骨术后缺损修复应该是未来的发展趋势。

三、思政案例——人物简介

1. 口腔颌面外科专家张志愿教授

大学时期的张志愿，竭尽全力学习各种专业知识。在经过各种临床练习之后，张志愿可以熟练地把导管一直插到颈位动脉的分支。他白天给患者手术，晚上还要用动物动脉不断练习手术技巧。这些经历为他之后治疗动静脉畸形奠定了基础。

"有时候要坚持我自己的观点，可能也有点牛，不是牛气，是有点牛脾气。"因为学习勤奋刻苦，遇到难题勇于探索，张志愿被导师邱蔚六和同学们亲切地称为"老牛"。

作为一名外科医生，张志愿每日的生活就是"三点一线"，病房、食堂、寝室，好几年都没有出过医院的大门。不管多晚，只要有急诊，他就会让护士喊他起来，给急诊的医生做助手。张志愿认为，每见识一名患者，就可以提升自己在紧急情况下的专业判断能力。他这样忘我地投入一直持续了数十年。

口腔颌面部头颈部的恶性肿瘤，常常影响颈动脉和颅底等重要器官，严重威胁患者生命。传统的口腔颌面救治性外科治疗虽然切除了肿瘤，却会严重影响患者重要器官的形态和功能。张志愿开创了"多血管化游离组织瓣串联修复术""高位颈动脉重建术""个体化综合序列治疗策略"等治疗方法。这些创新的治疗方法，显著提高了患者的生存率，并使修复器官的功能得到充分恢复，他也因此得到了同行们的高度赞誉。

作为外科医生，张志愿深知责任重大，因此常驻扎病房为患者守夜，时刻掌握患者的术后病情变化。不仅如此，他对学生的要求极其严格，督促学生牢牢掌握临床知识，培养了一大批研究型临床人才。

2. 思政分析

大医精诚，张志愿院士的经历为我们展现了一位大医生的成长之路。他对专业技术的卓越追求永远是摆在第一位的。张志愿院士在大学期间就展现了对于专业技术的不懈追求，他博学好思，刻苦努力，对于各种高难度的手术操作都力求熟记于心。正是这种敬业精神成就了张志愿院士，也让他在颌面外科领域干出了一番事业。

凭借着对医术的不懈追求，以张志愿院士为首的一代又一代中国颌面外科医生，不断克服各种困难，在医学领域专精于自己的那一亩三分地，并不断深耕，做出各种创新，造福广大患者！

（秦瑞峰）

第十章
颌面部恶性肿瘤

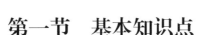

第一节　基本知识点

颌面部是人体重要器官集中的部位。不同器官部位发生的肿瘤，类型各异，生物特性也各具特点。口腔颌面部的恶性肿瘤可分为上皮源性恶性肿瘤、间叶源性恶性肿瘤、恶性黑色素瘤、浆细胞肉瘤和恶性淋巴瘤。其中，上皮源性恶性肿瘤以不同分化程度的鳞状细胞癌为主，其次为来源于小唾液腺的腺癌。颊、硬腭和口底黏膜下小唾液腺分布较多，这些部位的腺癌所占比例稍高于鳞癌。口腔癌中多为分化程度较高的病灶。间叶源性恶性肿瘤又称为肉瘤，多发于青少年及儿童，根据来源可分为软组织肉瘤和骨源性肉瘤，软组织肉瘤占全部恶性肿瘤的3.7%，而骨源性肉瘤占全部恶性肿瘤的2.1%。由于恶性肿瘤对人类健康有严重危害，所以受到人们的广泛关注。目前随着肿瘤分子生物学研究的迅速发展，肿瘤的早期诊断和综合治疗也有了新进展。

一、原位癌

原位癌又称上皮内癌，系指癌细胞仅见于黏膜上皮层或皮肤表皮层未穿破基底膜的病变。口腔黏膜原位癌有转变为浸润性癌的危险。

1. 病情特点

（1）多见于老年男性。

（2）可发生于皮肤或口腔黏膜，后者以唇舌部多见。

（3）局部表现多呈癌前病变状态，为白色或红色斑块，表面不平；或呈颗粒状、乳头状；也可形成浅表溃疡。

2. 治疗原则

原位癌是侧向发展的上皮内癌，无浸润，不转移，但可在短期内转变成浸润癌。

（1）治疗原则同恶性肿瘤。

（2）手术切除应包括病变外正常组织0.5～1 cm。

（3）可冷冻或激光治疗。

二、唇癌

唇癌指发生于唇红黏膜的癌，主要为分化良好的鳞状细胞癌，发生于唇部皮肤的多为基底细胞癌。唇癌易发生于户外工作者以及长期被紫外线照射的工人，大多病例有癌前病损，其中包括白斑、乳头状瘤及盘状红斑狼疮。

1. 病情特点

（1）多见于中老年人，大多数为男性。

（2）可能与长期户外工作、吸烟等因素有关，常在癌前病变的基础上发生。

（3）上、下唇均可发生，约90%的患者发生于下唇，下唇中外1/3处为好发部位。

（4）癌肿以外突型多见，溃疡型与浸润型较少。

（5）上唇癌转移率较高，下唇癌转移率仅为10%左右。其多数为区域性淋巴结转移，远处转移罕见。

2. 治疗原则

一般预后较好，以手术切除为主，关键在于唇部外形恢复及功能重建。

（1）原发灶表浅、发现较早的患者可用放疗或液氮冷冻治疗。

（2）手术切除是有效方法之一，切除范围应包括肿瘤外正常组织0.6~1 cm。切除后，缺损组织应立即修复。

（3）颈部淋巴结的处理：临床怀疑患者有转移或已确定转移时，应在原发灶切除的同时进行选择性颈部淋巴结清扫术。

三、舌癌

舌癌是最常见的口腔癌，以鳞状细胞癌最为常见。舌后1/3部位的癌肿多为分化不良的鳞状细胞癌，亦可为腺癌。

1. 病情特点

（1）多见于中老年人，男性稍多于女性。男性患者多有吸烟、饮酒等不良嗜好。

（2）好发于舌中1/3的边缘处，其次为舌腹、舌背及舌根，舌尖部发病少见。

（3）肿瘤相应部位常见有残根等慢性刺激因素存在，病变区也可见有白斑等癌前病变。

（4）肿瘤可呈溃疡型、外突型及浸润型。临床上，舌癌的生物学行为主要有两种：一种多见于浸润型肿瘤，生长肿块不大，但舌运动受限明显，自发性疼痛较为剧烈；另一类多见于溃疡型及外突型肿瘤，舌运动障碍不明显，亦无明显自发痛，但肿块较大且表面凹凸不平。

（5）病变范围广泛，因侵犯口底及舌根可造成舌运动受限，进而患者出现语言、咀嚼及吞咽功能障碍，并伴有严重癌性恶臭，晚期常呈恶病体质。

（6）颈部淋巴结转移率较高，约60%~80%，舌癌常转移至颌下淋巴结或颈深上淋巴结。

2. 治疗原则

（1）舌癌综合治疗效果较好，对放疗敏感的舌根癌应首选放疗。

（2）组织切除及修复：应根据患者的病变范围选择肿瘤的切除方式，如肿瘤转移至口底或浸润下颌骨黏骨膜应一并行下颌骨箱状或部分切除术。舌为咀嚼语言的重要器官，手术切除后舌体组织缺损较多者应行同期舌再造术，可用如前臂皮瓣、股外侧皮瓣或腓骨肌皮瓣进行修复。

（3）颈部淋巴结的处理：应根据颈部淋巴结的转移情况做选择性或根治性颈部淋巴结清扫术。

四、口底癌

口底癌常见于中度分化的鳞状细胞癌，口底癌常发生在舌系带的一侧口底前区，而发生于口底前部的要比发生于口底后部的恶性程度低。

1. 病情特点

（1）好发于中老年人，男性多见。

（2）常见为溃疡型，其次为浸润型和疣型。口底癌可来自白斑或扁平苔藓恶变，癌周可见伴存有白色病损区。

（3）早期癌灶应注意与复发性口疮、损伤性溃疡等鉴别。口底癌的触诊，特别是双指双合诊十分重要，可通过触诊了解肿瘤的性质和实际浸润部位。

（4）常伴有继发感染和疼痛，晚期向深层侵犯口底诸肌群，侵犯舌体后可导致舌运动障碍，固定于口内。

（5）癌肿可侵及下颌骨，使患者出现牙松动、病理性骨折等。

（6）早期可出现颈部淋巴结转移，常转移至颏下淋巴结、颌下淋巴结及颈深淋巴结。

2. 治疗原则

（1）以手术治疗为主，对放疗敏感的早期癌采用放疗可获得良好效果。

（2）病变范围较大或已侵犯颌骨者，可根据病理类型采用"术前放疗"或"动脉插管化疗"加手术治疗。

（3）手术治疗术式视患者病灶大小及侵犯范围确定，遗留的创面除极小病灶切除后可将舌创缘与黏膜直接缝合外，均应采用组织移植以修复口底，可选用邻近组织瓣或游离组织瓣修复，以保障舌的活动功能。

（4）注意双侧颈部淋巴结转移病变的治疗。口底癌较易侵及颈深淋巴结上群；无明确转移征象，原发灶切除后应行舌骨上淋巴结清扫术，患者有淋巴结转移应根据其转移情况考虑做选择性或根治性颈部淋巴结清扫术。

五、牙龈癌

牙龈癌发病率仅次于舌癌，居第二位。牙龈癌多为分化较高的鳞状细胞癌，生长缓慢。

1. 病情特点

（1）多见于40~60岁人群，男性稍多于女性。

（2）下颌牙龈癌较上颌牙龈癌多见。

（3）病变与口腔卫生不良、牙体缺损或义齿修复有一定关系，偶与黏膜病变，如白斑等同时存在。

（4）临床可表现为溃疡型或外生型，其中以溃疡型多见。溃疡病变侵及牙槽骨可使患者出现牙松动、移位或脱落，导致病理性骨折。下齿槽神经受累则下唇麻木，累及咀嚼肌群，可引起开口困难，甚至牙关紧闭。

（5）X线片显示恶性肿瘤的破坏特征：虫蚀状不规则吸收。

（6）颈部淋巴结转移。下颌龈癌常转移至颌下淋巴结、颏下淋巴结、颈深上淋巴结；上颌龈癌转移至颌下淋巴结、颈深上淋巴结。

2. 治疗原则

（1）以手术治疗为主，手术术式根据患者病变部位及范围确定。位于上颌的牙龈癌，可行上颌骨部分、次全或全部切除；若癌肿位于下颌牙龈者，可行下颌骨肿瘤扩大切除术。

（2）颈部淋巴结的处理：根据临床指征及上、下颌病变，分期或同时行选择性或根治性颈部淋巴结清扫术。

六、颊癌

多数以分化程度较高的鳞状细胞癌为主，其次腺样囊性癌、黏液表皮样癌及疣状癌也好发于颊部。

1. 病情特点

（1）常发生于中老年人，男性多于女性。

（2）多见于与磨牙咬合平面相对的颊黏膜区，可有不良修复物或残冠等刺激因素存在。部分患者发病与黏膜病有关，如白斑、扁平苔藓等。

（3）癌肿可表现为溃疡型、疣型及外突型。

（4）当病变侵及颊肌、翼下颌韧带及翼腭窝时，可引起张口疼痛与开口困难。

（5）淋巴转移率较高，常转移至颌下淋巴结、颈深上淋巴结，偶见转移至腮腺淋巴结。

（6）依据病理检查明确诊断。

2. 治疗原则

（1）以手术治疗为主，术前可辅以化疗或放疗。

（2）癌灶较小且表浅者，可采取冷冻治疗，也可在扩大切除后进行断层皮片移植修复。

（3）当病变范围大，肿瘤已侵及肌层或皮肤时，应行扩大切除，甚至做洞穿性切除。因手术造成的缺损，可用区域皮瓣修复，洞穿缺损应做双层修复。

（4）肿瘤侵犯颌骨者，应行包括颌骨在内的扩大切除。

（5）颈部淋巴结的处理：做选择性或根治性颈部淋巴结清扫术。

七、腭癌

腭癌多来源于腭部小涎腺的恶性肿瘤，以腺样囊性癌为主，少数为鳞状细胞癌。

1. 病情特点

（1）来源于小涎腺的恶性肿瘤发病年龄较小，而鳞状细胞癌则多见于50岁以上的人群，男性多于女性。

（2）硬腭多见于来自小涎腺的恶性肿瘤，常表现为外突型或浸润硬结型，一般生长速度较慢，由于黏骨膜与腭骨紧贴，故易在早期侵犯骨质。

（3）鳞状细胞癌好发于软腭部，溃疡型多见，且生长速度较快，常侧向浸润累及咽侧壁及翼腭窝，引起患者吞咽疼痛与开口困难。

（4）当肿瘤侵及腭大孔或切牙孔神经时，会出现相应神经支配区的麻木，突破腭骨可进入上颌窦，出现上颌窦癌症状。

（5）X线片可帮助了解骨质破坏程度及范围。

（6）淋巴结的转移主要为颌下及颈深上淋巴结转移，有时可转移至咽后淋巴结。

2. 治疗原则

腭癌放疗效果不佳，早期范围较小的原发灶可考虑进行冷冻治疗。腭癌手术后组织缺损的修复应予以重视。

（1）腭部涎腺恶性肿瘤，以手术切除为主。根据肿瘤的范围，采用局部扩大切除术、部分上颌骨切除术及全上颌骨切除术。

（2）手术造成的腭部缺损，由于口鼻相通，导致患者生活质量急剧下降，可在术后择期制作赝复体进行修复或手术同期选用组织瓣修复。

（3）颈部淋巴结的处理：临床未怀疑转移者可定期随访、严密观察，确定已有转移者，应做选择性或根治性颈部淋巴结清扫术。

八、上颌窦癌

上颌窦癌多为鳞状细胞癌，以中度分化为主。其中腺源性恶性肿瘤、纤维肉瘤、骨肉瘤及恶性淋巴瘤罕见。

1. 病情特点

（1）好发于中老年人，男性多于女性。

（2）临床主要表现为鼻异常分泌液、鼻阻塞、疼痛、面部肿胀、眼球移位、面部皮肤感觉减退等。

（3）患侧鼻腔涕中带血或为脓性分泌物并伴有恶臭。

（4）肿瘤穿破窦壁者，依其不同部位则呈现出相应的鼻部、面颊部、眼部、牙槽及腭部症状。随着肿瘤的增大，患者可出现开口困难、耳鸣、耳内闷胀感等症状。

（5）X线片及CT检查对临床诊断和治疗有重要的指导意义。

（6）病变早期做上颌窦穿刺抽吸活检；当肿瘤已穿破骨壁时，可直接切取组织进行活检以明确诊断。

（7）淋巴结转移：淋巴结多转移至颌下、颈深上，偶见淋巴结转移至耳前、咽后壁，晚期可通过血液循环转移至全身。

2. 治疗原则

由于上颌窦深在，多数病变发现较晚，通常在突破骨壁，颌面部出现肿物后患者才来就诊。上颌窦局部解剖关系较复杂，肿瘤扩展常累及邻区诸多重要组织及器官，因此上颌窦癌是头颈部较难控制的肿瘤之一，至今各种治疗方法均难对此区病变发挥满意疗效。

（1）以放疗和手术治疗为主的综合治疗。

（2）手术治疗术式有：全上颌骨切除术、上颌骨扩大切除术。术中应同时截除喙突，防止患者术后出现张口困难。

（3）上颌骨切除后的缺损，可在术后择期做赝复体修复。

（4）颈部淋巴结的处理：临床未怀疑有转移者可定期随访严密观察，确定已有转移者，应做选择性或根治性颈部淋巴结清扫术。

九、基底细胞癌

基底细胞癌是常见的一种皮肤癌，又称为"基底细胞上皮瘤"。其源于表皮基底细胞或毛囊外根鞘的低度恶性上皮性肿瘤，好发于户外工作者和老年人。

1. 病情特点

（1）常见于40岁以上人群，男性多于女性。

（2）好发于鼻、额、颞、眶下及颊部皮肤。

（3）多为单发，有时也见多发者。

（4）病变多呈溃疡型，初期为透明蜡样灰色小结节，逐渐增大，中心出现溃疡，周边高起发硬，溃疡表面可有结痂。当病变色泽呈暗棕色或蓝黑色时，应注意与恶性黑色素瘤鉴别。

（5）恶性程度低，很少发生转移。

（6）依据病理检查明确诊断。

2. 治疗原则

（1）手术切除，切除后的创面应同期整复，术后可放疗。

（2）可选择低温冷冻治疗。

（3）颈部淋巴结的处理：可定期随访、严密观察，必要时行选择性颈部淋巴结清扫术。

十、中央性颌骨癌

中央性颌骨癌是一种发生于骨组织内的上皮恶性肿瘤，可由囊肿或成釉细胞瘤恶变导致，主要起源于牙胚成釉上皮的残余组织。在组织类型上，可以是鳞癌，也可以是腺性上皮癌，以后者多见。

1. 病情特点

（1）多见于中老年人，男性多于女性；好发于下颌磨牙区。

（2）早期可无症状，当肿瘤侵及齿槽神经时可出现局部牙痛或下唇麻木，肿瘤可沿下颌神经管迁移。

（3）肿瘤可突破骨壁突出生长，肿瘤表面破溃，患者口腔出现严重癌臭味，常见牙松动、移位或脱落。

（4）病变早期X线表现为局限性根尖区骨质呈虫蚀样改变，后期则呈溶骨性破坏，侵犯上颌窦和鼻腔可出现鼻阻现象，侵犯眶底可出现复视现象。

（5）淋巴结的转移：可转移至颌下、颈深上淋巴结，晚期可经血行转移至全身。

（6）依据病理检查明确诊断。

2. 治疗原则

（1）以手术切除为主的综合治疗，可辅以放疗、化疗。

（2）手术切除范围应广泛，视病变部位行半侧下颌骨或全下颌骨切除术，侵犯眶底应同眶内容物一并切除。

（3）颈部淋巴结的处理：一般应同期行颈部淋巴结清扫术，确定有颈部淋巴结转移者，可根据实际情况选择根治性颈部淋巴结清扫术。

十一、骨肉瘤

骨肉瘤是一种原发于骨组织且高度恶性的骨源性肿瘤，以肿瘤细胞形成骨样基质为特征，根据临床表现可分为成骨型、溶骨型及混合型，其中又以混合型多见。

1. 病情特点

（1）多见于儿童及青少年，男性多于女性，下颌骨多于上颌骨。

（2）面骨均可发生，以膨隆为主要临床表现，肿瘤可突破骨壁导致面骨畸形，可出现病理性骨折。

（3）病变早期，局部常有间歇性疼痛或麻木感。

（4）肿瘤生长迅速，局部皮肤温度增高，皮肤张力较大，但很少破溃。

（5）血液检查结果中碱性磷酸酶常增高，数值越高预后越差。

（6）影像学检查：CT检查最有帮助，可明确病变范围。溶骨性骨肉瘤为骨质弥漫性破坏而无新生骨；成骨性骨肉瘤则显示密度增高；新生骨可呈日光放射状。

（7）骨肉瘤常经血液循环进行远处转移，以肺部多见，不排除肝、肾、脊柱转移，也可见颈部淋巴结转移者。

（8）依据病理检查明确诊断。

2. 治疗原则

（1）放疗不敏感，以手术切除为主要治疗措施，切除范围应广泛。

（2）已有远处转移者，可行化疗。

十二、软骨肉瘤

软骨肉瘤是仅有透明软骨分化的恶性肿瘤，可出现黏液样变、钙化和骨化。通常分为原发型、继发型，主要发生于骨膜，亦可由软骨瘤恶变而来。

1. 病情特点

（1）好发于青少年，男性多于女性。

（2）上、下颌骨均可发生，上颌多见于前牙槽骨、上颌窦区；下颌常见于磨牙区，上颌发病多于下颌。

（3）临床表现呈骨质膨隆，一般以肿胀或肿块为主诉，早期病变部位黏膜光滑、外观正常，肿瘤增大后可因创伤发生溃疡。常有牙齿脱落、局部疼痛或麻木症状；发生于上颌窦区可出现鼻塞症状。

（4）X线摄片显示，病变区有形状不规则的低密度影，内有散在大小不等的钙化斑。钙化呈不规则颗粒状、斑片状高密度影，分布不均。如肿瘤侵袭软组织可出现毛发蓬松样阴影；发生于上颌骨者，也可表现为大片致密团块影，部分有不规则的骨膜反应。

（5）肿瘤以血行转移为主。肿瘤多见经静脉转移至肺部，转移至其他脏器的较少。

（6）依据病理检查明确诊断。

2. 治疗原则

（1）对放疗极度不敏感，以手术切除为主要治疗措施，切除范围应广泛。

（2）软骨肉瘤截除患区颌骨，下颌骨软骨肉瘤者应同期做同侧颈部淋巴结清扫术。

第二节　颌面部恶性肿瘤的临床分析逻辑思维

1. 从解剖生理学角度分析患者病情

根据肿瘤发生的位置、边界、病程分析患者病情。以舌癌为例，舌癌一般多见于中老年男性，但近年来，发病年龄有更年轻化的趋势。舌癌多发生于舌缘，其次为舌尖、舌背。舌癌一般恶性程度较高，而且生长速度快，浸润性强，常波及舌肌，致舌运动受限。舌肌又分为舌内肌和舌外肌。舌周围有很多间隙、神经、血管等。舌癌是最常见的口腔癌，专科医生应熟悉相应的解剖结构，了解疾病相应的变化。

2. 考虑可能的致病因素

以舌癌为例，舌癌可由舌黏膜的癌前病变（如白斑、扁平苔藓）恶变导致，但多数患者与慢性物理或化学刺激密切相关。流行病学调查显示，舌癌也与患者的口腔卫生和个人生活习惯，如义齿刺激、吸烟、饮酒等因素相关。舌癌具有区域特性，在湖南、广东等喜欢嚼槟榔的地区的人群中好发。

3. 分析病情的严重程度

颌面部恶性肿瘤主要发生在颌面部骨组织及颌面部软组织，对一些组织功能和颌面部形态有重要影响。以舌癌为例，舌癌好发于中老年男性，患者初期常无自觉症状，表现为口腔溃疡，随着疾病的不断发展，可蔓延至口底及下颌骨；向后发展可侵犯腭舌弓及扁桃体。与此同时，舌癌常早期发生淋巴结转移，舌癌颈部淋巴结转移常发生于一侧。此外，舌癌可发生远处转移，一般多转移至肺部。

4.做出初步诊断并鉴别

颌面部恶性肿瘤患者常因疼痛前来医院就诊，此类患者通过病史询问、视触叩听等以及颌面部CT可以做出初步诊断。然后通过程序诊断分析法进行体格检查，仔细分辨病变大小、范围、质地、侵犯范围等，特别要注意淋巴结的情况，口内检查判断口腔内是否存在病变的促进因素，必要时，可以先通过病变处的病理切片进行初步的病理诊断。同时，还要通过临床思维，结合辅助检查进一步进行鉴别诊断。如舌癌，可以根据患者病史、临床表现、体格检查进行初步诊断。此外，舌癌还可以通过MRI检查进行初步诊断，判断侵袭的范围以及淋巴结转移情况。但舌癌的最后诊断仍要依靠病理检查。

5.嘱患者做必要的进一步检查以缩小诊断范围

因恶性肿瘤病变进展不一，发病初期症状不明显，故常被患者所忽略。患者常由于口腔颌面部的不明肿块以及疼痛时才前来就诊。当病变发生在骨组织及发生侵袭时，需要通过CT以明确病变范围；当病变发生于软组织时，可通过MRI以明确病变范围、涉及的解剖结构，更清楚地了解肿瘤与肌肉、血管的关系。医生需要在手术前制作相应的3D打印模型，明确初步的手术及修复方案。以舌癌为例，舌癌一般需要切除原发灶，并进行双侧颈部淋巴结清扫，若原发灶切除范围较小，可以直接缝合，若切除范围较大，则需要移植邻近组织瓣或游离的组织瓣进行修复。

第三节　颌面部恶性肿瘤查房范例——颊部鳞状细胞癌

一、患者基本病情及病例特点

1.患者病史摘要

患者罗某，女性，41岁，因"右颊部溃疡持续性增大伴疼痛二月余"入院。

患者2个月前无明显诱因发现右颊部黏膜出现黄豆大小溃疡，当时无发热畏寒，疼痛明显，遂自服消炎药物（药物名称及剂量不详），并局部用"溃疡散"等药物，但无明显缓解。2个月来，患者自觉溃疡逐渐长大并出现张口疼痛不适，进食刺激性食物时有火辣感，并伴少许出血。患者1周前于当地医院检查，经活检证实为"鳞癌"。现患者于我院就诊，门诊以"右颊癌"收入住院。患者患病以来精神、饮食及大小便正常。

体格检查结果显示，患者患病以来精神、饮食及大小便正常；颌面部对称无畸形，表情正常无面瘫，右颊部膨隆，表面皮肤正常无充血。口腔检查结果显示患者张口正常，张口度约三横指，牙列整齐，咬合关系正常，口腔卫生可，右侧颊脂垫尖部可见

2.5 cm×3 cm大小溃疡面，中心有缝合线头，触之易出血，病变下缘累及下颌前庭沟黏膜，扪及溃疡基底部有较硬浸润组织团块，压痛明显，其余口腔黏膜色红，有光泽，无充血破溃；舌外形正常，活动自如，苔白，无溃疡。双侧髁状突动度良好，关节无压痛，未闻及弹响。双侧颌下区及颈部未触及肿大淋巴结，颌下腺及腮腺无肿大及压痛，双侧腮腺导管开口无发红、水肿及脓性分泌物。咽后壁无充血，双侧扁桃体无肿大。

2. 病例特点

（1）患者为中年女性，无明显诱因，局部表现为"溃疡"，容易被忽视延误病情。

（2）患者病变位于右颊部黏膜，初期为黄豆大小溃疡，根据口腔溃疡给予对症处理，但无明显缓解，也无常见溃疡2周后自行愈合的情况。2个月来，患者溃疡反而逐渐长大，后期出现张口疼痛等不适现象。

（3）口腔检查显示，右侧颊脂垫尖部见2.5 cm×3 cm大小溃疡面，中心有缝合线头，触之易出血，累及下颌前庭沟黏膜，扪及溃疡基底部有较硬浸润组织团块，压痛明显，考虑为肿瘤病变累及。下颌未扪及明显淋巴结肿大，需要嘱患者做MRI检查进一步明确病变是否出现淋巴结转移及是否累及下颌骨骨壁。

（4）患者入院前曾行局部组织活检，外院病理活检结果为鳞癌，对于鳞癌的分化程度未做具体描述。

3. 初步诊断

右侧颊部鳞状细胞癌（T2N0M0）。

二、查房讨论精要

1. 讨论环节一：病史收集

早期发现是根治恶性肿瘤的关键。口腔位于浅表部位，张口直视即可见。一旦患者出现肿瘤病损，多数医生认为诊断不困难，然而在实际临床中，晚期恶性肿瘤患者前来就诊时，在既往史询问中多有误诊为牙龈炎、损伤性溃疡、上颌窦炎、骨髓炎、结核等不同疾病的历史，由于医生处置不当，从而使患者延误或失去治愈的最佳时期。因此，医生对肿瘤患者病情的了解不应只限于现病史，患者的年龄、职业和生活习惯，也要注意询问患者过去有无损伤史、炎症史、家族史以及接受过何种治疗等，这些问题对肿瘤发病规律的探讨和选择治疗方法均有所帮助。通过对口腔恶性肿瘤误诊进行分析得知以诊断为炎症的最多，包括牙龈炎、牙周病及冠周炎等；其次为神经痛。按肿瘤分型区别，误诊率最高为浸润型，主要原因在于医生对患者缺乏耐心，在询问病史时未详细了解病变的演变过程，未明确其发展情况，未了解疾病自愈或经治疗后好转或痊愈，在检查时仅做简单的望诊。对于口腔病变，触诊十分重要。触诊不但可以协助诊断，而且有助于了解病变波及的范围。

对患者进行病史询问时，还应分析患者患口腔肿瘤的病因，遇有患者进行可疑的任何描述，应抓住不放，不要忽视。此外，还应询问患者的年龄、职业和生活习惯，过去有无损伤史、炎症史、家族史以及接受过何种治疗等。如患者是否有烟酒嗜好、是否喜食火锅和槟榔，烟草的种类与口腔癌发生的关系至为密切，吸烟斗或抽雪茄者易致唇癌，咀嚼槟榔易发生颊癌，喜食火锅易致舌癌，饮酒可以增加口腔癌发生的概率，且概率随饮酒量增加而上升。饮酒与吸烟具有协同的致癌作用；有野外工作史，长期暴露在日光下者，在紫外线与电离辐射作用下易患皮肤癌；口腔情况是否健康，长期慢性炎性刺激与机械性损伤也被看作是一个可能的促癌因素。口腔卫生较差、残冠、残根以及不良修复义齿的相应部位可形成长期慢性刺激，在被长期慢性刺激后可发生癌变，其中以舌癌及颊癌多见。

医生在检查时应详细检查患者全身及口腔颌面部，一般可通过望诊、触诊来进行检查。望诊可以了解肿瘤的形态、生长部位、体积大小以及相应部位有无功能障碍，如是否有张口受限，是否有鼻塞、鼻出血及眼球运动障碍等；触诊可以了解肿瘤的边界、质地、活动度以及与邻近组织的关系，对淋巴结进行触诊检查尤为重要，以便判断淋巴结有无转移，对位于颊部、口底、舌部等的深部肿瘤应进行双手触诊；听诊对血管源性肿瘤的诊断有一定的帮助。

问：口腔癌有哪些致病因素？

口腔癌是头颈部较常见的恶性肿瘤之一，主要致病因素包括以下几种。

物理因素：口腔局部被反复刺激，如残根、残冠、锐利的牙尖，不良修复体等与口腔黏膜长期摩擦可发生舌癌、颊癌；不良习惯、吸烟也容易发生唇癌。咀嚼槟榔容易导致颊癌。长期从事野外工作，由于日光及紫外线照射时间过长容易患皮肤癌。

化学因素：部分违禁食物添加剂容易致癌。卷烟中含有69种致癌和促癌物质；酒精致癌已得到证实，而且与烟草致癌有协同作用。

生物因素：病毒可引起恶性肿瘤的发生，如鼻咽癌、恶性淋巴瘤的发生与EB病毒有关，近年来人乳头瘤病毒（HPV）与口腔癌的发生关系引起人们的关注。

精神因素：心理压力已成为一个威胁人类健康的不可忽视的因素。超出个体承受能力的心理压力，以及机体自身不能正确应对的压力，往往是多种疾病的根源。

问：口腔癌有哪些早期症状容易被忽视？

口腔癌容易被忽视的早期症状主要有：①突然出现牙松动或脱落，咀嚼食物时牙齿咬合不良，有假牙者自觉假牙不适，口腔与咽部麻木疼痛，经一般消炎及对症治疗后不见好转。②口腔黏膜出现长期不愈的溃疡，且黏膜苍白，失去光泽，类似白斑，黏膜下发生纤维性索条硬结。③出现局限性唇黏膜增厚或鳞屑，伴有灰白色角化斑。④口腔黏膜突然出现红斑、水肿、糜烂、白斑皲裂、扁平苔藓、隆起或颗粒状肉芽，虽无明显不适，但经治疗后非但不愈，反而扩散增大。⑤口腔内有些隆起赘生物虽是良性病变（如乳头状瘤、义齿刺激引起的增生、化脓性肉芽肿等），但也有少数会演变为鳞状细胞癌，故对此也应予以警惕。⑥突然出现舌运动受限，语言不清，说话和吞咽时感到咽部疼痛。⑦口腔内有多次原因不明的出血和张口困难。⑧突然出现唾液分泌增多，鼻涕带血，吞咽有哽噎感。⑨颌面部有肿块及淋巴结肿大，并且持续存在，甚至逐渐加重。

2. 讨论环节二：疾病的鉴别诊断

在诊断与鉴别诊断颌面部肿瘤时，首先要区别肿瘤或非肿瘤疾病（如炎症、自身免疫性疾病、寄生虫或组织增生所引起的肿块）；其次，要鉴别良性或恶性，因二者在治疗方法上是不同的。良性肿瘤和恶性肿瘤的区别是相对的，有的肿瘤病程虽较长，但有局部浸润，其生物学行为介于良性与恶性之间，称为"临界瘤"，如涎腺多形性腺瘤、成釉细胞瘤等。有的良性肿瘤，在一定条件下，可以变成恶性肿瘤，如乳头状瘤、色素痣等。因此，不能忽视良性肿瘤特别是临界瘤，应当及早治疗。

恶性肿瘤生长快，并带有较大的破坏性。对于口腔恶性肿瘤而言，要抓住恶性肿瘤的共同特性，如发生表面坏死，溃烂出血，并伴有恶臭、疼痛。当其向周围浸润生长时，可以破坏邻近组织器官而发生功能障碍。在进行诊断的同时应对病变进行TNM分期和分类，随着肿瘤的不断增大，癌细胞可逐渐侵入淋巴管中形成局部（区域性）淋巴结转移。在鉴别诊断时，要将炎症肿胀导致的局部淋巴结肿大与肿瘤导致的淋巴结转移相区别。除局部情况外，还应关注患者的全身表现，了解肿瘤是否远处转移，患者是否能耐受手术及其术后疗效如何，因口腔颌面部癌瘤迅速生长、破坏而产生的毒性物质，可引起代谢紊乱，加之出血、感染、疼痛、饥饿等使机体不断消耗，口腔恶性肿瘤如腺样囊性癌、未分化癌、恶性黑色素瘤、骨肉瘤等可向肺、肝、骨等处转移，引起相应组织器官功能异常。恶性肿瘤发展到晚期，患者多出现消瘦、贫血、器官衰竭等恶病质症状。

本病例患者在门诊行活检手术，考虑为"颊黏膜鳞状细胞癌"。颊黏膜癌是常见的口腔癌之一，病理分类上以鳞癌多见，其次为腺癌和疣状癌，60%以上病理分化属Ⅰ级；在好发部位上以颊部磨牙区最为常见。颊癌的发病率男性高于女性，吸烟及喜食槟榔患者发病率较高。颊癌多由癌前病变，如白斑、扁平苔藓发展而来，临床应注意排查相关疾病并尽早治疗，部分患者与口腔情况相关，局部不良修复体长期摩擦颊部可导致局部组织恶变。在部分患者的长期治疗史中可发现多为颊部黏膜溃疡去除和保守治疗后仍长期不愈，部分患者表现为生长较快的菜花状或疣状肿物。患者对病史进行描述时除局部病变发展外，可出现相应的功能障碍，颊癌早期病变可表现为黏膜表面粗糙，但多因无痛而被患者所忽视，癌灶向深层浸润发展较快，常累及牙龈和颌骨，导致牙松动、脱落；颌骨出现病理性骨折，可累及软腭及翼下颌韧带，导致张口困难。颊癌以颈部淋巴结转移为多见，最常转移至颌下淋巴结，其次为颈深上淋巴结，这与病灶的部位有关。因此，患者在进行 CT/MRI 的辅助检查时应包括颈部区域，以便了解病变全貌，明确局部淋巴结大小以评估有无淋巴结转移。

问：颊癌应与哪些病变相鉴别？

颊癌多由局部口腔条件较差、反复刺激及口腔黏膜良性病变恶化后导致，在鉴别诊断中，应与下列疾病进行区别。

（1）糜烂型扁平苔藓。该病变是一种皮肤黏膜慢性浅在的炎性病变，黏膜损害表现为珠光色条纹，呈网状或树枝状，并可见剥脱糜烂，形成浅表溃疡，基底无浸润。

（2）黏膜慢性溃疡特别是由残冠、残根等慢性刺激引起的褥疮型溃疡，相对疼痛明显，在拔除残根、残冠及磨除锐利的牙尖后，疼痛很快减轻，溃疡缩小、愈合。

（3）颌周间隙炎性肿胀。患者有牙痛、手术、外伤史，其肿胀松软、无痛，皮肤可捏起皱褶，常见牙槽脓肿所致肿胀，炎性浸润肿胀较硬，局部疼痛，皮肤及黏膜表面发红，常见于蜂窝织炎，进一步发展形成脓肿时穿刺可抽出脓液。

（4）边缘性颌骨骨髓炎。其多为牙源性感染所致，治疗不当导致反复发作，好发于青年人，下颌角区及下颌升支区肿胀膨隆，皮肤表面无炎症，触之较硬，轻微压痛，X线片显示骨质破坏，在皮质骨外新骨增生显著，有骨膜反应，呈毛刺状。

问：对恶性肿瘤实行 TNM 分类、分期有何意义？

临床上对恶性肿瘤实行 TNM 分类、分期的目的在于：①有助于恶性肿瘤的大数据调查研究；②协助临床医生制订规范的诊疗计划；③提示患者预后，及时做出预防措施；④制定统一评估标准，有利于治疗效果评价；⑤便于医患沟通及医生之间的经验交流。

3. 讨论环节三：疾病的诊疗模式

治疗口腔颌面部恶性肿瘤，首先要树立综合治疗的观点。根据肿瘤的性质及其临床表现，结合患者的身体情况，具体分析，确定采取相应的治疗原则与方法。对于疑难病例，应由不同学科的医务人员共同参加讨论，并根据患者的特点，制定一个合理的治疗方案。对于患者而言，首次治疗是否恰当及时是治愈的关键。这种多学科因人因病制订治疗计划的方法亦被称为"量体裁衣"，也是现代肿瘤学治疗中十分重要的概念。

手术治疗：口腔颌面部恶性肿瘤一般采用口腔颌面部原发肿瘤与颈部淋巴组织的联合根治术，本疾病采用的手术名称为"颊颌颈联合根治术"。该方法一次完成口腔颌面部原发癌肿与颈部淋巴组织（包括其间引流淋巴的通道）整块切除的术式，采取这种手术方式较分次或分区手术更有利于减少肿瘤的残留或癌细胞播散的机会。

放疗：早期颊癌可采用组织间照射与外照射的联合治疗，中、晚期颊癌浸润深度达皮肤，累及骨及颞后间隙等则常在做术前外照射后，再进行手术。

化疗：可采用术前诱导化疗和术后辅助化疗以提高治愈率，目前多采用术前诱导化疗。化疗方法包括全身静脉给药和局部颈动脉插骨灌注。近年来，采用的埋植式动脉泵插管化疗疗效更加可靠。

颊癌治疗失败常以原发癌复发为主要原因。据临床经验可知，因局部复发导致死亡者占所有颊癌死亡者的80%，因此必须重视对颊癌原发灶手术处理的基本准则并强调其彻底性。其中导致局部复发的重要因素是手术时试图保留部分面部皮肤，这一点应给以足够的重视。颊癌切除术后必须妥善消灭和修复创面，以免术后瘢痕挛缩导致张口受限或医源性假性颞下颌关节强直。随着现代外科修复水平的提高，各种整复手术方法越来越多样，目前可应用各种皮瓣或肌皮瓣予以整复。

问：行颊癌切除术后，缺损组织如何修复？

颊癌应按照安全边界进行切除，切除后形成的缺损应进行个体化设计。

（1）黏膜切除面积不大，未超过肌层的表浅性缺损，宜采用游离皮肤移植或邻近黏膜瓣转移整复。

（2）大型颊部缺损，特别是洞穿性缺损的病例，宜采用皮瓣或复合皮瓣移植整复。在供瓣区及组织瓣类型选择、设计时，首先应考虑邻位皮瓣及带蒂肌皮瓣，必要时才考虑采用小血管吻合的复合皮瓣游离移植。最适合整复颊部大型缺损的复合组织瓣是胸大肌皮瓣，在游离组织瓣中，以肩胛肌皮瓣及背阔肌皮瓣为佳。

（3）整复颊部大型洞穿性缺损，必须考虑到颊部口内外两层组织均应有完整上皮组织覆盖的需要，同时要注意整复缺损后颊部组织的厚度和皮肤质地。

问：术中如何坚持无瘤原则？

口腔颌面部恶性肿瘤手术失败的主要原因为局部复发和（或）远处转移。因此，在手术中应严格遵守"无瘤"操作原则，主要包括以下内容：①肿瘤切除手术在正常组织内进行，以避免切破肿瘤，污染手术区；②防止挤压瘤体，以免播散；③应行整体切除，不宜分块挖除；④肿瘤外露部分应以纱布覆盖，表面溃疡者，可采用电灼或化学药物处理，避免手术过程中造成污染；⑤缝合前应用灭菌水及化学药物，如5-氟尿嘧啶做冲洗湿敷；⑥创口缝合时必须更换手套及器械以防癌细胞播散；⑦使用电刀，通过电离辐射的方式对组织进行切割，手术采用电刀更安全可靠。

三、临床教学查房总结

本次临床教学查房的目的是了解口腔颌面部恶性肿瘤，尤其是口腔癌的特征、临床表现、诊断以及治疗。通过颊癌病例了解口腔恶性肿瘤的致病因素及预防措施，充分认识到恶性肿瘤的危害性。口腔恶性肿瘤大都位于暴露部位，从流行病学观点来看，口腔癌以舌癌、颊癌多见，具有病程短、进展快、恶性程度高等特点。与其他部位恶性肿瘤相比，其容易被发现，但也容易被误诊和忽视。口腔癌早期可无明显症状，有时易被误诊为慢性炎症、溃疡病、牙病或肉芽组织增生等，以本病例为例，患者最初表现为溃疡未引起重视，因此丧失最佳治疗时间，而待症状明显或累及周围组织、出现疼痛不适或张口受限时，癌肿已到中晚期，给根治带来困难。因此医生在学习的过程中，要明确颌面部恶性肿瘤的治疗应以行手术为基础的综合治疗，尤其是明确病变范围至关重要。对于恶性肿瘤的术前诊断，在考虑淋巴或远处转移方面，PET-CT检查具有重要的临床意义；如患者出现张口受限应考虑咀嚼肌群的侵袭，除颌骨恶性肿瘤外，口底、颊部、牙龈来源的恶性肿瘤也应充分考虑颌骨的截除方式。在修复上，应考虑由简到繁，尽量采用局部皮瓣修复，对于缺损较大部位的修复可通过带血管蒂皮瓣进行修复，目前应用较多的是前臂皮瓣和股外侧肌皮瓣；伴有下颌骨缺失的患者建议采用游离腓骨肌皮瓣进行修复。

第四节　研究前沿与思政教育

一、肿瘤标志物检查与肿瘤靶向治疗

随着生物化学、免疫学以及分子生物学、细胞学及遗传学等学科相应检测技术的发展，在恶性肿瘤患者的血液、尿液或其他体液中发现一些特殊的化学物质，这类物质通常以抗原、激素、受体、酶、蛋白质以及各种癌基因等形式出现，由于这些物质多由肿瘤细胞产生、分泌和释放，故被称为"肿瘤标志物"。肿瘤标志物是近年来被积极探索的一种诊断方法。如甲胎蛋白和癌胚抗原是被发现多年并证实与颌面部恶性肿瘤密切相关的标志物。虽然肿瘤的标志物变化不能作为肿瘤诊断的最终依据，但这些标志物可作为早期诊断有无肿瘤的参考指标，有助于治疗效果的观察和临床有无肿瘤复发的监控手段。

肿瘤的特异性表面抗原不仅可用于肿瘤的诊断，还可用于肿瘤的治疗。在细胞分子水平上，利用肿瘤细胞表面的某些特定抗原，将药物通过特异性抗体与该抗原相结合，使药物精确地定位到病变细胞并将其杀伤，这就是肿瘤靶向治疗的基本思路。与常规化疗相比，通过靶向治疗可以避免药物损伤正常细胞，提高药物的效能起到精确制导的目的。目前，肿瘤细胞的靶向治疗是具有靶向性的表皮生长因子受体阻断剂治疗，其中表皮生长因子受体-酪氨酸激酶拮抗剂对头颈部肿瘤及淋巴细胞性白血病有效，让化疗耐受的患者病情得到控制；针对某些特定细胞标记物的单克隆抗体，该类药物可提高肿瘤细胞对化疗的敏感性，与5-Fu、阿霉素及紫杉醇具有协同效应。此外，靶向治疗还有抗肿瘤血管生成的药物，其可抑制肿瘤增殖。肿瘤靶向治疗免疫药物对原有肿瘤治疗观念与模式带来了重大革新，但仍有众多问题亟待解决，如专利问题、费用问题、药物耐受问题等。

二、放射性离子植入在颌面部恶性肿瘤治疗中的应用

发生在头颈部的恶性肿瘤大多可通过手术得到治疗。但有些患者就诊时已是晚期，另有些患者因身体原因无法耐受手术，或顾虑影响面容而拒绝手术治疗。虽然采用化疗、放疗可以获得一定程度疗效或控制晚期肿瘤细胞的快速生长，但是化疗药物及放射线对机体正常组织及功能会造成严重影响，这也成为放疗、化疗在临床使用的瓶颈。放射性离子植入的基本原理是将放射性粒子种植到肿瘤体内或周围，对肿瘤细胞给予高密度"内照射"，经足够剂量和半衰期照射，可使肿瘤细胞全部失去繁殖能力。1972年，Whitmore首次报道通过耻骨后插入125I粒子治疗局部和转移性前列腺癌，奠定了今天近距离治疗的基础。20世纪80年代，超声技术、计算机三维治疗计划系统和模板定位技术的出现，使放射性粒子治疗焕发了青春。在应用上包括在B超或CT引导下植入，也可通过三维打印术前植入模板进行引导等多种应用模式。目前更多采用获得影像学资料后通过治疗计划系统（treatment planning system，TPS）来完成治疗。这种治疗模式的主要优势在于肿瘤临近正常组织受限量为肿瘤受限量的50%以下，仅可造成正常组织的亚致死损伤或潜伏致死损伤，且短时间内可自行修复。目前，在CT引导下125I粒子植入治疗已广泛应用于治疗各部位软组织肿瘤，被认为是"最佳的适形放疗"。

三、思政案例——理论与临床实践

1. 围手术期患者的管理

围手术期患者的管理是指医疗机构在对患者手术前、手术中、手术后所涉及的医疗行为的规范管理的总称。其中医生个人修养的养成也可体现在围手术期患者管理方面，如术前谈话是患者手术前要经历的重要步骤，医生需向患者交待手术的必要性、手术方式与范围、可能出现的问题以及对策与准备。这是常规医疗步骤，很多医生习以为常，

已经模式化。但是，我们常常会发现患者和家属在医生告知病情后，反而顾虑重重，迷惑莫解，甚至恐惧，拒绝接受手术。究其原因，外科医生在与患者与家属谈论上述问题时，过于简单生硬。麻醉意外、脏器损伤、术中出血休克、伤口感染裂开……一行行排开，应该交代的确实都交代了；但是应该解释的、消除顾虑的、树立信心的及与医生配合的却谈得很少，患者与家属又怎么能接受手术呢？医生与患者谈话不仅体现谈话艺术，也体现人文观念，亦是对患者尊重、同情与关爱的体现。

外科医生在手术台上，如果表现镇定自若、机敏灵活、睿智幽默，会使手术进入艺术之佳境。反之，如果医生慌乱毛躁、呵斥或埋怨助手和护士、摔扔器械、唉声叹气、谈笑无忌等，则会使整个手术组失去协调、精力涣散、手术杂乱、气氛黯然，试想这种情况下又怎能做出高质量的手术呢？

手术以后，外科医生的查房应颇为讲究，在某种意义上，这是在鉴赏医生自己的"作品"。如医生关心患者术后的身体状况、功能恢复，发现和处理患者术后出现的问题，鼓励和指导患者术后生活等。医生对患者应该有极大的热忱和责任，而非术后了事。

医生做手术，不仅仅是做手术；医生完成了手术，却并没有完成对患者的全部治疗。医学是科学，但医病过程完全"科学化"，外科医生便成了机械师，可患者并不是"零件"有毛病的机器。医生在术前、术中以及术后的每一个步骤，若仅从活的人身上完成"躯体的科学化"和"技术过程"，就可能犯下一个根本的错误。医生要学会在临床实践中不断强化个人的自我修养，"治愈了患者，也治愈了自我"，在解决患者疾患的同时，也能让医生更好地提升自我和完善自我。

2. 思政分析

个人修养涵盖社会公德、家庭美德和职业道德。作为口腔颌面外科医生要认识到医学的这一重要特点来规范自己的职业道德，一个外科医生的基本修养应落实到如何看待患者、如何看待自己以及如何看待和处理医患关系。外科医生所展示的绝不仅仅是高超的技术，还有人格魅力，即品格、修养和作用。这种自我修养塑造了一个优秀外科医生的形象，体现在其一启齿、一举手、一投足中。这一形象不只在手术室里，而是在一切医疗活动中，甚至不自觉地影响着医生的日常生活习惯。

（邹春莉）

第十一章
颌面部先天性发育畸形

第一节　基本知识点

　　颌面部发育起源于胚胎第三周，涉及面突的分化、联合及融合。面部突起是由面部外胚间叶细胞的增生和基质的聚集形成的；随着面部的进一步发育，突起之间的间隙变浅、消失，出现面突联合；有的突起和突起之间在生长过程中发生表面的外胚层相互接触，出现面突融合。而颅面裂主要是在胚胎发育过程中，由于生物、化学和物理等致畸因素的干扰，造成面突无法正常联合和融合，从而改变了颅面生长发育的模式和潜力。胚胎颌面部先天畸形属于颅面裂，其中以唇腭裂畸形最为常见，其次为面横裂和正中裂。唇裂是由球状突和上颌突未联合或部分联合所致，腭裂是口腔较常见的畸形，为原发腭突与一侧侧腭突或两侧侧腭突及鼻中隔未融合或部分融合的结果；而上颌突与下颌突未联合或部分联合将导致面横裂，部分先天性畸形也与多基因遗传有关，如某些唇腭裂患儿多伴有其他组织和器官的多发性畸形而常以综合征的形式出现。此外，先天性畸形除由遗传因素导致外，环境因素也对其有明确的作用，因此先天性畸形又称为"多因素遗传疾病"。

一、唇裂

　　唇裂由胚胎发育时两侧上颌突与鼻突未能完全融合所致。如一侧上颌突未能在中线与内侧鼻突融合，则在上唇产生单侧唇裂，如在两侧发生则形成双侧唇裂。上颌突与内侧鼻突有一部分或全部未融合，则形成各种不同程度的唇裂。

　　1.病情特点

　　（1）系先天性疾病，在单侧唇裂患者中约2/3的唇裂发生于左侧。

　　（2）部分患儿的唇裂发生与母亲孕期的环境改变有关，如损伤、感染，或与某些药物的影响；少数患儿发生唇裂与遗传因素有关。

　　（3）发生于上唇部的裂隙，因口轮匝肌完整性被破坏，吸乳时乳汁易从裂隙溢出，微笑时裂隙增宽。

　　（4）裂隙可延伸至鼻底致鼻下部畸形，唇裂严重的患儿多伴有腭裂畸形。

　　（5）唇裂严重的患者还可伴有其他部位的畸形，如多指、脊柱裂、小颌畸形等，可称为"综合征性唇裂"。

2. 治疗原则

唇裂修复应采用序列治疗，其中手术是序列治疗的重要步骤，手术的目的在于关闭口唇裂隙，减少术区瘢痕。手术注意恢复上唇立体形态，保持唇红缘、唇弓的对称、连续；重建重要标志结构，如人中、唇珠；恢复唇部的动态平衡，精确协调、连接口轮匝肌。

（1）单侧唇裂患儿在3~4个月月龄完成手术；双侧唇裂患儿应在6个月月龄左右完成手术。

（2）双侧唇裂患儿术前可采用正畸恢复前颌正常解剖位置，辅助喂养及减轻鼻翼畸形。

（3）唇裂伴有鼻底组织畸形，术中同期行鼻底修复。

（4）术后可对唇部进行减张，如注射肉毒素或使用唇弓。可不改变患儿喂养方式或用汤匙喂养患儿。

（5）待患儿9~12岁时可根据其发育情况做进一步手术调整。

二、腭裂

在胚胎发育的7~12周，因某种因素的影响导致原发腭突和侧腭突的发育出现障碍，表现为一侧部分或全部的腭突、前颌骨和上方的鼻中隔未能相互融合，这种情况称为"单侧腭裂"，而发生于两侧的则称为"双侧腭裂"。融合自硬腭至软腭，软腭裂无单双侧之分。

1. 病情特点

（1）为先天性发育异常疾病，以单侧多见，部分患儿发病与母亲孕期所处的环境改变有关，如损伤、感染，或某些药物的影响，少数患儿发病与遗传因素有关。

（2）吸吮功能障碍，由于患儿口、鼻相通，腭咽闭合不全，吸乳时乳汁易从鼻孔溢出。

（3）发音功能障碍，口鼻相通，产生浓重的鼻音，气流从鼻腔漏出，压力性辅音缺失，常称为"腭裂语音"。

（4）咀嚼功能障碍，鼻内分泌物可流入口腔，造成口腔卫生不良；同时在进食时，食物往往返流到鼻腔；易患龋病。

（5）牙列错乱，完全性唇腭裂往往伴发完全性牙槽突裂，导致患者牙列错乱，产生错𬌗畸形。

（6）由于腭帆张肌和腭帆提肌附着异常，导致咽鼓管开放能力下降，患儿易患渗出性中耳炎，最终造成听力降低。

（7）腭裂及手术损伤导致上颌骨发育不足，导致反殆或开殆和面中部凹陷畸形。

2. 治疗原则

腭裂手术修复是序列治疗措施中的关键环节，其目的在于整复腭部的解剖形态、恢复腭部的生理功能、重建良好的"腭咽闭合"，为吸吮、吞咽、语音、听力等生理功能恢复正常创造条件。

（1）常用的腭成形术有逆向双"Z"形瓣手术、提肌重建术、单瓣手术、多瓣手术（以两瓣常用）、犁骨瓣手术、岛状瓣手术等。咽成形术有咽后壁组织瓣手术和腭咽肌瓣手术等。

（2）术中应根据患者的腭裂情况选择合理手术，尽量减少创伤，避免影响上颌骨发育。

（3）术中注意重建腭帆提肌环，注意软腭的长度，术后加强患儿语音训练。

（4）关闭裂隙，同时应充分松解张力，避免张力过大导致腭瘘。如患者出现腭瘘应及时修补。

三、面横裂

面横裂由胚胎发育时上颌突与下颌突未能融合完全所致，表现为口角向面颊部方向水平状裂开，又称"大口畸形"。

1. 病情特点

（1）为先天性发育异常疾病，多发生于单侧，男性多见。

（2）临床表现为口角不一致，患侧口裂过大。

（3）同时伴有其他第一鳃弓的发育异常，如半侧颌骨发育不全、附耳、耳前瘘管等，又称"第一鳃弓综合征"。

2. 治疗原则

（1）尽早完成整复手术，有利于吸吮及面颊部组织发育。

（2）手术时以健侧为标准确定口角位置、口裂宽度。双侧面横裂者以平视时瞳孔的垂线与口裂的相交点作为口角的定点。

（3）采用局部黏膜瓣修复，将口腔侧黏膜翻转后缝合。皮肤缝合时应注意避免瘢痕挛缩，通常涉及对偶三角瓣，交叉移位后缝合。

（4）术后辅助减张，限制张口运动。

四、面斜裂

面斜裂由胚胎发育时上颌突与侧鼻突之间未能融合完全所致，表现为上颌人中外侧至鼻底或绕过鼻翼至眶底区的裂隙。

1. 病情特点

（1）为先天性发育异常疾病，面斜裂较为罕见，包括Tessier分类系统中的4、5、6号面裂。

（2）畸形程度各异，轻者仅有上唇、鼻底、眶下区软组织的裂隙，重者可伴有上颌骨的裂隙及鼻眶区组织的明显移位或缺损。

（3）多伴有单侧面部发育不全，有明显凹陷。

2. 治疗原则

（1）整复手术是治疗面斜裂的唯一方法。

（2）根据畸形的类型和程度做具体设计。多采用"Z"字成型、"V-Y"改型及局部皮瓣转移来完成手术。

（3）颌骨和眶底缺损可通过植骨修复。

（4）往往一次手术难以达到理想状态，需多次手术，不断调整完成。

五、唇正中裂

唇正中裂可见于上、下唇。上唇正中裂是由胚胎发育时两侧中鼻突的球状突未能融合或部分融合所致，下唇正中裂是由胚胎发育时两侧的下颌突未能融合或部分融合所致。

1. 病情特点

（1）上唇正中裂表现为上唇正中至鼻底的裂隙。

（2）上唇正中裂根据发育情况畸形程度不一，轻者仅有唇红裂隙，重者可有唇白裂隙。

（3）畸形严重的患者多伴有鼻部畸形，包括鼻正中裂沟、鼻小柱增宽、鼻中隔缺损。

（4）下唇正中裂表现为下唇正中向颏部延伸的裂隙。

（5）畸形严重的患者可伴有下颌骨、口底畸形，甚至舌分叉。

2. 治疗原则

（1）整复手术是治疗唇正中裂的唯一方法。

（2）整复避免直线瘢痕挛缩，设计多采用"Z"字成型或对偶三角瓣。

（3）应尽量少切除组织，注意保护唇红部组织的丰满度及唇珠结构。

六、牙槽突裂

牙槽突裂也是由胚胎发育时球状突与上颌突未能融合或部分融合所致，亦可称为

"前腭裂"。

1. 病情特点

（1）为先天性发育异常疾病，临床上常与严重唇、腭裂伴发，根据程度不同分为以下几类。

隐裂：牙槽突有轻度凹陷或线性缺损，黏膜完整，无口、鼻瘘。

不完全裂：牙槽突有深度不同的裂开，黏膜连续，无口、鼻瘘。

完全裂：牙槽突到鼻底黏膜全层裂开，口、鼻腔贯通。

（2）通常伴有局部牙齿数目、位置及形态的改变。

（3）X线拍片显示，部分牙槽突缺损对于诊断牙槽突隐裂具有一定的意义。

2. 治疗原则

治疗的目的在于关闭口、鼻瘘和软组织裂隙；重建骨组织的连续性，有利于鼻唇部外形的改善；建立稳固的上颌牙弓，为后期修复创造条件。

（1）整复手术是治疗牙槽突裂的唯一方法。多采用口、鼻瘘封闭术及牙槽骨植骨术。

（2）手术应有利于牙列的正常发育。一般手术应选择在患儿7~9岁或9~11岁，侧切牙或尖牙萌出前完成，有利于牙列的正常发育。

（3）最理想的植骨材料是自体松质骨，骨源多取自髂骨及颅骨，也可采用生物性植骨材料。

第二节　颌面部先天性发育畸形的临床分析逻辑思维

1. 从解剖生理学角度分析患者病情

颌面部先天性发育畸形多具有解剖部位的特异性，以唇裂、腭裂最常见，偶尔可见面横裂与唇正中裂。以单侧完全性唇裂为例，整个上唇至鼻底完全裂开，当唇裂发生时，上唇一侧的连续性会发生中断，两侧的口轮匝肌不再围绕口周形成环状结构，而是分别沿着裂隙附着于鼻小柱基部和裂侧鼻翼基部，当肌肉收缩时会出现两侧唇部组织外翻症状。正常的口轮匝肌分为深、浅两层，深层的口轮匝肌肌肉较薄，形成唇红，而浅层的口轮匝肌体积较大，其纤维来自面部的表情肌。唇腭裂的发生与修复和口轮匝肌的走形息息相关，熟悉相应的解剖结构，可为唇腭裂的修复提供坚实的基础。

2. 考虑可能的致病因素

了解患儿家族史，明确家族其他成员有无类似疾病，排除遗传病史。颌面部先天性发育畸形的发生通常是由于胚胎在发育过程中受各种因素的影响，致使胎儿特定部位发育延迟而产生相应畸形，通常认为与以下因素相关：营养因素、感染和创伤、内分泌的影响、药物因素、物理因素以及烟酒因素。在病史记录时应详细询问患儿或其家属。

3.分析病情的严重程度

先天性发育畸形发生在颌面部及相应的组织部位，诊断相对简单，但不同症状对患儿的形态和功能影响并不一致，具有个体差异性。一些关于组织功能和颌面部形态的描述和记录对术后形态恢复情况具有重要影响。以单侧完全性唇裂为例，治疗时应把握好手术时机进行序列治疗，若早期不干预治疗，患儿随着发育生长会出现面部畸形、发音障碍、牙列不齐以及口、鼻腔相通等，若持续不加以干预，随着患儿的成长，患儿还会发生心理障碍。

4.做出初步诊断并鉴别

提出自己的初步诊断及依据，归纳目前患儿的病情特点及发展局势，分析阳性体征，权衡支持与不支持的症状和体征。唇腭裂患儿，多在出生时就已有体征表现出来，医生一般会建议患儿父母让患儿在3~6个月时进行手术。在诊断时，医生要询问清楚父母有无相关病史，以及婴儿出生后的病史。唇腭裂需要与腭心面综合征等综合征性唇腭裂进行鉴别诊断，如腭心面综合征有特殊面型，而且会伴发先天性心脏病，通过心脏彩超检查可以进一步区分。

5.嘱患者做必要的进一步检查以缩小诊断范围

唇腭裂诊断较为明确，唇腭裂患儿在手术前，必须进行全面检查，包括体重、营养状况、心肺情况等，此外还应常规行X线摄片，尤其要注意患儿有无先天性心脏病、胸腺有无肥大。选择手术术式也应该谨慎，唇腭裂修复涉及美学修复，对医生的要求较高。

第三节　颌面部先天性发育畸形查房范例——先天性唇裂

一、患者基本病情及病例特点

典型病例一：先天性唇裂

1.患者病史摘要

患儿王某，女，0岁4个月4天，因"发现左上唇裂开4个月余"入院。

患儿出生时即被发现左上唇及腭部裂开，进食时呛咳，吸吮困难，被出生医院诊断为先天性唇腭裂。现患儿已4个月大，上唇畸形明显，影响美观。可根据序列治疗方案先行唇裂修补术，遂门诊以"左侧Ⅲ度唇裂，左侧完全性牙槽突裂，左侧Ⅲ度腭裂"将她收治入院。

体格检查结果显示，患儿目前精神尚可，体力正常，食欲可，睡眠可，体重无明显变化，大便正常，排尿正常，患儿血象、心电图及胸片未见明显异常。专科检查提示患儿颜面部不对称畸形，左侧上唇唇红至鼻底全层裂开，裂隙缘黏膜完整，裂隙最宽处约1 cm，患侧唇珠、唇峰及人中嵴缺如，左侧鼻翼塌陷，鼻底较正常宽，鼻小柱偏斜。口腔检查结果显示，口腔卫生可，口腔黏膜色红有光泽，无充血及破溃现象，张口正常，乳牙列未萌出，鼻底牙槽嵴全层裂开，左侧牙槽至腭垂完全裂开。

2. 病例特点

（1）患者系婴幼儿，为先天性疾病，目前未做相关处理。

（2）患儿出生时家属发现其上唇部裂开，进食及饮水时呛咳；该病变需序列治疗，首次手术时间为出生后3~4个月。目前正是治疗唇裂的最佳时期。

（3）专科检查发现，患儿颜面部不对称畸形，左侧上唇唇红至鼻底黏膜全层裂开，裂隙缘黏膜完整，裂隙最宽处约1 cm，患侧唇珠、唇峰及人中嵴缺如。左侧鼻翼塌陷，鼻底较正常宽，鼻小柱偏斜。面容为唇裂患儿典型面容，治疗时要考虑鼻部的整形与正常发育。

（4）患儿除有左侧Ⅲ度唇裂外，还表现为牙槽突裂和腭裂，临床表现为鼻底、牙槽嵴全层裂开，左侧牙槽至腭垂完全裂开。口腔全景片也提示患儿前牙区牙槽骨缺如。后期应向患者说明治疗腭裂及牙槽突裂的手术时机。

3. 初步诊断

（1）左侧Ⅲ度唇裂。

（2）左侧完全性牙槽突裂。

（3）左侧Ⅲ度腭裂。

典型病例二：先天性腭裂

1. 患者病史摘要

患儿孙某，女，1岁6个月18天，因"发现上腭部裂开一年余"入院。

患儿出生时即被发现腭部裂开，哭闹时鼻音较重，进食易呛咳，吮吸偶有奶液从鼻漏出，在当地医院就诊，被诊断为"先天性腭裂"，建议1岁再行治疗。随患儿生长，家属发现其腭部裂开影响进食、吞咽及语言功能，说话时吐词不清，有腭裂语音，患儿喝水时鼻腔漏水，鼻腔分泌物也可流入口腔。现患者于我科就诊，要求行腭裂治疗，门诊以"先天性Ⅱ度腭裂"将她收治入院。

体格检查结果显示，患者目前精神尚可，体力正常，食欲可，睡眠可，体重无明显变化，大便正常，排尿正常，患儿血象、心电图及胸片未见明显异常；专科检查提示张口正常，张口度约三横指，牙列不齐，咬合关系可，口腔卫生差，可见上腭部悬雍垂至硬腭中份可见一裂隙，裂隙最宽处约3 cm裂口，裂口与鼻腔相通，可见少许鼻腔分泌物附着。

询问既往史，患儿半年前因先天性房间隔缺损于外院行房间隔缺损修补术，术后恢复良好。

2. 病例特点

（1）患者为幼年女性，所患系先天性疾病，腭部发育不全，病程长。

（2）出生时患儿家属发现其腭部裂开，影响进食、吞咽及语言功能，说话时鼻音较重，腭裂语音，患儿半年前因先天性房间隔缺损于外院行房间隔缺损修补术。

（3）体格检查结果显示，患儿张口正常，张口度约三横指，牙列不齐，咬合关系可，口腔卫生差，可见上腭部约3 cm裂口，裂口与鼻腔相通，喝水时鼻腔漏水，鼻腔分泌物流入口腔。

3. 初步诊断

（1）先天性Ⅱ度腭裂。

（2）先天性房间隔缺损修补术后。

二、查房讨论精要

1. 讨论环节一：病史收集

医生对唇裂患儿进行病史询问时，应收集患儿完整的病史，应向长期照顾患儿的人进行了解。若是先天性疾病患者，医生询问病史的内容应包括患者的全身情况，包括患儿喂养情况、发育情况（包括语言及智力发育情况）、疾病的临床表现与畸形变化情况，还包括病变部位，单侧还是双侧，严重程度分级，功能障碍情况；分析疾病的病因，考虑是遗传因素还是环境因素；疾病是否合并有其他异常，有无分泌性中耳炎，是否存在相关综合征，如唇腭裂患者患先天性心脏病的概率明显增高；只有经过上述详细的询问，才能收集到较详尽的资料。如在研究患儿的病因时，医生尤其要了解母亲妊娠期间的工作及居住环境，了解其有无吸烟、饮酒史，有无发热、病毒感染史；是否用药及用药种类、剂量等问题。目前的研究显示，唇腭裂畸形与遗传有一定的关系，其属于多基因遗传性疾病，尤其是综合征性唇腭裂患儿的遗传因素较大。如部分患儿的父母及具有血缘关系的家属中可能具有类似病史，医生在询问病史时不要忽视对家族史的询问。

2. 讨论环节二：发育性疾病的流行病学特征

对颌面部先天性畸形的认知基础来源于对颌面部发育的正确理解，颌面部的发育始于胚胎第3周，首先在前脑的下端及腹面膨大形成额鼻突，第一对鳃弓分叉形成了上下颌突，这构成了口腔颌面部的组织基础。随着各面突的生长发育和融合，到胚胎第12周颌面部组织基本成熟，如胚胎在发育期间受到某种因素的影响而使面突的正常发育及融合受到干扰，则会导致胎儿颌面部出现不同的先天畸形，其中先天性唇、腭裂是最常见的颌面部先天性发育畸形。流行病学研究显示，其发病率在国内大约为1‰～1.6‰，且唇裂合并腭裂约占1/2以上，单纯唇裂多于单纯腭裂，农村发病率高于城市。

每一种颅面畸形都是独特的，因此颅面畸形没有标准化的矫正程序，然而在矫正程序的顺序和具体执行中还是应遵循一定的基本原则。唇腭裂的分类目的主要是为临床医生提供统一的诊断标准，为准确地描述出不同畸形患者之间的差异。目前对于唇腭裂的描述基本遵循常见的几种颅面裂的分类法，如美国腭裂康复学会分类法将切牙孔作为胚胎发育的重要分界点进行分类；Karfik以胚胎和形态学为基础对颅面裂进行了详细的分类，Van der Meulen及其同事试图用胚胎学基础解释颅面裂；Tessier展示了以眶作为参考界标，提出时区原则以指导临床医生沿着整条轴来搜寻畸形的存在。由于唇腭裂发生的部位和范围可有很大的变异，其形态差异与胚胎发育之间的关系较为复杂，这些分类对于了解颌面部的发育异常及畸形机制具有一定的指导价值，但仅凭某一种分类方法来明确疾病的治疗模式和方案设计意义不大，目前临床上仍主要根据唇腭裂的形态变化进行简单分类。

问：唇裂的临床分类有哪些？

临床上，唇裂畸形多种多样。一般来说，可以分为单侧唇裂和双侧唇裂两大类。根据裂隙的程度，可分为三度：

Ⅰ度唇裂：只限于唇红部裂开，唇白皮肤正常；若患儿皮肤及黏膜完好，但口轮匝肌发育不全或未能连接称为隐裂。

Ⅱ度唇裂：裂隙包括唇红的全部及部分唇白，但未裂至鼻底，又可分为浅Ⅱ度，指裂隙未超过唇高的1/2；深Ⅱ度，指裂隙超过唇高的1/2。

Ⅲ度唇裂：裂隙已到达鼻底，整个上唇部全层裂开。

其中Ⅰ、Ⅱ度唇裂又称"不完全唇裂"，Ⅲ度唇裂为"完全唇裂"。

问：腭裂的临床分类有哪些？

临床上主要根据硬腭和软腭部的骨质、黏膜、肌层的裂开程度和部位，将腭裂分成以下几种类型：

软腭裂：仅软腭裂开，一般不伴发唇裂。如只限于悬雍垂称为"悬雍垂裂"，若软腭表面黏膜完好又称为"黏膜下裂"或"隐裂"。

不完全性腭裂：又称"部分腭裂"。软腭完全裂开或伴有部分硬腭裂；有时伴发单侧部分唇裂，但牙槽突常完整。

单侧完全性腭裂：裂隙自悬雍垂至切牙孔完全裂开，腭裂与牙槽裂相连；健侧裂隙缘与鼻中隔相连；常伴发同侧唇裂。

双侧完全性腭裂：双侧裂隙自悬雍垂至切牙孔完全裂开，腭裂与牙槽裂相连；鼻中隔、前颌突位于裂隙中央，与两侧腭黏膜完全分离，常伴有双侧唇裂。

3. 讨论环节三：疾病的病理生理特点

在病史记录时应对患者唇裂的基本形态进行比较详细的描述。获得唇裂修复效果的关键是恢复其正常的解剖结构，在此基础上实现口轮匝肌功能重建。通常唇裂都伴有鼻部畸形，主要由发育同源性决定，这就需要术者必须了解上唇与鼻部的解剖形态和修复后的理想状态，其中正常上唇的形态特点是唇红缘明显，两侧对称性地构成唇弓；上唇下1/3部微向前翘，唇红中部稍厚呈珠状微向前下突起；上下唇厚度、宽度比例协调。

鼻部的形态特点是鼻孔大小位置对称；鼻小柱及鼻尖居中，鼻底宽度适中，两侧鼻翼和鼻孔呈拱状。而唇裂伴有鼻畸形的患者，临床表现为患侧鼻小柱过短和鼻翼塌陷畸形。因此临床针对唇裂修复过程中是否同期进行鼻畸形修复目前仍存在争议。部分学者认为患者鼻部发育畸形的原因在于组织量不足，早期手术可能影响发育，建议后期行彻底修复；但目前更多学者更倾向于同期行鼻整形，可以促进鼻部按正常解剖形态发育，后期可根据发育情况进行微调。

腭分为硬腭和软腭两部分。硬腭的主要结构为骨骼，功能为屏障作用，将口腔与鼻腔分隔，辅助发音，利于保持口、鼻腔的清洁卫生。软腭主要由肌组织构成，包括腭咽肌、腭舌肌、腭帆张肌、腭帆提肌和腭垂肌，参与语音及吞咽功能。腭裂主要根据硬腭和软腭部的骨质、黏膜、肌层的裂开程度和部位进行分类。

一般来说，开始修复的年龄随畸形的严重程度不同而变化。那些对功能影响不大的轻度腭裂的修复并不十分紧急，可待患者体质更强时再做修复，效果可能更好。婴儿的快速生长发育，使修复变得与轻度畸形不同，严重畸形有生理上的危害，只要患儿适应了周围的环境及达到手术所要求的体重，修复便应开始。术中通过重建软组织的塑形和固定，可明显改善功能并使各骨结构趋向于正常的位置。唇腭裂患者一般采用序列治疗，此外，由于鼻下部系从同一组织基础发育形成，所以当上唇部具有先天性畸形时，鼻下部亦常具有同等程度的先天性畸形。为了使整个畸形获得满意的修复，在施行唇裂修复术时，必须同时对鼻下部的畸形予以修复。首次进行唇腭裂修复，其修复后的效果至关重要。在制订诊疗计划时，医生应把握好手术时机和方法，应高度重视术前准备和手术后护理。

首次唇裂修复的手术时机国际上遵照"4个10"原则，即患儿满足10周龄、体重10磅（4.5 kg）以上、白细胞计数$10^4/mm^3$及血红蛋白10 g/100 mL以上；国内手术时间常选患儿出生后3~4个月，双侧唇裂则选择在患儿6~8个月，要求患儿身体健康，术前无感冒、流涕。腭裂首次修复时间建议在患儿6个月至1岁，与唇裂相比，腭裂修复相对复杂，出血较多，在此期间行手术，风险相对降低，同时可以避免过早手术对上颌骨发育造成影响。此外，患儿未进入语言形成阶段，手术有利于养成正常的发音习惯，同时可使软腭肌群获得较好的发育，重建良好的腭咽闭合，得到较理想的发音效果。

由于患儿相对年龄较小，无法正确描述自己的身体状况和不适，因此制订完善的诊疗计划，作出正确的术前评估非常重要。全面体检内容包括体重、营养状况、心肺情况、有无呼吸道感染以及消化不良、面部有无皮肤异常、胸部X线摄片、血常规检查、尿常规检查、出凝血时间化验等。

作为唇腭裂序列治疗的一部分，术前正畸治疗是其中重要的一环。唇裂修复手术之前，特别是针对严重的完全性唇裂伴有腭裂及鼻畸形的患者，术前应进行正畸治疗，有助于喂养，利用矫治器恢复伴有牙槽突裂患者的牙弓形态，改善或减轻畸形程度，为唇裂修复手术尽可能创造有利的硬软组织条件。手术前准备应充分，医生于唇裂患儿术前应告知家属练习用汤勺喂食患儿，避免术区感染或裂开。

问：简述唇部整复的理想状态与标准。

唇裂经过整复后的理想状态为术后上唇组织应柔软而无明显可见的硬性瘢痕；上唇两侧唇高度对称，双侧唇裂则应达到上唇松弛时唇红缘下露齿1~2 mm；上、下唇的宽度比例和谐且唇宽度符合面部的"三庭五眼"审美原则；上唇的自然解剖结构，如唇人中嵴、唇峰、人中陷窝等应得到最大限度的保留和重建；两侧唇峰的形态应对称协调；两侧唇峰口角距应相等及对称；上唇下1/3唇游离缘应自然松弛和轻微外翻；上鼻唇角应正常；唇红缘应在上缘、下缘、前缘及上下缘等4个弧度达到完整的状态；唇珠得到保存或重建。

4.讨论环节四：疾病的手术模式

根据患者的唇腭裂临床分类颌面部的手术术式有所区别。腭裂的修复术式很多，一般可概括为两类：①腭成形术，以封闭裂隙、保持和延伸软腭长度、恢复软腭生理功能为主；②咽成形术，以缩小咽腔、增进腭咽闭合为主，主要适用于腭咽闭合功能不全的患者。在选择术式时应准确把握基本原则和基本要求。

由于腭裂手术可能对上颌骨发育造成一定的影响，腭裂的序列治疗也存在一定的争议，目前主要有两种治疗方案：分期手术和一期手术。分期手术为在修复患儿唇裂的同时关闭其软腭裂隙，这样有助于腭咽闭合及肌肉重建，待患儿5~6岁上颌骨发育基本完成时再修复硬腭，从而尽量减少对颌骨发育的影响。而一期手术一般在患儿1岁时同期修复软、硬腭裂隙，这种治疗方案更有利于语音功能的恢复。目前硬、软腭裂同期修复模式相对适合我国的国情，除手术操作稍显复杂外，相对省时、省力、费用低、容易掌握，而且有利于患儿的语音恢复与矫治，可一次性封闭口、鼻腔之间的裂隙，患儿家属也易于接受。

问：论述腭裂整复手术的基本原则及选用手术术式的基本要求。

腭裂整复手术的基本原则：利用裂隙邻近的组织瓣封闭裂隙、延长软腭，将移位组织结构复位，以恢复软腭的生理功能；利用咽后壁组织瓣增加软腭长度，咽侧组织瓣缩小咽腔宽度，以改善腭咽闭合。选用的手术术式应遵循：封闭裂隙；将移位的组织结构复位；将分裂的肌纤维复位后准确对位缝合；减少手术创伤；妥善保留腭部血管、神经；术后的软腭要有适当长度、相当高度以及灵活的动度；手术方法应简便以及要确保患儿安全。

问：腭裂患儿成年后大多伴发上颌骨发育不良的原因是什么？

有相当数量的腭裂患者常有上颌骨发育不足，随年龄增长越来越明显，导致反𬌗或开𬌗和面中部凹陷畸形，其原因：①唇腭裂本身伴有先天性上颌骨发育不足，双侧唇腭裂更明显，随生长发育畸形加重；②腭裂手术对上颌骨发育产生影响，手术年龄越小，手术损伤对上颌骨发育影响越大，腭成形术对上颌骨发育的影响主要表现为牙弓的宽度方面，对上颌骨的前后发育次之，高度影响则不明显；③部分唇腭裂患者的下颌发育过度，这些患者下颌角过大，有时呈开𬌗，更加重了面中凹陷畸形。

5.讨论环节五：疾病的转归及语音训练

在进行腭裂治疗时应在手术治疗的基础上，根据各自所积累的经验，制定出自己行之有效的序列治疗方案，其中语音训练尤为重要。腭裂患儿术后语音功能恢复除了与术后腭咽闭合是否完全有关外，还与讲话时舌和咽喉不良习惯有关。后者需要进行功能训练才能获得较正确的发音。从临床经验得知，年龄偏大行手术治疗者，发音效果仍较差。其原因除腭部肌组织难以完全重建外，也与患者形成一定的腭裂语音习惯有关。腭裂患者由于口腔内的生理缺隙使舌的位置运动不同于常人，在口腔后部、咽喉部发音时气流压力较足，故非口腔发音是腭裂患者一种代偿性发音习惯。这类患儿必须进行语音训练。语音训练是指在语音师的指导下，通过标准的普通话发音训练及反复的语音训练，消除腭裂患儿不良的语音习惯，达到能正常发音的目的。在语音训练期间，医生可针对患儿的不同情况，制订不同的治疗计划，帮助患儿恢复正常的语音功能。

问：如何降低唇腭裂手术对上颌骨发育的影响？

以手术为主的综合序列治疗，是唇腭裂患者重新获得良好面部外形和完整口鼻咽功能的唯一途径。然而通过多年的临床观察发现，唇腭裂患者术后常继发面部中份凹陷畸形。目前更多的研究显示，由手术造成的上颌骨生长受抑是导致唇腭裂患者术后面中份生长受抑的主要原因，主要与手术治疗中的下列因素有关：①术后瘢痕的干扰阻碍了上颌骨在三维方向的生长；②患者做整复手术时年龄越小，对面部生长发育的影响也越严重；③外科手术的术式设计不合理，导致术中组织剥离过多，骨面裸露过大，可能影响上颌骨的生长；④唇裂修补方式不当，组织损失过多，导致唇裂术后上唇过紧，直接影响了牙和牙槽突的发育。

三、临床教学查房总结

唇腭裂的初步诊断并不困难，该类疾病的临床教学查房重点在于明确唇腭裂的主要分类及治疗方案，首先要对唇腭裂的病因有全面的认识，唇腭裂的病因学研究认为其受多个基因调控，同时又受环境因素影响，即是遗传因素和环境因素相互作用的结果，致病机理为胚胎发育早期由于各种原因导致面突融合出现异常。在基因研究方面进行关联研究，发现 IRF6 基因是 Van Der Woude 综合征的致病基因，TP63 基因突变是先天性缺指（趾）–外胚叶发育不全–唇/腭裂综合征（EEC）和四肢乳腺综合征（LMS）的致病基因。因此在病史询问时应详细全面，上述患儿除先天性腭裂外还伴有先天性房间隔缺损，符合腭裂患儿常同时伴有其他身体疾病，有的患儿还伴有听力障碍等。唇腭裂的治疗标准存在较大的争议，主要焦点在手术对患者发育的影响较难评估，这也是目前的研究热点。由于唇腭裂可以导致颌面部多器官形态和功能障碍，因此每位患者都应根据实际情况进行个体化序列治疗。获得理想疗效的前提在于医生应掌握唇、腭、咽部正常解剖及局部美学观念。其关键在于正确把握唇腭裂序列手术的时机及基本治疗原则。在对唇裂患者进行手术时，以 Millard 术式较为常规。Millard 于 20 世纪 60 年代提出"唇裂整复的旋转推进"原则，标志着现代唇裂整复的开始，后期根据继发唇鼻部畸形问题逐渐形成了 Millard Ⅰ、Millard Ⅱ、Millard Ⅲ 三种术式方法。该方法最大的优势在于能显著降低患者唇峰高度。目前腭裂的修复采用 Furlow 术式结合提肌重建法，术后应防止腭部创面裂开，尽可能防止搔抓、碰撞，待伤口愈合后进行必要的语音训练以纠正患儿发音。

第四节 研究前沿与思政教育

一、腭裂术后语音评估与治疗的研究进展

腭裂术后腭咽闭合状况的评定直接决定着临床干预措施的实施。对腭裂及腭裂术后腭咽闭合不全患者的腭咽闭合功能评价和治疗是唇腭裂序列治疗的重要组成部分，是评定手术治疗效果及指导语音训练必不可少的环节。目前，临床上常用的对腭裂术后患者进行腭咽闭合功能评价的方法主要有主观评价和客观评价。主观评价方法是通过对腭裂患者的语音进行主观判听、记录等方法来研究语音，其中主要采用计算机语音分析系统对不同特质的腭裂语音中元音、辅音、声门爆破音等声学特征进行分析，并探讨多种腭裂语音特征。客观评价方法中主要有影像学检查、鼻咽内窥镜检查、空气动力学检查等，这些检查可以从不同层面观察术后腭咽结构变化和功能评估，通过MRI还可从微观层面观察腭裂术后腭帆提肌的运动。相较于声学特征，腭咽功能状况的评估，对腭裂手术治疗更有意义。但这些操作对组织具有一定的损害，同时需要患者配合，在临床应用具有一定的局限，从病理语音学基础和临床实际需求以及操作的角度，制定腭裂语音测试标准，主观评价腭裂语音，是临床语音评估与治疗的基础。腭裂患者主要的临床表现是语音功能障碍。通过对腭裂患者的语音进行记录，利用电子计算机对语音信号进行数字化处理及声学参数的分析来评价腭裂患者腭咽闭合功能是一种简单易行、无创的方法。腭裂语音治疗方式较多，如利用语音辅助装置协助治疗腭咽闭合不全，针对不同腭裂患者进行语音训练；强化语音治疗，并借助生物反馈技术进行语音的腭咽功能训练，这些均是以行为训练和构音运动治疗为主要模式的训练方法。国内外研究者提出了腭裂专业语音师的水平测试的设想与设计，期望能逐步规范、提升腭裂语音师的专业水平。

二、思政案例——慈善公益（1）

1. "乐伢派"唇腭裂儿童公益组织

该组织由温州医科大学附属口腔医院颌面外科医生、学生志愿者团队发起，并且联合了心理咨询师、语音治疗师。以"让每个被天使吻过的孩子重展笑颜"为目标，团队依托专业知识，帮助困境中的唇腭裂患儿及家庭，让更多唇腭裂孩子得到更系统、更全面的治疗服务，提高孩子及其家庭的生活质量，增强他们的幸福感。

温州医科大学附属口腔医院积极开展慈善公益活动，是温州市慈善助医定点单位。

其联合中外爱心机构和爱心人士开展的唇腭裂慈善救助"微笑工程"，被中央统战部列入"同心民生惠民工程"，获"中华慈善突出项目贡献奖"，该组织也被世界温州人大会评为"影响力团队"。该团队还推进"皓齿"工程，大力开展唇腭裂宣教、义诊活动，着力打造"流动的口腔医院"。

团队主要依托"微笑工程"唇腭裂慈善救助活动，从唇腭裂患儿及其家庭的实际需求出发，通过给予其医疗援助、语音训练、心理疏导、定期随访、搭建线上平台，提供多种途径支持。同时，通过"流动的口腔医院"开展唇腭裂儿童术后康复、早期防治的健康宣教。目前，团队足迹遍布浙江、黑龙江、四川、贵州、福建、云南、西藏等地，累计输送志愿者2000余人次，筛查9000余名唇腭裂患儿，协助完成1355名唇腭裂患儿的1700余次手术。

2. 思政分析

唇腭裂，又称"兔唇"，是一种先天性缺陷疾病，在中国其总体发病率约为1‰～1.6‰，每年新出生的唇腭裂患儿有25000例左右，仅在温州地区就有1200例。而唇腭裂作为一种先天性口腔颌面部常见畸形现象，不仅严重影响患儿的面部美观，还会因为口、鼻腔相通，直接影响患儿的发音、生长发育和心理健康。由于我国各地区的经济和医疗卫生水平的发展存在差异，相对落后地区的唇腭裂患儿得不到及时可靠的帮助。因此，"乐伢派"依托于"微笑工程"，开展相应的志愿服务，立志于完善患儿的唇腭裂序列治疗，提高民众对唇腭裂的认识，并积极结对患儿家庭，为他们带去持续的帮助。

三、思政案例——慈善公益（2）

1. 世界温州人微笑联盟

历时7天的唇腭裂医疗救助公益活动暨"世界温州人微笑联盟走进四川阿坝州"圆满结束，当天下午，温州医疗队成员乘坐飞机返回温州。唇腭裂是口腔颌面部最常见的先天性畸形，实施一例修补整形手术，约需1万元费用。由于阿坝州地处偏远，医疗条件落后，很多唇腭裂儿童因无力支付医疗费用，失去最佳治疗时机。对此，温州市慈善总会根据初步筛选结果，发动社会各界筹集善款40万元，用于此次唇腭裂患儿的治疗。温州医科大学组建了一支16人的医疗团队将对唇腭裂患儿进行治疗。

"世界温州人微笑联盟"温州医疗队成员共筛查近30余名患儿，施行唇腭裂手术33台，为当地16名孩子修补了"笑容"。在实施手术的6天时间里，医疗队成员每天准时6时30分起床，开完晨会后到医院巡查病房，紧接着就是进行连轴转的手术。"一台接着一台，平均每间手术室一天就要做3～4台，虽然累，但大家都很满足，尤其是在看到孩子们脸上的笑容时。"来自温州医科大学的手术医生说道。

这次走进阿坝州的医疗团队成员包括温州医科大学附属口腔医院、温州医科大学附属第二医院、育英儿童医院、华西口腔医院的近20位医生护士，他们的行为全部为志愿服务。"世界温州人微笑联盟"已成功开展10周年。2009年11月，在温籍台胞何纪豪先生的倡导下，由市委统战部、温州医科大学、温州日报报业集团联合发起的"世界温州人微笑联盟"正式成立。联盟以温州医科大学唇腭裂治疗中心为平台，联合海外医疗机构和慈善团体，引进先进的治疗技术和理念，建立起在国内具有首创意义的，囊括修复手术、语音训练、牙齿矫正、心理辅导等系列治疗的综合体系，为全国贫困家庭的唇腭裂患儿提供全面医疗救助。

十年来，微笑联盟的爱心步伐从温州走向了四川广元、浙江台州、黑龙江齐齐哈尔、福建漳州、贵州毕节、云南大理等地，筹集善款2400万元，免费为2400余例患儿实施手术，成功举办11届唇腭裂夏令营活动，帮助百余名患儿进行心理辅导，让他们不仅从脸上重拾微笑，更从"心"里重拾微笑。2013年，"世界温州人微笑联盟"慈善活动被中央统战部列入"同心民生惠民工程"。

2. 思政分析

据统计，在中国平均每700个新生儿中就有1个患唇腭裂。唇腭裂严重影响面部美观，更严重的是口、鼻腔相通，经常导致口腔和呼吸道畸形，严重威胁儿童生命健康。唇腭裂不仅是外表的缺陷，更给儿童和家长的生理和心理造成双重创伤。唇腭裂儿童被称为"无法微笑的天使"，裂在孩子的嘴上，伤在家长的心里。中国的唇腭裂公益项目正在迭代中，从单纯的唇腭裂修复，"进化"为从出生缺陷监测、唇腭裂修复、正畸牙、语音训练等序列治疗到养育指导、心理关怀等全方位服务，未来还将积极开拓大病救助领域的公益支持。当今社会经济高速发展，人民的物质生活水平得到了普遍提升，但是社会上依然有因为其他疾病需要帮助的弱势群体。求助弱势群体是中国医学群体义不容辞的责任，未来我们将在更多健康议题上，倾注更多的关爱和帮扶。

(赵树蕃)

第十二章
口腔颌面部神经疾病

第一节 基本知识点

支配口腔颌面部的感觉与运动功能的主要脑神经是三叉神经和面神经。原发于口腔颌面部的神经疾病，病因主要有三种学说：压迫学说、感染学说和缺血学说。颌面部的神经疾病主要表现为神经功能异常，运动神经疾病症状以神经麻痹和肌肉抽搐为主要表现；面部肌肉抽搐患者发作时患侧面部肌肉表现为异常不自主运动、瘫痪姿态；而面瘫患者则存在患侧面部肌肉瘫痪，同时可能还伴有患侧肌肉萎缩；感觉神经疾病症状以面痛为主要表现；面痛主要是指外周神经系统非器质性疾病引起，以颌面部及口腔疼痛为主要表现的临床综合征，不包括炎症、外伤、肿瘤等器质性疾病引起的继发性疼痛。临床上将口腔疼痛分为典型面痛和非典型面痛，其中典型面痛以三叉神经痛、舌咽神经痛为主，非典型面痛主要来源于自主神经导致的疼痛，不排除心理因素、肌肉因素及功能因素导致的疼痛。此外，味觉性出汗综合征、颈交感神经麻痹综合征及流涎症也属于神经疾病。

一、三叉神经痛

三叉神经痛是一种在三叉神经分布区域内反复发作的阵发性剧痛，多发生在中、老年人，女性多于男性，近年来发病有年轻化趋势。发作时受累的三叉神经区域内可出现阵发性刀割样、针刺样、电击样剧痛。三叉神经痛分原发性和继发性两种：原发性三叉神经痛是指目前还未找到明确发病原因的，在三叉神经分布区域内反复发作的阵发性剧痛，一般神经系统检查无阳性体征；继发性三叉神经痛是指由某种原因引起的三叉神经痛症，常伴有神经系统阳性体征。原发性三叉神经痛的治疗方法有很多种，但由于其发病原因不甚明确，故目前还没有一种彻底根治的疗法。

1. 病情特点

（1）有"扳机点"，轻微地触及口腔颌面部某些特定区域可诱发疼痛，疼痛骤起骤停。

（2）临床表现为阵发性剧痛，疼痛类型为锐痛，如刀割样、电击样疼痛。

（3）疼痛早期服用卡马西平有效，卡马西平可作为诊断性用药。

（4）疼痛沿一侧受累的三叉神经区域分布。

2. 治疗原则

以保守治疗为主，先易后难，逐渐推进。

（1）初发病者或症状轻者，可先采用药物、针灸等非手术疗法控制疼痛发生。

（2）非手术疗法疗效逐渐变差的患者，可加用电针、神经干封闭（可采用泼尼松+2%利多卡因）、注射疗法（可采用乙醇、甘油）等综合治疗。

（3）病情严重的患者，用以上两种非手术治疗无效时，可采用手术治疗。患者可以根据具体情况选择病变骨腔刮治术、三叉神经周围支撕脱术、射频消融术、三叉神经微血管减压术。

二、面神经麻痹

面神经麻痹是以颜面表情肌群的运动功能障碍为主要特征的一种常见病，也称为"面瘫"。按引起面神经麻痹的损害部位不同分为中枢性面神经麻痹和周围性面神经麻痹两种。周围性面神经麻痹包括：不伴有其他体征特征或症状的单纯性周围性面神经麻痹，如贝尔麻痹及由于肿瘤压迫或累及面神经、外伤和手术意外损伤面神经导致的永久性面神经麻痹。部分贝尔麻痹治疗无效也可导致永久性面神经麻痹。

1. 病情特点

（1）病因相对明确，其发生与颌面部受寒冷刺激或病毒感染有关，部分患者病因属于医源性。

（2）典型面神经功能障碍：前额皱纹消失、不能皱眉、闭眼不全、口角歪斜等症状。

（3）神经电生理检测提示神经运动功能异常，永久性面神经麻痹肌电图或电兴奋性检测无反应。

（4）根据损伤部位可伴发味觉丧失、唾液腺分泌障碍、泪腺分泌障碍、听觉改变等症状。

2. 治疗原则

治疗面神经麻痹可分急性期、恢复期、后遗症期三个阶段。

（1）急性期主要控制炎症、水肿，改善局部血液循环，减少面神经受压，可给予激素及神经营养药物。

（2）恢复期主要以尽快使神经传导功能恢复和加强肌收缩为主；可给予理疗及针灸治疗。

（3）面瘫经治疗1年仍未恢复者属于永久性面神经麻痹，可采用手术治疗，如系医源性因素应在术中行神经吻合术。

三、舌咽神经痛

舌咽神经痛指舌咽神经分布区内出现阵发性电击样剧烈疼痛的一组疾病。原因不明者称为"原发性舌咽神经痛"，因茎突过长或肿瘤原因引起的称为"继发性舌咽神经痛"。

1. 病情特点

（1）本病好发于35～50岁人群，临床表现为阵发性剧痛，疼痛类型为锐痛，如刀割样、电击样疼痛。

（2）疼痛区域为舌咽神经分布区，位于扁桃体周围、舌根部、咽侧区等部位。

（3）疼痛具有时间性，早晨、上午频繁发作并逐渐减弱。

（4）发作时可伴有心律失常或心跳骤停，可引起昏厥、抽搐等。

2. 治疗原则

（1）药物治疗，治疗三叉神经痛的药物均可用于治疗本病。

（2）封闭疗法，注射于患侧舌根部、扁桃体窝或咽壁的"扳机点"周围或舌咽神经干。

（3）手术治疗，对保守治疗无效、发作频繁的严重病例可转神经外科行颅外舌咽神经干切断术或颅内舌咽神经根切断术。

四、面肌痉挛

面肌痉挛为阵发性不规则半侧面部肌肉的不自主抽搐或痉挛，又称"面肌抽搐症"。其主要由面神经传导路上的某些部位的病理性刺激所引起。目前观点认为，桥小脑脑桥角的动脉压迫面神经根，使髓鞘萎缩变薄，发生脱髓鞘改变，从而引起面肌痉挛。

1. 病情特点

（1）通常发生于40～60岁的中老年人，女性较多，多发生于单侧，双侧发病者极少见。

（2）临床表现以眼、口角部多见，从眼轮匝肌开始，呈间歇性，以后逐渐扩展至同侧其他颜面肌。

（3）抽搐发作时可伴有面部轻度疼痛、头痛、患侧耳鸣、舌前味觉改变等症状。

（4）不伴有其他神经系统的阳性体征，肌电图上显示肌纤维震颤和肌束震颤波。

2. 治疗原则

治疗方式较多，但目前尚无理想的治疗方法，一般保守治疗无效后建议选用手术治疗。

（1）药物治疗：适用于轻症或早期病例，可应用各种镇静、安定、抗癫痫等药物。

（2）局部理疗：对面神经各运动支做普鲁卡因钙离子导入。

（3）注射疗法：在面神经颅外主干及分支周围采用利多卡因封闭，选择性应用维生素 B_1、B_{12} 等营养素。重症患者常规治疗无效可采用酒精注射疗法。

（4）射频温控热凝疗法：将针插入茎乳孔周围，直接热凝面神经总干，让面神经轻瘫，并保留面神经部分功能。

（5）面神经干分束术疗法：破坏面神经完整性，又保持神经连续性。

第二节　口腔颌面部神经疾病的临床分析逻辑思维

1. 从解剖生理学角度分析患者病情

三叉神经分为三支：眼神经，接受来自颅顶前部头皮、前额、鼻背、上睑的皮肤以及鼻腔上部、额窦、角膜与结膜等处的黏膜感觉，经眶上裂入颅；上颌神经，分布于眼与口裂之间的皮肤、上唇、上颌牙齿和齿龈、硬腭和软腭、扁桃体窝前部、鼻腔、上颌窦及鼻咽部黏膜等，经圆孔入颅；下颌神经，是混合神经，与三叉神经运动支并行，感觉纤维分布于耳颞区和口裂以下的皮肤、下颌部的牙齿及牙龈、舌前2/3、口腔底部黏膜、外耳道和鼓膜，经卵圆孔入颅。

面神经于脑桥延髓沟外侧部出脑，经内耳门、面神经管、茎乳孔出颅，穿过腮腺形成腮腺丛，终支呈扇形分布于面部表情肌。

舌咽神经出颅后先在颈内动静脉间下降，然后呈弓形向前，经舌骨舌肌内侧达舌根。

颈丛由第1~4对颈神经的前支构成，位于胸锁乳突肌上部深面、中斜角肌和肩胛提肌前方，分为浅支和深支。

2. 从病理生理学观点提出病理变化和发病机制的可能性

三叉神经痛：有学者认为并无神经组织的明显病理性改变，多数学者倾向于在半月神经节及感觉根内有明显的病理变化，目前已公认脱髓鞘改变是引起三叉神经痛的主要病理变化。

面神经贝尔麻痹：病理变化主要是面神经水肿，髓鞘或轴突有不同程度的变性，以在茎乳孔和面神经管内的部分尤为显著。部分患者的乳突和面神经管骨细胞也有变形。

舌咽神经痛：舌咽神经以及迷走神经发生脱髓鞘性变，引起舌咽神经的传入冲动与迷走神经之间发生"短路"。

3. 考虑可能的致病因素

三叉神经痛分原发性三叉神经痛和继发性三叉神经痛。

原发性三叉神经痛：病因相对复杂，包括中枢病因学说和周围病因学说，其中血管神经压迫、解剖结构异常、颈内动脉前端骨质缺陷、神经分支经过的骨孔因骨膜炎发生狭窄、面部遭遇过冷刺激、动脉硬化及遗传因素都可能导致三叉神经异常。

继发性三叉神经痛：病因包括：①颅中窝和颅后窝的颅内病变；②病灶感染，特别是牙源性病灶。

舌咽神经痛：与三叉神经痛相似，可能由椎动脉或小脑后下动脉、小脑前下动脉或其分支以及静脉压迫舌咽神经导致。

面神经贝尔麻痹：确切病因尚未明了。目前比较热门的致病原因包括：①由某种病毒感染引起，如Ⅰ型单纯疱疹病毒、EB病毒等，病毒感染使神经鞘膜发生炎症、水肿；②环境改变、损伤、代谢、精神心理等因素，特别是寒冷刺激；③风湿性面神经炎、茎乳孔内的骨膜炎。

4. 分析病情的严重程度

三叉神经痛具有以下特点：①神经分布区域内骤然发生电击样、针刺样剧烈疼痛；②疼痛可自发或刺激"扳机点"引起；③疼痛发作时患者为减轻疼痛而做出各种特殊动作，如用力揉搓痛处、咬牙；④多在白天发作，每次持续数秒或数分钟，两次发作之间称间歇期，无任何症状；⑤无神经系统阳性体征。

面神经贝尔麻痹具有以下特点：①起病急，且少有自觉症状。患者多诉忽觉不能含漱或喝水，或被他人发现。②面瘫的典型症状：额纹消失，不能蹙眉。患侧口角下垂，健侧口角向上歪斜，不能紧密闭合，发生饮水漏水。上下眼睑不能闭合，睑裂扩大。用力闭眼时，眼球转向外上方，称为"贝尔症"。由于不能闭眼，易患结膜炎。③若损害发生在茎乳孔以上，还可能发生味觉、泪液、唾液、听觉等方面的变化。

5. 做出初步诊断并鉴别

提出自己的初步诊断及依据，归纳目前患者的病情特点及发展趋势，分析阳性体征，权衡支持与不支持的症状和体征。首先明确面部神经疾病属于运动神经还是感觉神经，还要明晰疼痛性质、持续时间、是否有伴发症状、是否持续性加重等症状。还要针对不同神经的支配区域、临床表现特点进行分析，同时要与颞下颌关节疼痛、牙髓炎及茎突过长综合征进行鉴别。

6. 嘱患者做必要的进一步检查以缩小诊断范围

三叉神经痛的检查分为临床检查和功能检查。临床检查有如定分支检查，寻找"扳机点"；功能检查包括感觉功能、角膜反射、腭反射、运动功能和影像学检查。临床检查的目的是明确罹患的分支，即查明发生疼痛症状的分支。为了进一步明确是原发性三叉神经痛还是继发性三叉神经痛，必须同时检查伴随的其他症状和体征，如感觉、运动和反射的改变。对于比较复杂的神经疾病，必要时可请神经内科进行会诊，行肌电图和运动神经电位图检查。

贝尔麻痹的检查：根据神经走行与相关分支的功能，可行味觉检查、听觉检查、镫骨肌功能检查、泪液检查（Schirmer试验），检查膝状神经节是否受损，检查时将左右两侧功能进行对比。

第三节　口腔颌面部神经疾病查房范例——三叉神经痛

一、患者基本病情及病例特点

1. 患者病史摘要

患者曾某，女，45岁，已婚，因"左侧颊部及下颌间歇性疼痛6个月余，持续加重1个月"入院。

患者6个月前突发左侧颊部及下颌自发疼痛，一天发作数十次，每次持续时间不等，每次发作持续约数秒钟到几分钟，1个月前自感疼痛时间延长，间歇期完全正常，无发热，无呕吐，无头晕、头痛，无咳嗽、咳痰，视物不清及视物旋转，无耳鸣及听力下降，无意识障碍及四肢抽搐，无大小便失禁，也与开口运动无关，在外院被诊断为血管性头痛。给予患者口服药物处理（药物名称及剂量不详），无止痛效果，后到我院门诊就诊，以"三叉神经痛"收治入院。

体格检查结果显示，患者目前精神尚可，体力正常，食欲一般，睡眠可，体重无明显变化，大便正常，排尿正常；颜面部对称无畸形，表情正常无面瘫，面肌无抽搐；未扪及明显肿物，左侧乳突前轻微触痛，皮肤未见明显红肿。口腔检查结果显示，张口正常，张口度约三横指，牙列不齐，A3、C7缺失，采用固定义齿修复，咬合关系可，B8伸长，牙冠变色，𬌗面深龋，叩痛可疑，冷刺激无反应；口腔卫生可，口腔黏膜色红，有光泽，无充血破溃；舌体形态正常，无溃疡；按压左颊部翼颌韧带处易诱发疼痛。双侧髁状突动度良好，关节无压痛，未闻及弹响。双侧腮腺及颌下腺无肿大及压痛，双侧腮腺导管开口无发红水肿及脓性分泌物。咽后壁无充血，双侧扁桃体无肿大。

患者入院后完善相关检查，CBCT提示上颌窦黏膜增厚。

2. 病例特点

（1）患者为中年女性，病程长，自述症状为间歇性疼痛，症状呈逐渐加重趋势。

（2）患者疼痛发作频繁，疼痛性质为锐痛，间歇期无明显不适，体格检查可见"扳机点"，这些都是三叉神经痛的典型表现。如考虑为三叉神经痛，根据患者病变部位位于左侧颊部及下颌，考虑病变为左侧三叉神经第三支。自发疼痛与开闭口等关节运动无关，未伴发其他颅脑病变，同时根据患者阳性体征也可排除由间隙感染、颞下颌关节紊乱病等引起的疼痛。

（3）患者在外院被诊断为"血管性头痛"，入院后发现B8伸长，牙冠变色，殆面深龋，叩痛可疑，冷刺激无反应。CT提示"未见颅脑病变，上颌窦黏膜增厚"。因此，患者需要对牙源性疼痛及鼻旁窦炎症导致的疼痛进行进一步排查。

3. 初步诊断

左侧原发性三叉神经痛。

二、查房讨论精要

1. 讨论环节一：病史收集

患者的主诉为疼痛。疼痛是指发生于神经末梢和刺激传导系统的病理性异常状态反映到脑而引起的感觉。口腔颌面部疼痛在临床上很常见，是患者寻求治疗的主要原因之一，其表现形式多样，治疗方法也有很多选择，但目前尚无统一有效的方法。更重要的是，人体的这个区域对于个人来说，有着其独特的情绪、心理和社会学意义。因此，当面对患口腔颌面部疼痛特别是疼痛难以控制的患者时，如何正确诊断和有效控制疼痛是对医生的严峻考验。导致颌面部疼痛的原因很多，包括牙源性疼痛，如牙髓炎、根尖周炎及智齿冠周炎等；非牙源性疼痛包括炎性疼痛，如间隙感染、颞下颌关节紊乱病、鼻旁窦炎等；外伤性疼痛，如烧伤和颌骨骨折等。此外，有些疼痛可能是某些严重疾病发出的信号。肿瘤侵袭神经或晚期肿瘤患者也会出现剧烈疼痛。因此，除详细询问患者病史，着重了解疼痛的部位、发作特点、性质与程度、牵涉痛放射部位、诱发及缓解因素外，还应意识到疼痛是包括感觉、情感和反映在内的一种动态的不断变化的体验，虽然本质上是绝对主观的，但客观上既反映结果又反映原因。正确的诊断是成功治疗疼痛的基础和医生需要完成的首要任务，而复杂的疼痛调节现象使得每一种疼痛具有个体化特征，当面对不确定性疼痛时，疼痛的这些特征常常使病情复杂化。了解疼痛的发生机制、掌握疼痛的诊断方法和鉴别诊断极为重要，这就需要对病史和临床检查两个主要部分进行细致评估，通过获得的信息将疼痛病因放到合适的诊断中，以便选择有效的治疗手段。

问：对于以疼痛为主诉的患者在病史收集时应掌握哪些内容？

疼痛疾病的病史收集应包括三个主要步骤：准确确认疼痛来源的部位；在深刻理解疼痛发生机制的基础上通过仔细检查确认疼痛类别；确定能够准确说明患者疼痛发生及其表现的特定疼痛。具体内容如下：

（1）疼痛部位，疼痛的发生是否与其他因素相关，疼痛的发展情况。

（2）疼痛的性质，疼痛的表现、时间与频率。

（3）疼痛的强度，是否有并发症状及使疼痛恶化和减轻的因素。

（4）导致疼痛的影响因素包括药物及精神压力。

问：试述颌面部常见疼痛的特点。

颌面部常见疼痛包括神经性疼痛、牙源性疼痛，颞下颌关节紊乱病及鼻旁窦炎引起的疼痛，我们可以通过疼痛性质、强度、部位及持续时间进行初步诊断。

（1）神经性疼痛：突然爆发的、沿神经走向异位投射的电击样疼痛。疼痛显著而有刺激性，常常被描述为烧灼感、发热或电击感，疼痛可以精确定位。在面部有典型的外周神经分布区域，轻轻触摸就可以触发发作性疼痛。初始刺激或触发的部位与疼痛的解剖部位相关，但初始的刺激强度和疼痛程度不成比例，因为与刺激的程度相比，疼痛强度是极其强烈的。

（2）牙源性疼痛：由牙髓炎引起的疼痛具有持续性，夜晚疼痛加剧，对冷热刺激敏感，有病灶牙或埋伏牙存在。牙源性疼痛多在体位改变时或睡下后发生，无"扳机点"存在，亦无周期性发作的特点。

（3）由鼻旁窦炎引起的疼痛：多在流行性感冒后发生，可有嗅觉障碍，流大量脓性鼻涕、鼻阻塞。疼痛持续时间长，局部皮肤可有红、肿、压痛及其他炎症表现，X线摄片见病变腔窦密度增高。使用抗生素治疗有效。

（4）由颞下颌关节紊乱病引起的疼痛：其临床表现为张口及咀嚼时关节区及其周围肌群出现疼痛，常伴有张口受限、关节弹响，张口时开口型偏斜、歪曲等症状。无自发痛，多发生在关节后区。

2. 讨论环节二：疾病的临床特征

通过病史询问和鉴别诊断，初步考虑病例所患为颌面部神经性疼痛，疼痛来源于三叉神经的下颌支。神经性疼痛的病因来源于神经组织本身而不是它所支配的结构。国际疼痛研究协会已经把神经性疼痛定义为"一种源发于或由神经系统原发性的损害或功能紊乱引起的疼痛"。颌面部的神经性疼痛还包括非典型性面痛和舌咽神经痛，可以根据疼痛发生的部位进行初步诊断。

目前，医学界对原发性三叉神经痛的病因仍存在一定的争议，可初步分为两类学说：中枢学说和周围学说。部分学者认为三叉神经痛是一种感觉性疼痛发作，其发作部位可能位于三叉神经脊束核、脑干或是丘脑中，可能的病因包括：①三叉神经脊束核兴奋性增高；②丘脑、脑干损害；③三叉神经中枢感染病毒。另有一些学者认为三叉神经痛的病变位于三叉神经感觉根、半月神经节或其周围支及末梢，可能的病因在于该部位出现神经炎症、周围神经受压、病理性骨腔、神经缺血营养障碍等使得该部位神经结构出现脱髓鞘性变，脱髓鞘的轴突与无鞘纤维发生"短路"，从而由神经介质及神经肽分泌异常所致。近年来的研究已证明，患者的三叉神经有炎症性浸润、动脉粥样硬化改变及脱髓鞘改变等病理变化。尤其脱髓鞘改变是导致三叉神经痛的主要原因已成为共识。

问：试述颌面部非典型性面痛与舌咽神经痛、三叉神经痛的特点。

三叉神经痛、非典型面痛及舌咽神经痛都属于神经性疼痛的范畴，在临床诊断上有必要进行鉴别，必要时可通过电生理进行鉴别。

非典型面痛：与舌咽神经痛和三叉神经痛最大的区别在于部位并不局限于某一感觉神经分布区，而主要位于受累的自主神经支配范围，并广泛地向周围扩散。疼痛性质呈烧灼样或跳痛，疼痛较弥散，持续时间较长，并伴有明显的自主神经症状，但无"扳机点"。

舌咽神经痛：为舌咽神经分布区域的阵发性剧痛。疼痛部位在咽后壁、舌根、软腭，多见于男性。疼痛性质与三叉神经痛相似，但疼痛常因吞咽、讲话引起；睡眠时也可发作，若应用表面麻醉剂喷雾于咽部、扁桃体及舌根部能止痛即可确诊。

三叉神经痛：指在三叉神经分布区域内出现阵发性电击样剧烈疼痛，历时数秒钟或数分钟，间歇期无症状。疼痛可由口腔或颜面的任何刺激引起。三叉神经痛以中老年人多见，多数为单侧性。三叉神经痛可分为原发性和继发性。

3. 讨论环节三：疾病的诊断与鉴别诊断

根据患者的病史描述内容，了解到疼痛表现为间断难以忍受的阵发性、放射性剧痛；疼痛局限于颜面单侧，疼痛和触发点精确位于受累神经的感受器区域，表现在三叉神经下颌分支部位，包括唇、颊部、下颌、舌，不会影响到该神经所支配的全部区域或其他神经分支的分区；患者疼痛具有"扳机点"，在洗脸、刷牙、漱口时刺激"扳机点"可诱发疼痛。上述症状都是三叉神经痛的诊断依据。然而，原发性三叉神经的病因并不十分清楚。

在鉴别诊断上，我们还应注意原发性三叉神经痛和继发性三叉神经痛的区别，后者多由神经走行毗邻部位颅颌面肿瘤导致。当考虑患者为继发性三叉神经痛时，在体检时应重点关注其三叉神经功能检查，此外，我们可以通过影像学检查，包括曲面断层片及CBCT，检查牙、上颌窦、下齿槽神经管、颌骨有无病变。CT及MRI检查颅底、卵圆孔或内耳。体格检查了解神经系统是否为阳性体征，排除鼻咽癌及其他颅内肿瘤的可能。

问：论述三叉神经功能检查的基本方法及意义。

一般原发性三叉神经痛无论病情轻重，并不影响患侧神经功能，因此，三叉神经功能检查对区别原发性三叉神经痛和继发性三叉神经痛具有重要意义。其主要包括以下几种方法。

感觉功能：可用探针轻划（测触觉）与轻刺（测痛觉）患侧三叉神经各分布区的皮肤与黏膜，并与健侧相比较。若是原发性三叉神经痛，其检查结果两侧相等。若患者痛觉丧失，需再做温度觉检查，如果痛觉与温度觉均丧失，而触觉存在则是脊束核损害的表现。

角膜反射：棉絮轻触患者角膜，患者表现为双侧直接和间接的闭眼反射动作，机理为该反射中枢在脑桥，输入纤维为三叉神经眼支的鼻睫状神经，传出为面神经。当一侧三叉神经受损造成角膜麻木时，刺激患侧角膜则双侧均无反应，而健侧角膜反射正常。

腭反射：用探针或棉签轻刺软腭边缘，可引起软腭上提的呃逆反应，当一侧反射消失，表明该侧神经分支腭后神经或蝶腭神经受损害。当上颌神经受损时，腭反射还表现为嗅刺激感和喷嚏反射下降。

运动功能：三叉神经运动支的功能障碍表现为咀嚼肌麻痹，咬紧牙时咬肌松弛无力。当下颌舌骨肌与二腹肌前腹麻痹后，作吞咽动作时患侧肌肉松弛。

4. 讨论环节四：疾病的诊疗模式

在诊疗三叉神经痛时，我们仍建议采用保守治疗的方式，可采用卡马西平或衍生药物奥卡西平，这些药物的优势在于相对比较安全，使多数患者的症状有所缓解；但部分患者长期服用后药物疗效会逐渐下降，必要时需增加剂量。此外，服用维生素 B_{12} 可维持中枢神经及周围神经髓鞘的正常代谢及功能，乙醇封闭以阻断神经传导通路而止痛也常作为治疗三叉神经痛的辅助方法。这些方法相对手术而言安全、方便。严重的患者，用非手术疗法无效时，可采用手术疗法。患者可以根据具体情况选择病变骨腔刮治术、三叉神经周围支撕脱术、射频术、三叉神经微血管减压术。

三、临床教学查房总结

本次临床教学查房的重点在于对疼痛，尤其是对三叉神经痛进行诊断与鉴别诊断。虽然最近几年有关三叉神经痛的病因学研究有了很大的进展，但是仍然有很多问题不清楚，部分神经性疼痛患者由外周疾病引起，而部分患者由明显的中枢神经疾病引起，医生需要了解研究前沿，明确可能的致病机理才能对症施治。目前尚无特殊的技术手段来明确诊断三叉神经痛患者，详细的病史询问是诊断疾病的基础，询问病史主要围绕患者以疼痛为主诉的临床症状展开，内容应包括疼痛部位、性质、持续时间、治疗效果等详细内容。在知识点掌握上，医生要了解原发性三叉神经痛的中枢学说和周围学说机制，典型临床表现除了神经性痛的基本特点外，还有疼痛和触发点精确位于受累神经的感受器区域。此外，通过麻醉阻断表浅的外周感受传导通路就可以终止或触发疼痛，这种麻醉效果同样具有诊断学意义。在体格检查中应考虑全面，注意排除其他疼痛来源，尤其要排除牙及颌骨的炎症性疼痛，如部分鼻咽癌患者的临床症状比较相似，容易误诊。分析三叉神经痛的缘由时，注意排除由于颅脑等肿瘤侵袭或压迫导致的疼痛，这也是容易被许多医生忽视的因素，按照原发性三叉神经痛的基本治疗原则方案处理继发性三叉神经痛患者可能会延误病情。常规的辅助检查方式为颅脑MRI，其中在体格检查期间三叉神经功能检查具有重要的鉴别意义。三叉神经痛的治疗方法有很多，但目前还缺乏特效方法，患者的治疗方案需针对自身特点决定，但必须遵循基本原则：先药物，后手术；先保存，后破坏；先简单，后复杂；先末梢，后中枢。

第四节　研究前沿与思政教育

一、射频温控热凝治疗三叉神经痛的机理

三叉神经痛是最常见的脑神经疾病，以在一侧面部三叉神经分布区内反复发作的阵发性剧烈痛为主要表现，国内统计每年的发病率为52.2/10万，女性略多于男性，发病率可随年龄增长。三叉神经痛多发生于中老年人，右侧多于左侧。该病的特点是：在头面部三叉神经分布区域内，发病骤发、骤停，为闪电样、刀割样、烧灼样、顽固性、难以忍受的剧烈性疼痛。患者在说话、洗脸、刷牙或微风拂面时，甚至走路时都会发生阵发性的剧烈疼痛。疼痛历时数秒或数分钟，疼痛呈周期性发作，发作间歇期同正常人一样。药物治疗主要使用卡马西平、苯妥英钠及中药；手术治疗主要为三叉神经及半月神经节封闭术、半月神经节经皮射频温控热凝治疗、微血管减压术（microvascular decompression，MVD）等。

三叉神经导致的神经性疼痛治疗是当前研究的热点。虽然这种慢性疾病的发病机制被研究得越来越清楚，但目前尚无有效治疗这种疼痛的特殊方法。当前，相关治疗研究主要致力于阻断这种疼痛的外周和中枢病因，目前较先进的方式是在CT引导下行半月神经节射频温控热凝术。其原理在于当射频电流通过有一定阻抗的神经组织时，离子在高频电流作用下发生振动，与周围质点发生摩擦，在组织内产生热，通过电极尖端的热

敏电阻，即可测量到针尖处的组织温度，在组织内形成一定范围蛋白质凝固的破坏灶，这样就能利用不同神经纤维对温度耐受的差异性，有选择地破坏半月神经节内传导痛觉的纤维，而保留对热抵抗力较大的传导触觉的纤维。该治疗成功的关键是准确穿刺和定位。在CT定位下进行该操作可以提高成功率，减少患者的损伤及并发症。

二、思政案例——理论知识

1. 外科医生的哲学理念

哲学是自然科学与社会科学的综合，外科医生拥有哲学理念有利于分析问题。我们在疾病的诊断与治疗中，离不开正确的判断和决策，这要靠从病史、体征及各种检查中汇集起来的信息，虽然这些信息非常重要，但综合、分析、比较、推论更为重要，诚如同样的鱼肉、菜蔬和油盐酱醋姜糖，烹调出的菜肴却千变万化、差异天壤，乃厨师手艺之使然。亦如常见的三叉神经痛，表现为疼痛有"扳机点"、阵发性剧痛，疼痛沿三叉神经解剖区域分布。但三叉神经痛表现变化常常扑朔迷离。于是，在分析判断时要抓住本质，从病情特点和病史中找出诊断要点。以此为纲，理清眉目，才能明确诊断。

手术操作也一样，我们常说"一刀一剪，一针一线都需认认真真，谨谨慎慎"。这自然是毋庸置疑的，但有经验的外科医生都知道，手术是有重点、有关键步骤的，不可能也不应该在精力和时间上平均分配。在高难度或复杂的手术中，资深医生也能凭借自己的经验"手到病除""迎刃而解"，他们不仅妙手仁心，而且胆大心细。"没有重点，就没有政策"，优秀的外科医生和平庸的外科医生在这一点上有明显差别。所以，我们在追求诊治正确或者分析正确与错误时，可以归纳出起主导作用的因素，即责任心或负责精神、专业技术水平（包括理论基础和临床经验）以及思维方法。其实思维方法就是哲学运用的体现。我们也常说，尽管进入了临床实践学习，临床经验的积累非常重要，但经验形成不能仅仅靠重复和简单的积累，经验的获得要靠理论知识、临床实践和分析思考三者的结合。重复和简单的积累只能培养出技术娴熟的手术工匠，而上述三者结合造就的是有思想的哲学学者和有潜能的专家。

一个外科医生的手术技巧固然重要，特别是一些微创或整形手术技巧等，但我们也深切体会到，完美的手术，技巧只占25%，另外75%靠决策。什么是决策？决策是在正确诊断的基础上，正确地选择手术适应证，对术式和范围进行合理设计，对可能出现问题的防范和对策，甚至对入式与切口，引流与关闭创口的考虑等。如是，操作技巧才能发挥作用。决策的建立在很大程度上取决于思维、判断和设计。因此，我们在评价一个外科医生及他的外科技能时，切不可只看其手术操作，应全面观察其哲学理念和技术实践。

2. 思政分析

口腔颌面外科医生面临着越来越大的压力和严峻的挑战。一方面是由于口腔颌面外科本身就比其他专科有着更大的风险性；另一方面是随着医学社会模式的改变，患者、家属及社会的价值要求、意愿与医学原则的矛盾越明显等，给医生在处理适应证、治疗疑难重病例以及对出现的并发症和非理想后果的解决等提出了新的问题，甚至会令外科医生感到十分棘手和困惑。我们要从加强医生责任心、提高医疗技术方面下功夫。但这远远不够，因为一个外科医生的智慧与技能的发掘，以及处理问题的本领与艺术，还需要正确的哲学理念和良好的人文修养。

第五节　口腔颌面部神经疾病查房范例——面神经麻痹

一、患者基本病情及病例特点

1. 患者病史摘要

患者张某，女，23岁，未婚，因"发现左侧口眼歪斜1天"收治入院。

患者1天前因天热吹电风扇睡午觉，醒后觉左眼不能闭合，眼睑下垂，喝水时从左侧口角流出，且左侧面部较右侧不对称，鼻唇沟消失，其间无头痛头晕，面部无红肿热痛等不适。患者遂来我院就诊，门诊以"左面神经炎"收治入院。

体格检查结果显示，患者目前精神、食欲及睡眠较差，体力正常，体重无明显变化，大便正常，排尿正常。专科检查见左眼睑闭合不全，左侧鼻唇沟、额纹变浅，鼓腮左侧漏气，不能完成吹口哨，伸舌居中，左耳后乳突区轻微压痛。口腔检查结果显示，张口正常，张口度约三横指，牙列不齐，咬合关系可，口腔卫生可，口腔黏膜色红，有光泽，无充血破溃；舌体形态正常，无溃疡。颞下颌关节检查结果显示，双侧髁状突动度良好，关节无压痛，未闻及弹响。涎腺检查结果显示，双侧腮腺及颌下腺无肿大及压痛，双侧腮腺导管开口无发红、水肿及脓性分泌物。其他检查结果显示咽后壁无充血，双侧扁桃体无肿大。

入院后患者血象、心电图及胸片未见明显异常。

2. 病例特点

（1）患者为青年女性，起病急，病因明确，自述为吹电风扇睡午觉。

（2）导致面神经瘫痪的病因较多，包括外伤性、炎症性及病毒感染等因素。患者患病期间无头痛头晕，面部无红肿热痛，也无外伤史。体格检查发现局部轻微压痛，因此不排除神经水肿导致茎乳孔压力增加，从而进一步压迫神经导致。

（3）患者的主要症状为口眼歪斜，包括左眼不能闭合，眼睑下垂，喝水时从左侧口角流出，且左侧面部较右侧不对称，鼻唇沟消失。这是面神经功能减弱导致，与中枢性神经面神经瘫痪的区别在于病变是否局限于对侧睑裂以下。

3. 初步诊断

左侧面神经炎。

二、查房讨论精要

1. 讨论环节一：病史收集

临床上面神经功能障碍患者以贝尔麻痹为主，大多数医生认为面神经麻痹的诊断相对比较简单，因此对患者的病史收集主要集中于神经功能障碍的性质、临床表现与持续时间，而对患者病变的具体部位、潜在病因、病情变化、伴随症状，既往史及家族史都缺乏深入了解。实际上导致面神经功能障碍的因素很多，容易产生误诊。面神经麻痹的最终表现形式以颜面表情肌群运动功能障碍为主，因此在进行初步诊断分析时不仅要考虑神经因素，也要考虑肌源性，如原发性肌营养不良的初期表现为面肌异常，眼睑不能闭合，后期可扩展到双臂不能上举。这类患者具有遗传病史，通过询问家族史有助于进行鉴别。重症肌无力可出现面肌瘫痪和咀嚼无力，可伴有全身肌无力，肌张力下降。在收集病史时应注意以下几个方面：①神经功能障碍最初发生时其周围情况对病因的分析很有意义。例如，神经麻痹症状在一次车祸或手术后立即出现，表明病因为创伤因素或医源性因素较大。②面神经功能障碍伴随的症状，包括所有的感觉、运动或自主效应等。感觉症状包括提及感觉过敏、感觉减退、感觉缺失、感觉错乱或感觉迟钝等；提及影响视力、听力、嗅觉或味觉等特殊感觉的伴随变化；记录肌无力、肌肉收缩或肌肉僵直等运动系统的变化。③记录神经功能性活动的具体影响情况，是仅限于面部还是全身其他部分同时存在，是单侧还是双侧。④由于神经功能障碍是许多身体疾病的症状之一，因此有必要详细评估患者过去和现在的医疗情况，过去任何严重的疾病、住院治疗、手术、用药或其他有意义的治疗都应该包括在内，必要时可以和以前的治疗医生联系以获得额外的信息。如颅脑肿瘤患者可侵袭或压迫神经出现功能障碍，这类患者一般病史长，呈逐渐加重趋势，MRI 或 CT 检查对功能障碍的准确定位具有诊断价值。因此医生在病史收集时切忌不要主观，关键要做好鉴别诊断。

2. 讨论环节二：疾病的病理生理特点

上述患者的病因相对明确，发病急骤，临床表现以颜面表情肌群运动功能障碍为主要特征。分析病情的目的在于充分了解面神经解剖结构，面神经是颌面部主要的运动神经，该神经由感觉、运动和副交感神经纤维组成，分别管理舌的味觉、面部表情肌运动和支配舌下腺、下颌下腺和泪腺分泌。面神经由大的运动根和小的感觉根组成，于脑桥下缘出脑，两者经过内耳道时合并，经颞骨岩部的面神经管，面神经主干自茎乳孔穿出分出耳后支，走行于茎突和乳突间时往茎突根部浅面发出二腹肌支和茎突舌骨肌支，神经进入腮腺，在腮腺内经颈外动脉和面后静脉的浅面分为颞面干和颈面干。腮腺颞面干分出颞支、颧支和上颊支；颈面干分出下颊支、下颌缘支和颈支。其中在面神经管内有膨大的膝神经节以及鼓索神经、岩大神经和镫骨肌神经，分别行使不同的功能，因此不同部位的面神经损伤临床表现形式并不一致。

问：如何通过病史信息和体检结果判断周围性面神经损伤部位？

面神经病变起源于茎乳孔以外，主要表现为面神经瘫痪，由鼓索神经传导味觉，支配舌下腺及下颌下腺分泌；岩大神经负责泪腺、腭及鼻黏膜的腺体分泌；镫骨肌神经支配鼓室内的镫骨肌。因此，如果病变位于鼓索与镫骨肌神经节之间，则主要表现为"面瘫+味觉丧失+涎腺分泌障碍"；位于镫骨肌与膝状神经节之间，则表现为"面瘫+味觉丧失+涎腺分泌障碍+听觉改变"；位于膝状神经节则表现为"面瘫+味觉丧失+涎腺、泪腺分泌障碍+听觉改变"。病变位于脑桥与膝状神经节之间，神经根尚未合并，表现为面瘫合并轻度感觉与分泌功能障碍，如当损害影响听神经时，尚可发生耳鸣、眩晕。病变为核性损害主要表现为面瘫合并轻度感觉与分泌功能障碍，往往是因为外展神经核受影响而发生该神经的麻痹。若当损害累及皮质延髓束时称为中枢性面神经瘫痪，可发生对侧偏瘫。

问：中枢性面神经麻痹和周围性面神经麻痹有何区别？

根据引起面神经麻痹的损害部位不同，可将其分为中枢性面神经麻痹和周围性面神经麻痹两种。

中枢性面神经麻痹又称面神经核上瘫，其临床特点表现为病变对侧睑裂以下的颜面表情肌瘫痪，常伴有与面瘫同侧的肢体瘫痪，无味觉和唾液分泌障碍。周围性面神经麻痹又称核下性或核性面瘫，其临床特点为病变侧全部表情肌瘫痪（提上睑肌除外），如眼睑不能闭合、不能皱眉、额纹消失，口周肌群瘫痪症状与核上瘫相同，可伴有听觉改变、舌前2/3的味觉减退，以及唾液分泌障碍等。

周围性面瘫和中枢性面瘫的区别关键在于发生在茎乳孔外的面神经麻痹，一般都不会发生味觉、泪液分泌、唾液分泌、听觉等方面的变化。但若患者同时出现感觉功能与副交感功能障碍时，则所出现的症状对损害的发生部位具有定位意义。

问：论述面神经损伤的简单功能体检方法及意义。

由面神经功能麻痹导致的味觉、泪液分泌、唾液分泌、听觉等方面的异常，可通过下列方式进行检查：①味觉检查：伸舌后，舌用纱布固定，擦干唾液后，以棉签蘸糖水或盐水涂于患侧舌前2/3，嘱患者以手示意有无味觉；由于舌背边缘区域的几个部位对不同的味道具有相对的敏感性，因此，若是甜味检查可涂于舌尖，稍偏后对咸味敏感，依次向后则为酸味与苦味；味觉的敏感性虽有个体差异，但左右两侧一般相同。②听觉检查：主要是检查镫骨肌的功能状态；如采用256 Hz音叉、马表音等方法测试，分别对患侧与健侧进行由远至近的比较，以了解患侧听觉有无改变；听觉改变是由于镫骨肌神经麻痹后，失去了与鼓膜张肌神经的协调平衡，导致镫骨对前庭窗的振幅减小，造成低音性过敏或听觉增强。③泪液检查：主要观察膝状神经节是否受损；将两眼结膜囊内眼液吸干，将两条滤纸分别安放在双眼下睑结膜囊内做泪量测定；正常情况下5分钟后滤纸沾泪长度（湿长度）约为2 cm，即便个体差异湿长度出现改变，但左右眼基本相等；如膝状神经节以上岩浅大神经受损害，则患侧泪量显著减少。

3. 讨论环节三：疾病的病因研究与临床特征

结合患者的病史信息、临床表现及体格检查结果，我们初步考虑患者所患为周围性面神经麻痹。周围性面神经麻痹的临床特点为：①病变侧全部表情肌瘫痪，如眼睑不能闭合，不能皱眉，额纹消失，口周肌群瘫痪症状与核上瘫相同。②可伴有听觉改变、舌前2/3的味觉减退，以及唾液分泌障碍，其中最多见的是贝尔麻痹。通过该患者的临床症状分析和进一步检查，患者病变部位应位于茎乳孔外，属于贝尔麻痹范畴。贝尔面瘫病因不明。目前认为可能的病因有：①病毒感染，如水痘、带状疱疹病毒、流行性腮腺炎病毒、脊髓灰质炎病毒等；②因寒冷引起营养面神经的血管痉挛。病理变化主要为早期的面神经水肿，继发髓鞘或轴突变性，本例患者即表现为这种症状。如患者未及时得到有效治疗，可能产生不可逆的改变，同时神经所支配的靶器官将出现萎缩。医生应在诊疗过程中根据患者不同时期的病例变化特点进行处理。

患者以面神经运动功能障碍为主，临床表现为患侧口角下垂，健侧向上歪斜；上下唇因口轮匝肌瘫痪而不能紧密闭合，故发生饮水漏水，不能鼓腮、吹气等功能障碍；上下眼睑不能闭合，睑裂扩大、闭合不全、露出结膜；当用力紧闭时，球眼则转向外上方，泪液运行障碍；前额皱纹消失，不能蹙眉。临床上经常根据患者的临床表现进行逆向思维分析，尤其在颌面部急性损伤情况下，通过患者表情改变并结合创伤部位，及时发现神经断端，给予神经吻合及相关对症处理，尽快恢复神经功能，提高患者生活质量。

问：贝尔面瘫不同时期的治疗重点是什么？

治疗可分急性期、恢复期、后遗症期三个阶段。

急性期：起病1~2周内可视为急性期。此阶段主要是控制炎症水肿，改善局部血液循环，减少神经受压；一般以激素、维生素B$_{12}$、促进微血管循环及神经营养药物等药物进行治疗，也可以短波透热或红外线照射进行辅助理疗。

恢复期：第2周至两年内为恢复期。此期的治疗主要是尽快使神经传导功能恢复和加强肌收缩；除可继续给予维生素B$_{12}$肌肉注射外，亦可给予面部肌电刺激、电按摩、针灸等；同时应嘱患者注意保护眼睛，以防发生暴露性结膜炎和角膜炎。

后遗症期：2年后。此时面瘫仍不能恢复者，可按永久性面神经麻痹处理，一般采用神经或肌肉移植手术方式恢复部分肌肉功能。

问：如何处理急性面神经损伤？

缺损较小者，可将两侧断端充分游离在无张力的情况下，予以断端吻合或将远端断端与其他面神经分支行端侧吻合。缺损较大者无法进行吻合时，需要采用神经替代物，包括神经组织游离移植，自体常用耳大神经，可就近取材且后遗症较小；异体神经组织经过脱细胞处理后也可用于神经修复；非神经组织移植，常用的有变性骨骼肌、静脉血管及神经再生室，其中神经再生室是目前的研究热点，可采用可吸收降解材料模拟神经的基本形态，同时结合部分神经营养因子促进神经再生。此外，神经吻合方法也可分为两种：一种是接触引导，即将神经束精确对位缝合（束膜缝合），此法临床效果最好，但由于神经断端鉴别困难，容易产生误差，导致轴突错误支配终末器官；另一种是神经趋化，即吻合时在神经断端间保留小间隙，形成神经再生室，充分发挥神经营养因子的作用，使断端近侧再生神经选择性地长入同性质的远端神经而到达末梢器官。上述两种情况都切忌在张力大的情况下强行吻合，否则可能导致吻合部位形成瘤样增生。

三、临床教学查房总结

本次临床教学查房的重点在于对面神经功能障碍进行病因学研究。在临床辩证思维上，对疾病进行诊断与鉴别诊断时通常采用"一元论"的理论思路，即将患者的所有阳性症状和体征尽量用一种疾病来解释。本次查房以患者无意中发现面神经功能障碍为主线，起病急骤、发病前无任何自觉症状、病变为单侧、前额皱纹消失与不能皱眉、味觉/听觉/泪液分泌/唾液分泌等方面无变化，这些症状和体征均为明确诊断的线索，然后进行综合分析，归纳出疾病的发展变化。

在知识点掌握上，要明确面神经炎发生的可能病因包括病毒感染及各种刺激导致营养面神经的血管痉挛等。患者多以感冒或冷风刺激后发现面部歪斜为主诉要求诊治。

通过对本次查房讨论病例进行综合分析，分别排除了中枢性病变及肌源性病变的可能，并在此基础上对面神经的解剖生理、病理变化及诊疗方式进行了复习。由创伤或医源性因素导致的神经缺损应以神经吻合为主，神经移植可选用自体耳大神经或神经替代物；对于单纯性周围性面神经麻痹应以控制水肿、改善循环和神经营养为主，其中激素的合理应用是治疗的关键，必要时可进行局部理疗。

第六节 研究前沿与进展

一、面神经损伤修复机制的研究进展及治疗模式的探索

面神经损伤的临床修复效果难以令人满意，其中一个主要原因是神经修复及再生生物学机制尚未完全清楚。目前的研究认为，神经损伤及再生机制包括以下途径：损伤后相应的靶源性信号缺失，局部损伤诱导信号上调；非神经细胞，如SC及巨噬细胞产生细胞因子或生长因子，这些信号沿轴突逆行性传导引发胞体基因生长程序，如转录因子表达、再生促进蛋白和生长锥结构蛋白（肌动蛋白、微管等）的合成；与此同时，损伤信号也可能诱导神经元程序性凋亡和抗凋亡基因表达。而局部损伤也引起不同细胞及分子信号的整合和协调反应，引导生长锥的生长和定位。

修复面神经缺损是临床医生面临的一个难题。临床上自体神经移植为修复的最佳选择，但适应范围较窄，而且神经自体移植需要牺牲患者的正常神经，在应用中受到很大限制。如何从根本上解决神经桥接的组织来源问题是科学界积极努力和探索的重大课题。近年来，许多学者开始用组织工程方法体外构建人工神经用于神经修复，研究主要集中于两个方面：细胞的选择，将体外培养扩增的大量的雪旺细胞种植到神经导管上来引导周围神经再生；生物材料的广泛应用，由于神经呈纵向生长，对人工神经的要求更高，目前构建人工神经的支架材料包括天然可降解材料和合成可降解材料两大类，神经支架通常采用管状结构，其孔隙特性、力学性能以及表面形貌等直接影响神经修复效果。

二、思政案例——人物简介

1. 口腔颌面外科专家周树夏

周树夏教授是我国著名的口腔医学教育家、口腔颌面外科专家，也是我国军队口腔颌面外科医学开拓者。

周树夏，1946年毕业于中央大学医学院牙医专科，后留校任教。

1952年6月，周树夏赴朝加入抗美援朝医疗队，担任我军的后勤医疗工作服务队副队长。当时的战场医疗条件差，救治医生少。周树夏永远记得那痛心的一幕——一名从

战场上抢救下来的年仅18岁的小战士，颌骨错位面部畸形，头部80%被火器烧伤。虽然他精心照料这名小战士，但因其创伤严重，五天后小战士终因病情恶化，闭上了双眼！周树夏看着战友离他远去，他为自己的无能为力悄悄地流下了眼泪，矢志要为口腔颌面部战创伤救治奉献自己的青春和热血。

在长达60年的教育生涯中，周树夏长期致力于口腔颌面外科临床工作、教育和科研，率领团队从高能武器创伤弹道学、组织弹道学、创伤免疫学、创伤分子生物学及早期救治理论与实践等领域广泛深入地研究颌面火器伤损伤机理。周树夏首次在国际上建立了颌面部高速投射物伤动物模型和爆炸动物模型，阐明了口腔颌面部各种组织的损伤机理、清创界限、病理转归过程、早期组织缺损修复时机和修复方法的选择等一系列在口腔颌面部火器伤临床救治中的关键问题，还是用大型复合组织瓣、显微外科技术加颅颌种植技术等手段对口腔颌面部火器伤组织缺损进行早期功能修复的第一人，且修复效果达到国际先进水平，填补了国内外研究空白。

1996年，第31届国际军事医学大会召开，作为口腔医学的唯一代表，周树夏所作的"颌面部火器伤研究与治疗进展"的专题报告，在西方军事医学界引起强烈反响。

2. 案例分析

周树夏出生于中华民族面临生死存亡的动荡年代，亲眼目睹了外国列强的野蛮行径，深感一个羸弱的民族是没有尊严可言的，一个落后的国家无法与侵略者抗衡。抗美援朝的救治事件深深地刺痛了周树夏的心。从此，他暗下决心，一定要在颌面战创伤领域有所作为。为了实现这个目标，60年里他风雨兼程，矢志不移，辛勤耕耘，探索实践着心中的誓言。从零点出发，到争夺桂冠，耗费他毕生心血，他的系列研究成果对提高我军颌面战创伤救治水平，提升部队战斗力起到重大的推动作用，也为中国颌面外科技术的发展奠定了坚实基础。

（李　锋）

第十三章

颞下颌关节疾病

第一节　基本知识点

颞下颌关节是颌面部具有转动和滑动能力的左右联动关节，其解剖结构和运动功能表明它是人体最复杂的关节之一。颞下颌关节的主要功能是参与咀嚼、言语、吞咽和表情等。广义的颞下颌关节疾病包括整个咀嚼系统（颞下颌关节及咀嚼肌等）所罹患的疾病，可分为颞下颌关节疾病和咀嚼肌疾病。本篇主要讨论发生在颞下颌关节的几种常见疾病，包括颞下颌关节紊乱病、颞下颌关节脱位及颞下颌关节强直，其中在所有颞下颌关节疾病中以颞下颌关节紊乱病最为常见。此外，颞下颌关节囊肿、瘤样病变及肿瘤也属于颞下颌疾病范畴。

一、颞下颌关节紊乱病

颞下颌关节紊乱病是一类病因尚未完全清楚，而又有相同发病因素及临床主要症状的一组疾病的总称。颞下颌关节紊乱病是口腔颌面部的常见病，根据病因不同可分为咀嚼肌紊乱疾病类、关节结构紊乱疾病类、炎性疾病类及骨关节炎类四类。临床主要症状有关节疼痛、运动障碍、弹响或杂音、头痛等。

咀嚼肌紊乱疾病类

1. 病情特点

（1）好发于20～30岁青壮年，女性多见。

（2）有明显诱因，如长期大张口、紧咬牙、夜磨牙等导致咀嚼肌过度运动。

（3）咀嚼肌区域出现局部持续性疼痛并可向耳前区放射，扪诊可触及沿咀嚼肌长轴肌肉发硬的条索。

（4）张口受限，被动张口出现肌筋膜疼痛，但开口型无明显改变。

（5）影像学检查显示无颞下颌关节的病理改变。

2. 治疗原则

以保守治疗为主，大部分患者可缓解，如治疗不及时可转化为关节结构紊乱疾病类。

（1）嘱患者进软食，让其下颌休息或减少活动。

（2）对受累咀嚼肌进行热敷、理疗或嘱患者服用抗炎药。

（3）𬌗关系紊乱或紧咬牙患者可使用𬌗垫以及调𬌗治疗。

关节结构紊乱疾病类

1. 病情特点

（1）大多数患者无明显诱因，部分患者与外伤、精神因素、进食硬物、牙颌面畸形以及医源性等因素有关。

（2）损害程度不同临床表现不一，可复性盘前移位患者是以关节弹响为主，下颌运动加剧时伴有关节疼痛，开口度正常。不可复性盘前移位张口受限，开口偏向患侧；关节盘穿孔患者下颌运动时有摩擦音和破碎音。

（3）X线片检查可见关节间隙改变，但无骨质破坏；关节造影以及MRI可见关节盘位于髁状突前方，严重患者可见关节盘形态改变。

2. 治疗原则

（1）以保守治疗为主。如治疗不及时可转化为骨关节病类。

（2）平时注重自我保护，避免大张口，可通过下颌前伸促进关节盘复位。

（3）颌垫治疗是减轻或消除弹响的主要方法。

（4）关节盘前移位伴关节疼痛患者应给予抗生素、止痛药以及强的松龙进行关节腔内封闭。

炎性疾病类

1. 病情特点

（1）患者关节邻近组织有炎症、感染、外伤等病史。

（2）急性期病程短，关节区肿胀、疼痛明显，可出现波动性肿胀，下颌运动功能障碍，咬合关系紊乱。

（3）慢性期张口受限明显，关节后区疼痛，下颌运动时出现关节摩擦音。

（4）X线片显示无骨质破坏性改变，关节间隙增宽或狭窄。关节造影及内窥镜可见关节后沟表面不光滑、关节腔内出现粘连。

2. 治疗原则

（1）急性期患者通过服药、休息、封闭及关节腔冲洗治疗与恢复。

（2）伴有关节盘移位的患者可行颌垫治疗。

（3）症状严重者可行关节镜手术治疗。

骨关节炎

1. 病情特点

（1）好发于40~50岁中年患者，男女发病比例无明显差别。

（2）病程长，关节区疼痛反复发作。

（3）临床表现为张口受限，开口型偏斜，可闻及关节杂音，有自发性疼痛。患者可

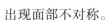

出现面部不对称。

（4）影像学检查显示关节间隙狭窄，髁状突、关节窝及关节结节出现退行性改变。患者可伴有关节盘前移位，关节盘穿孔、破裂。

2. 治疗原则

以保守治疗为主，关节冲洗为主要手段，严重者可采用手术治疗。

（1）对关节区域进行热敷、理疗或对症给予止痛及解痉挛药。

（2）使用颌垫以及调颌治疗，关节冲洗时避免使用强的松龙，可使用透明质酸冲洗。

（3）保守治疗无效时可行手术治疗，包括髁状突高位切除术、关节盘修补术、关节成形术等。

二、颞下颌关节脱位

颞下颌关节脱位是指髁状突与关节窝、关节结节或关节盘之间完全分离，不能自行恢复到正常的位置。根据脱位的方向可分为前方脱位、后方脱位、上方脱位、内侧脱位及外侧脱位，临床上主要以前方脱位为主。根据患者病变性质又可分为急性脱位、复发性脱位及陈旧性脱位。

1. 病情特点

（1）患者以女性多见，脱位以单侧急性前脱位多见。

（2）病因明确，多出现于大张口运动或张口时下颌受伤。

（3）患者不能闭口，前牙开𬌗，下颌中线偏向健侧，后牙早接触。关节区与咀嚼肌伴疼痛。

（4）影像学检查可见患侧髁状突突出于关节结节的前下方，喙突突出于颧骨之下。

2. 治疗原则

以手法复位为主，将髁状突拉回到关节窝。

（1）复位后限制下颌运动，用颅颌绷带固定一周。

（2）肌肉痉挛导致复位困难的患者可局部封闭后复位。

（3）陈旧性脱位或难以配合手法复位的患者，如精神异常及帕金森病患者可在全麻下行手术复位。

三、颞下颌关节强直

颞下颌关节强直指因关节及关节周围组织器质性病变造成患者开口困难或完全不能开口者。根据患者病变的部位可分为关节内强直、关节外强直和混合性关节强直。关节内强直为关节内病变导致关节内纤维性或骨性粘连；关节外强直为关节外皮肤、黏膜、肌肉及深层组织出现颌间挛缩。

关节内强直

1. 病情特点

（1）好发于儿童，既往有关节感染或创伤病史。

（2）开口困难持续加重，最终导致牙关紧闭，髁状突动度减弱或消失。

（3）颌面部畸形，下颌深支及下颌体短小，颏部后缩形成鸟嘴畸形。

（4）咬合紊乱，下颌牙列拥挤，部分患者有阻塞性睡眠呼吸暂停低通气综合征。

（5）影像学检查显示髁状突与关节窝融合形成骨球样结构。

2. 治疗原则

（1）以手术为主，在恢复开闭口运动功能的同时应兼顾考虑咬合关系及面容改善。

（2）常规采用颞下颌关节成形术，去骨后间隙应维持 1 cm。间隙内可插入颞筋膜瓣避免复发。

（3）术中可采用喙突或肋骨骨移植形成假关节，也可采用钛合金颞下颌关节复合体进行修复。

（4）若小颌畸形明显的患者，术中同期可采用正颌外科手术改善面容。

（5）伴阻塞性睡眠呼吸暂停低通气综合征的患者建议采用牵张成骨手术。

关节外强直

1. 病情特点

（1）患者病因明确，既往有颌面部感染、外伤、手术及放疗史。

（2）临床表现为张口受限，但严重程度较关节内强直轻。

（3）体格检查显示口腔或颌面部瘢痕挛缩或缺损畸形。

（4）髁状突动度减弱或消失。

（5）影像学检查显示颞下颌关节间隙变窄，但未出现骨融合现象。

2. 治疗原则

以松解瘢痕为主，可采用局部皮瓣或黏膜瓣移植，应充分考虑大张口无张力。

（1）切除颌间瘢痕粘连，术后在张口状态下植皮避免瘢痕再次挛缩。

（2）放疗患者可松解咬肌附丽，改善张口。

（3）术后加强患者张口训练。

第二节 颞下颌关节疾病的临床分析逻辑思维

1. 从解剖生理学角度分析患者病情

颞下颌关节是全身关节中结构与功能最为复杂的关节。颞下颌关节位于颅骨与下颌骨之间，分左右两侧，由颞骨的关节窝和关节结节、下颌骨的髁状突、关节盘、关节囊、关节韧带以及营养关节的血管和神经等组织构成。关节疾病与中耳炎可相互影响，可导致关节强直，炎症化脓性病变亦可进入颅内，引起脑膜炎。关节盘位于颞骨关节面与髁状突之间，其上表面与颞骨关节面形态相适应，下表面与髁状突外形契合。在颞下颌关节紊乱病中，患者关节盘移位是导致关节弹响的主要病因，关节盘移位可分为可复性和不可复性，也是病变发展的不同阶段。关节囊分为两层，即纤维层和滑膜层，关节周围有许多韧带，它们起着悬吊下颌骨和限制髁状突使其位于正常运动范围的作用，关节囊和关节韧带松弛可导致患者习惯性颞下颌关节脱位。附着在下颌骨上的肌肉，如翼外肌、嚼肌、颞肌、翼内肌等与颞下颌关节结构紧密相连并行使功能。当患者出现咀嚼肌紊乱，如肌筋膜疼痛、肌炎、肌痉挛等也可导致颞下颌关节病变。

2. 从病理生理学观点提出病理变化和发病机制的可能性

颞下颌关节病变主要表现为颞下颌关节紊乱、颞下颌关节脱位及颞下颌关节强直。除上述三大常见疾病外，颞下颌关节炎症、颞下颌关节外伤及肿瘤，颞下颌关节畸形也偶有发生，本文不一一赘述。

颞下颌关节紊乱：关节盘表面、关节间隙改变和骨质改变，如硬化、骨破坏和增生、囊样变，关节盘移位、穿孔及关节盘附着的病变等，一般以炎症渗出为主，一旦出现关节的功能紊乱与异响，后期可出现组织结构破坏，导致不可复性病变。初期改变如关节盘表面粗糙变性，滑膜充血、渗出、增生，后期关节骨面软骨变性剥脱致骨面裸露、关节腔内有絮状物、纤维素渗出以及关节盘和关节面粘连、瘢痕条索等。

颞下颌关节脱位：脱位导致髁状突、关节盘、关节结节三者之间的联系丧失，关节腔塌陷，关节盘附着及韧带撕脱，并出现炎性反应。其主要表现为关节局部水肿、疼痛，咀嚼肌发生严重痉挛。

颞下颌关节强直：在颞下颌关节内强直的诊断与鉴别诊断中，明确关节内强直是属于纤维性强直还是骨性强直尤为重要。纤维性强直先是关节窝、关节结节和髁状突的骨和纤维软骨及关节盘逐渐被破坏，被有血管的纤维组织所代替，最后完全长入骨髓腔；

有时关节周围也有大量结缔组织增生。骨性强直由纤维性强直进一步骨化所致，关节窝、关节结节和髁状突之间发生骨性愈合，髁状突变得粗大，关节附近也有骨质增生，以致关节窝、关节结节、髁状突的原有外形完全消失，融合成致密骨痂。关节内强直的两种类型可以通过患者的临床表现与CT进行鉴别诊断区分。关节外强直病因不同，其组织病理改变也不同，但最终结果是形成上、下颌间的纤维瘢痕。面颊部外伤和感染可使局部组织出现炎性反应和形成肉芽组织，肉芽组织中有大量的血管和纤维母细胞，纤维母细胞促使胶原纤维形成，肉芽组织逐渐转变成瘢痕组织。临床上可发现面颊部有纤维瘢痕条索，其活动度较差，下颌运动受限。

3. 考虑可能的致病因素

颞下颌关节紊乱病是指导致颞下颌关节及周围咀嚼肌群出现功能、结构与器质性的改变，病因是多因素的，包括心理社会因素、咬合因素、免疫因素、关节负荷过重因素、关节解剖因素、化脓性中耳炎以及其他如寒冷刺激、不良姿势等。医生只有全方位了解患者的基本情况才能明确其病因。

颞下颌关节脱位病因相对比较明确，主要有内源性与外源性两种因素。内源性因素包括打哈欠、唱歌、大笑、大张口进食等；外源性因素是指在开口状态下，颏部受到外力的打击、经口腔气管插管或进行喉镜和食道内窥镜检查，口腔治疗时间较长，张口过大等。

一般来说，颞下颌关节内强直与患者在发育期髁状突外伤相关，关节外强直一般与周围软组织外伤及感染性炎症相关，这些既往病史对患者的诊断与鉴别诊断具有一定的帮助。

4. 从临床表现特点、病变部位和性质来分析病情的严重程度

患者的临床表现间接反映了疾病的严重程度，以颞下颌关节紊乱病为例，可以将其分为三个阶段：功能紊乱、结构紊乱和关节器质性破坏。其主要有下颌运动异常、开闭口咀嚼时疼痛、弹响和杂音这三个主要症状。这些症状随病情变化有所区别，如紧咬疼痛多半是关节后区损伤，如滑膜炎；慢性的、持续性疼痛，反复的食物咀嚼侧疼痛，常有盘穿孔或有骨关节病。颞下颌关节弹响如是发生在开口初、闭口末的往返弹响多为可复性盘前移位，弹响发生的时间越晚说明盘移位越严重。如患者张口时有停顿，称关节绞锁，是可复性盘前移位向不可复性盘前移位的过渡期。

5. 做出初步诊断并鉴别

提出自己的初步诊断及依据，归纳目前患者的病情特点及发展局势，分析其阳性体征，权衡支持与不支持的症状和体征。因暴力所致的脱位应与下颌骨髁状突颈部骨折相鉴别，专科检查有助于诊断，前者表现为下颌面型变长，下颌前伸，颞下颌关节区空

虚，而后者颞下颌关节区空虚压痛，中线偏向患侧（单侧骨折）或前牙呈开合（双侧骨折），颌面部CT有助于进一步鉴别。在关节强直的诊断和鉴别诊断依据中，关节内强直通常具有化脓性炎症和损伤病史，面下部发育严重畸形，患侧下颌角可出现补偿性增生，𬌗关系严重错乱。X线显示关节间隙消失，关节部融合呈骨球状。而关节外强直多有口腔溃烂史、颌骨骨折史、烧伤以及放射病史，颌间瘢痕是诊断关节外强直的主要临床特征，而对面下部发育与𬌗关系的影响相对较轻，X线提示关节部正常，上颌与下颌间隙变窄，密度增高。

第三节　颞下颌关节疾病查房范例——颞下颌关节紊乱病

一、患者基本病情及病例特点

1. 患者病史摘要

患者庞某，男，41岁，已婚，因"张口时颞下颌关节疼痛伴弹响3年余"入院。

患者3年前因咬硬物后自感下颌运动及张口时双侧颞下颌关节区疼痛，尤其是大张口时疼痛加剧，长期口服消炎类药物对症处理，疼痛时好时坏。同时，患者伴有双侧颞下颌关节区弹响，主要表现在张口初期，随着时间推移关节弹响明显。一年前，患者曾在某医院就诊，被诊断为"颞下颌关节紊乱病"，行关节腔冲洗，症状有所缓解，但半年后再次复发，一周前，患者因进食时不慎开口过大导致双侧颞下颌关节疼痛加重，遂到我院门诊就诊，以"颞下颌关节紊乱病"收治入院。

体格检查结果显示，患者目前精神尚可，体力正常，食欲一般，睡眠可，体重无明显变化，大便正常，排尿正常；颌面部左右对称，表情正常无面瘫，面肌无抽搐。口腔检查结果显示，口腔卫生可，口腔黏膜色红，有光泽，无充血破溃，开口度正常，开口型不偏斜，但大张口时有停顿感，全口牙呈中度磨损，前牙牙冠明显变短，切缘薄而锐利，磨牙𬌗面呈水平向磨损，牙本质暴露；舌体形态正常，无溃疡。双侧颞下颌关节活动尚可，关节区有压痛，开口运动中可闻及弹响。双侧腮腺及颌下腺无肿大及压痛，双侧腮腺导管开口无发红水肿及脓性分泌物。咽后壁无充血，双侧扁桃体无肿大。

入院后询问患者病史了解到其性格急躁，既往有夜磨牙及头痛病史。门诊MRI检查见"双侧颞下颌关节后间隙变窄，关节前间隙变宽，但无骨质改变"。

2. 病例特点

（1）病史较长，可持续性，并逐渐加重。病因明确，与颞下颌关节创伤密切相关。

（2）主诉为耳前区疼痛，疼痛性质为间歇性钝痛，疼痛与颞下颌运动相关，随时间延长并逐渐加重，同时伴有其他症状，在诊断上需要与其他颌面部疼痛进行鉴别。

（3）除疼痛外，患者合并有关节弹响，关节弹响的时序与关节盘损伤程度相关，该患者在张口初期出现弹响。不同时期对于诊断颞下颌关节紊乱病的严重程度具有重要意义。

（4）患者体格检查结果显示，全口牙呈中度磨损，询问病史了解到患者有夜磨牙情况，同时患者性格急躁，容易出现紧咬牙症状，这些因素在颞下颌关节紊乱病的发生和加重过程中起到了非常重要的作用。

（5）患者大张口时有停顿感，这主要是关节磨损后的临床表现，门诊MRI检查见双侧颞下颌关节后间隙变窄，关节前间隙变宽，这些都为疾病诊断提供了理论依据。

3. 初步诊断

颞下颌关节紊乱病。

二、查房讨论精要

1. 讨论环节一：病史收集

患者的主诉多表现为颞颌关节区疼痛。疼痛是颌面外科常见而重要的症状之一，同时也是此类患者就诊的主要原因之一。病史收集时应重视患者的基本信息，如该疾病以女性患者居多，某些职业因素需患者大张口，中年妇女和部分从事特殊工作的岗位人员，由于精神和心理高度紧张，咀嚼肌痉挛和关节长期处于受压状态也易诱发关节病变。年龄因素也是诱发因素，一些系统性疾病，如类风湿关节炎以及骨关节病及关节的增龄性改变也可诱发颞下颌关节紊乱病。在现病史询问上，医生应仔细询问与主诉有关的病史，注意颞下颌关节病变和其他颌面部疼痛，如三叉神经痛的鉴别诊断，内容包括症状发生的部位、性质、强度以及频率等。如颞下颌关节疼痛是发生在关节区还是在咀嚼肌区；疼痛是尖锐痛还是钝痛，是浅部疼痛还是深部疼痛；疼痛发生的时间规律及强度。之前提到过三叉神经痛与颌面部颞下颌关节疼痛的鉴别。与神经性头痛的分类不同，颞下颌关节疼痛属于肌肉骨骼型疼痛，从来源上可分为肌源性和关节源性。疼痛多表现为持久性钝痛，疲劳时加重；疼痛位置一般较深。询问病史时还应关注功能障碍（开口异常、弹响、杂音），治疗史及伴随症状。在对患者进行专科检查时，注意咀嚼肌及颞下颌关节，检查咀嚼肌以触诊为主，包括口内和口外检查，触诊的目的是检查肌肉以及肌腱是否有触压痛，肌肉功能是否正常。颞下颌关节检查应包括颞下颌关节区的望诊、触诊、听诊功能以及下颌运动的检查。

2. 讨论环节二：疾病的病因研究

颞下颌关节的发病率很高，对其病因和治疗，目前尚未达到较为一致的共识。认识该类疾病首先应从其解剖生理进行系统研究，以期揭示其发病原理和机制，有效地治疗和预防这一类常见病。颞下颌关节的骨结构由下颌骨的髁状突和颞骨的下颌窝骨板的前部构成的关节窝两个部分组成，两者由关节盘分开。颞下颌关节是颌面部唯一关节，也是人体唯一联动关节，通过其复杂的组织结构参与颌面部的咀嚼、吞咽及语言功能。颞下颌关节紊乱病是指以颞下颌关节区疼痛、异常关节音及下颌运动功能障碍为主要特征的一类颞下颌关节疾病的总称，是口腔医学临床最常见的非传染性流行病之一。

关于导致颞下颌关节紊乱病的病因研究，目前较统一的观点是颞下颌关节紊乱病是在多因素相互作用下发生的。由于颞下颌关节长期处于运动状态，随着人们年龄的增长，多数人群在颞下颌关节解剖因素的基础上，由于关节内持续的微小创伤引起关节结构细微改变，不过大多数改变处于临床前状态。一旦患者因生活事件造成心理情绪改变和肌紧张、痉挛等，会由此诱发心理神经内分泌和心理神经免疫反应发挥作用，遂由临床前发展为临床疾病，出现功能障碍和疼痛。

问：简述颞下颌关节紊乱病的诊断依据及主要临床表现。

颞下颌关节紊乱病患者临床上表现出的症状并不一致，但可归纳为以下五个方面：①咀嚼肌及关节区疼痛；②异常关节音；③下颌运动功能障碍；④急性错𬌗；⑤头痛及其他伴随症状。患者可表现为以上其中一种或多种症状。

问：简述颞下颌关节紊乱病的致病因素。

对颞下颌关节紊乱病的病因研究尚未达到较为一致的认识。但实践证实，试图通过单一因素解释疾病病因理论并不现实。许多研究者认为，颞下颌关节紊乱病是一种多病因素疾病，多因素之间的重叠越多，则引起病症发生的可能性越大。Krogh-Youlsen认为颞下颌关节紊乱病的病因包括患者颌因素、肌的活动和关节对受力的反应，以及患者的躯体和心理社会因素。这种多因素致病方式可能有3种：①只要几种因素有一种存在就致病；②几种因素必须同时存在才致病；③几种因素必须有程序地发生才致病。美国口颌面疼痛研究学会认为病因可分为易感因素、促发因素和持续因素。

3. 讨论环节三：疾病的临床分型

目前根据病因特点及病理特征可分为咀嚼肌紊乱、关节结构紊乱病、关节炎症性疾病及骨关节病四类。早期的咀嚼肌功能紊乱通常不引起颞下颌关节的器质性改变，但严重的咀嚼肌功能紊乱、关节内紊乱症以及骨关节病均可发生不同程度的关节病理改变。最新研究表明，这种病理改变的实质是关节的退行性改变。关节退行性改变的特征是关节软骨合成代谢和分解代谢的平衡失调，造成软骨细胞外基质的进行性降解并继发滑膜炎的病理过程。咀嚼肌紊乱属于关节外疾病，主要表现为咀嚼肌功能不协调，功能亢进和痉挛以及肌筋膜痛；关节结构紊乱疾病类的患病率最高，临床表现包括关节盘移位、关节盘附着松弛或撕脱、关节囊扩张等，可伴有关节半脱位、弹响、破碎音等；关节炎症性疾病类系非感染性疾病，主要症状是疼痛、张口受限，红肿，疼痛位于髁状突后方。上述症状的进一步恶化导致关节骨、软骨、关节盘的器质性改变，表现为关节盘穿孔、破损，骨关节炎则为骨关节病，关节运动时可闻及连续摩擦音或多声破碎音。

问：简述咀嚼肌紊乱的临床表现及治疗原则。

咀嚼肌紊乱可表现为翼外肌功能亢进、翼外肌痉挛、咀嚼肌群痉挛以及肌筋膜痛，其治疗原则并不一致。

（1）翼外肌功能亢进：主要症状是弹响和张口过大，呈半脱位。治疗原则是调整翼外肌功能。

（2）翼外肌痉挛：主要症状是疼痛和张口受限。治疗原则是解除肌痉挛，同时消除或减弱引起肌痉挛的因素，包括理疗、封闭、中药局部热敷等。

（3）咀嚼肌群痉挛：主要症状是严重张口受限，开口痛和咀嚼痛不明显，无弹响和杂音，相应肌痉挛处有压痛。治疗以温和的物理治疗为主。

（4）肌筋膜痛：表现为单个或多个咀嚼肌和肌筋膜疼痛，呈局限性持久性钝痛，部位明确，有压痛点，可伴轻度张口受限。治疗可服用镇静剂，进行理疗或封闭。

问：简述关节结构紊乱的分类、临床表现及治疗原则。

关节结构紊乱可分为可复性关节盘移位、不可复性关节盘移位及关节囊扩张伴关节盘附着松弛。

（1）可复性关节盘移位型：多表现为开口初期弹响，伴有开口型异常，关节区常有压痛。其可通过复位颌板或关节镜外科手术进行复位。

（2）不可复性关节盘移位型：有典型的关节弹响病史，继之有间断性关节绞锁病史，进而弹响消失，张口受限，开口时下颌偏向患侧。治疗可采用手法复位、颌板复位、外科手术复位等。

（3）关节囊扩张伴关节盘附着松弛型：开口过大呈半脱位，常伴有慢性关节滑膜炎。其可通过向关节腔内注射硬化剂进行治疗。

4. 讨论环节四：疾病的诊疗模式

随着对颞下颌关节疾病本质认识的深入，医生所掌握的治疗手段亦日益丰富。目前多数人认为该病的病因复杂、进展程度各异，不可能采用单一的"特效疗法"，而应采取"逐步升级"式的治疗程序。在治疗时针对不同的病因学发展采用不同的治疗模式，如考虑由关节囊薄弱因素导致可采用向关节腔内注射硬化剂的手段解除过度运动和弹响。考虑咬合因素强调改善咬合关系，精神心理因素考虑心理治疗以缓解紧张情绪。在治疗模式上应尽量先采用可逆性保守治疗手段，使这一段治疗成为检查诊断过程的自然延续。待对该病例的病因及病变程度有更进一步的了解及较大把握时，才考虑给患者采用不可逆的保守治疗手段。治疗颞下颌关节紊乱病可分为药物治疗、局部理疗、殆治疗、关节镜治疗和手术治疗。尽管颞下颌关节紊乱病的治疗多倾向采用非开放性手术疗法，但对于病程较长，症状严重，经非手术方法治疗无效的患者来说，外科手术仍是一种治疗选择模式，但必须严格掌握适应证。一般只有当患者颞下关节结构发生严重紊乱或出现器质性破坏，且痛苦较大，对正常功能障碍明显时才考虑采用外科手术。

问：简述关节内窥镜技术的适应证和禁忌证。

可采用关节内窥镜技术治疗患者，其病征包括关节盘移位、关节盘穿孔、关节内粘连、滑膜炎、关节半脱位、关节脱位、外伤、骨关节病以及关节炎等颞下颌关节疾病且经保守治疗无明显疗效者。

关节内窥镜技术的禁忌证包括颞下颌关节区皮肤感染、化脓性关节炎、关节腔消失，且精神病患者以及普通外科手术禁忌者也含括在内。

问：简述颞下颌关节手术的常见切口入路及基本原则。

颞下颌关节有腮腺与面神经覆盖，尤其是直接暴露颞下颌关节、颧弓和髁状突颈部可损伤面部神经。如何规避损伤面神经是手术入路选择的基本要求，理想的手术入路的基本原则为：①以解剖为基础，有明显的解剖标志，有利于手术的顺利实施；②手术切口有利于保护面神经、耳颞神经和外耳道，尽量避免损伤腮腺组织；③在出血少的区域，避免颞浅动静脉及分支损伤，以提供好的视野，翻瓣无张力；④使操作简便和确切，不易产生并发症；⑤切口隐蔽性强，相对美观，功能损伤小。目前常用的切口入路包括耳前切口、颌下切口、口内切口、耳后切口、耳内切口、沿颧弓下缘的水平切口，一般以耳前切口更为多见。

三、临床教学查房总结

本次临床教学查房的目的在于让学生了解颞下颌关节疾病的病因、临床表现及治疗原则。在颌面部颞下颌疾病中以颞下颌关节紊乱病最为常见，该疾病病因系多因素导致，一般认为与心理社会因素、殆因素、免疫因素、关节负荷过重因素、关节解剖因素、寒冷刺激及不良姿势等因素有关。在临床辨证上，要注意疾病的临床分型、不同类型的诊断依据和鉴别要点。随着生活节奏的加快，精神心理因素已成为导致颞下颌关节紊乱病的重要因素，在收集病史资料时要注意了解患者的精神状况，重视病因学中的心理因素。在知识点掌握上，要了解该疾病的主要临床症状，包括关节疼痛、运动障碍、弹响或杂音及头痛等；病理表现为关节的退行性改变，关节软骨合成代谢和分解代谢的平衡失调，造成软骨细胞外基质的进行性降解并继发滑膜炎的病理过程。颞下颌关节紊乱病分为咀嚼肌紊乱疾病类、关节结构紊乱疾病类、炎性疾病类及骨关节病类四类。颞下颌关节紊乱病的治疗原则：首先应该进行可逆性的保守治疗，然后选用关节镜手术及各种关节切开手术。尤其对急性患者而言，保守治疗是治疗程序中重要的一环，是减轻患者症状和恢复颞下颌功能的有力促进剂。

第四节 颞下颌关节疾病查房范例——颞下颌关节强直

一、患者的基本病情及病例特点

1. 患者病史摘要

患者李某，女，18岁，未婚，因"张口困难16年"入院。

患者7岁左右摔倒后颌面部受外伤，右耳前疼痛明显，有轻微出血症状。其间患者在当地医院就诊，给予颏部清创缝合，未行其他任何诊断和治疗。伤后患者伴有张口困难症状，张口受限情况明显加重，1年后张口度约1/2横指，张口时伴有右侧颞下颌关节区疼痛不适；患者自述睡眠时伴有严重打鼾现象，时常出现睡眠后憋醒，其间在当地医院就诊，建议手术治疗，但患者因经济原因放弃。目前患者因准备上大学，希望能改善开口功能，遂到我院门诊就诊，以"右颞颌关节强直、小颌畸形"收治入院。

体格检查结果显示，患者目前精神尚可，体力正常，食欲一般，睡眠可，体重无明显变化，大便正常，排尿正常；颜面部不对称，右面部偏小，颏部左偏，表情正常无面瘫；张口重度受限，张口度约0.5 cm，牙列不齐，严重拥挤，咬合关系欠佳，呈超𬌗状态；下颌磨牙向舌侧倾斜，下颌切牙向唇侧倾斜。口腔检查结果显示，口腔卫生较差，口腔黏膜色红，有光泽，无充血破溃；舌体形态正常，无溃疡。右侧颞颌关节无动度，左侧关节动度差。双侧腮腺及颌下腺无肿大及压痛，双侧腮腺导管开口无发红水肿及脓性分泌物。咽后壁无充血，双侧扁桃体无肿大。

2. 病例特点

（1）患者为青年女性，病史较长；有摔倒史，考虑是外伤所致，后期出现关节骨痂粘连，患者最终开口度逐渐下降导致张口受限。

（2）患者7岁左右摔倒后颏部着地，当时右耳前疼痛明显，有轻微出血症状。患者摔倒初期以疼痛症状为主，尤其是开口后疼痛加剧，当时患者父母考虑其为局部钝挫伤，目前认为不排除髁状突骨折可能，外伤导致髁状突骨折是关节强直颞下颌关节强直患者的主要病因。患者以张口受限为主诉，其症状性质为渐进性。

（3）患者伤后因条件有限，未引起家长重视，未行相关诊断确诊，在发现张口受限后也未行手术进一步处理，导致患者下颌发育不足。

（4）体格检查结果显示，颌面部右面部偏小，颏部左偏，张口重度受限，张口度约0.5 cm，牙列不齐，严重拥挤，咬合关系欠佳，呈超颌状态。下颌磨牙向舌侧倾斜，下颌切牙向唇侧倾斜。右侧颞颌关节无动度，左侧关节动度差，这些都是关节强直的主要临床症状，也是诊断的主要依据。

（5）患者自述睡眠时伴有严重打鼾现象，时常出现睡眠后憋醒，主要原因是由于下颌畸形导致患者通气不足，通常伴有阻塞性睡眠呼吸暂停低通气综合征。

（6）辅助检查：颌面部CT提示右侧颞下颌关节畸形，髁状突外侧与关节窝呈骨融合。

3. *初步诊断*

（1）双侧颞颌关节强直。

（2）小颌畸形。

二、查房讨论精要

1. 讨论环节一：病史收集

颞下颌关节强直患者多以开口困难，咬合紊乱等主诉入院，一般病史较长，对该类患者进行病史询问时要注意下列几个关键问题：首先是疾病的病因学研究，病变主要来源于儿童时期的感染或创伤，一般关节内强直以创伤多见，关节外强直以感染多见，部分成年患者可由类风湿关节炎导致。对疾病病因的研究关键在于详细了解患者的既往史及外伤史，包括交通事故、跌倒等意外，面部是否曾受外力打击等。具体内容应包含外伤后的诊疗情况，外伤是否伴有骨折，有无颅脑外伤等。判断外伤与颞下颌关节的关系，如颏部外伤时受应力传导的作用易导致颞下颌关节的间接损伤。其次是通过体格检查及辅助影像学检查判断这类疾病的类型，关键在于要确定是关节内强直、关节外强直还是混合型强直，关节外强直的发病原因主要是坏疽性口炎的后遗症，或上颌结节处及下颌支开放性骨折、火器伤，使上下颌骨之间形成瘢痕挛缩或粘连，因而使张口运动受限；确定强直的性质是纤维性还是骨性；病变是单侧还是双侧，以及病变的部位和范围，在体格检查时应注意患者髁状突发育停滞，而健侧下颌生长发育正常，导致下颌骨向患侧偏斜，健侧面部反而扁平、狭长，容易健侧误诊为强直侧。对于颞下颌关节强直的诊断依据更多来源于影像学检查，纤维性强直患者可见关节间隙变窄，但没有间断或骨性粘连。最后是在病史收集时注意判断病变的具体情况，了解病变对患者发育的影响程度，内容不仅包括关节强直的部位、范围及性质，还应包括牙颌面畸形、呼吸功能障碍的评估情况，以利手术方案的设计，不同病变其手术设计并不一致，伴有严重牙颌面畸形的患者可同期行正颌外科手术予以改善。

问：简述颞下颌关节强直患者易出现呼吸功能障碍的病因学研究。

由上述颞下颌关节强直引起的一系列发育及病理学改变，特别是张口困难、下颌及颏部短小后缩，形成固有口腔容积明显减小；部分患者软腭及腭垂伸长，咽上间隙显著变小；同时舌骨低位，舌骨上、下肌群失调，而舌的体积发育基本正常，前伸受限，引起呼吸不畅，特别是人在深睡眠时会出现舌肌松弛及舌根后出现严重鼾声及短暂性窒息缺氧，即阻塞性睡眠呼吸暂停低通气综合征。

2. 讨论环节二：疾病的病理生理特点

颞下颌关节强直患者的主要症状是进行性开口困难或完全不能开口，髁状突活动减弱或消失，病史较长，有明确病因。纤维性强直一般可轻度开口，如为完全骨性强直则完全不能开口。儿童患者由于创伤及感染因素导致髁状突生长中心受到破坏而导致下颌骨发育障碍，面下部垂直距离变短，牙弓变小而狭窄，造成𬌗关系明显错乱，面下部发育障碍畸形，一般随年龄增长而日益明显。患者临床表现为面容呈鸟嘴状，患侧下颌体、下颌升支短小，相应面部反而丰满，因受咀嚼肌牵拉的影响，患侧下颌角前切迹明显。由于小颌畸形导致口咽腔缩小，可以继发严重呼吸困难和心肺功能障碍，即形成睡眠呼吸暂停低通气综合征。

颞下颌关节强直的病理改变为颞下颌关节的纤维软骨及骨质逐渐破坏和骨错位愈合的机制相互作用的结果。颞下颌关节间隙、骨髓腔被大量纤维结缔组织侵入并增生，纤维组织进一步骨化，使关节窝、关节结节、关节盘及髁状突完全消失，并融合为致密骨痂，部分患者可累及乙状切迹、下颌升支及颧骨组织。对于颞下颌关节强直的鉴别诊断，首先应区别颌面部创伤后，常因骨折片移位、颌间瘢痕挛缩、异物遗留造成的纤维组织增生导致的假性颞下颌关节强直以及颞下颌关节创伤（尤其是颏部的对冲性创伤）导致的真性颞下颌关节强直，其次应判定导致真性颞下颌关节强直的病理变化类型：是纤维性强直还是骨性强直；纤维性强直系关节窝、关节结节和髁状突表面的纤维软骨及关节盘逐渐破坏，被纤维组织替代并融合；骨性强直是纤维性强直进一步骨化所致，关节窝、关节结节和髁状突之间发生骨性愈合，关节窝、关节结节和髁状突的原外形完全消失。

问：简述颞下颌关节强直在颞下颌关节侧位片的表现特点。

不同病变性质的颞下颌关节强直在颞下颌关节侧位片中显示不同的影像学特点。纤维性强直表现为颞下颌结构形态不变，但关节间隙变窄，关节窝及髁状突有形态上的改变，表面骨质有不规则破坏，表面不光滑。骨性强直则主要表现为关节间隙消失，关节窝、关节结节以及髁状突的形态结构完全破坏，仅见融合为一体的骨密度影像，严重患者可骨性粘连乙状切迹，喙突、颧弓、下颌骨体受咬肌牵拉出现过度发育，X线表现为乙状切迹明显变深，咬肌粗隆呈角状突起。

3. 讨论环节三：疾病的诊疗模式

外科手术是治疗颞下颌关节强直的唯一有效方法。手术的目的是适当切除粘连部的病变组织，解除粘连，重建假性颞下颌关节，恢复张口，改善牙𬌗系统功能及畸形。在手术时机的选择上，由于发生在儿童时期的颞下颌关节强直将随着儿童的生长发育而出现一系列继发性损害，故一旦确诊后，若患儿健康状况良好，应争取早期手术，一般在儿童5～6岁时即可进行，而局部缺损可采用肋骨移植以保证发育的完整性。双侧关节强直者，应尽可能同期手术，术后尽早做张口训练，提高手术效果，防止复发。随着人们生活质量的不断提高和临床技术的不断发展，患者对颜面畸形和咬合紊乱提出了更高的要求，这需要进一步行正颌外科治疗与正畸治疗。若有明显的面部畸形者，手术一般宜分阶段进行，即第一阶段完成关节成形术，以后再根据畸形情况行正颌外科手术或牵张成骨技术矫治畸形。伴有不同程度的𬌗关系紊乱患者一般应在术后适当时期进行口腔正畸治疗，以稳定手术效果，增进牙𬌗系统功能。

问：颞下颌关节成形术中如何维持正常间隙，避免复发？

颞下颌关节成形术假关节间隙的维持是预防术后复发的重要措施，常用骨间插补术，即在骨断面间隙内填补生物或非生物材料，不仅可隔离骨断面以预防术后复发，还可维持假关节间隙和下颌支的高度，避免术后错𬌗，可较好地恢复下颌运动功能，并可在一定程度上防止双侧颞颌关节成形术后，引起前牙开𬌗畸形。常用的骨间插补材料包括带蒂的颞肌筋膜瓣、真皮、肋软骨等生物材料以及非生物材料类的聚四氟乙烯等高分子材料和钛合金等金属材料。尤其是目前的反求技术，其在人工颞下颌关节的应用中具有广阔的前景。

三、临床教学查房总结

本次临床教学查房的目的是让学生通过临床思维训练了解以"张口受限"为主诉的患者的临床鉴别方式，张口运动有赖于颞下颌关节、咀嚼肌群、牙齿和神经系统的协调作用。若是张口受限，首先要明确张口受限的原因，因骨性关节强直相对更为严重，在病史收集时可以了解到患者一般病程长，有外伤、感染以及手术病史。在知识点掌握上，医生要了解颞下颌关节强直的病因，其好发于儿童，多由创伤及感染导致，由于下颌骨发育停滞，张口受限呈渐进性并逐渐加重，髁状突活动度减弱或消失。体格检查的特征性表现是牙关紧闭，角前切迹及下颌面部发育畸形；鉴别诊断包括颌间挛缩、咀嚼肌痉挛、类风湿关节炎所致的张口困难、癔病、破伤风等所致的牙关紧闭。患者在手术治疗以前，医生必须在临床上及影像学资料中明确诊断其病情，因为各种类型的手术方法及手术途径完全不同，若诊断错误即可造成手术失败。以本次查房患者为例，手术治疗采用关节成形术，保持截骨的间隙，同时放置颞筋膜瓣；部分患者也可同期行骨移植或人工关节置换术；小颌畸形患者可行颏前徙术，术后应加强张口训练。

第五节　研究前沿与进展

一、颞下颌关节紊乱病治疗模式的研究进展

　　颞下颌关节紊乱病是口腔颌面部常见的疾病之一，它是一类病因尚未完全清楚而又有相同或相似临床症状的一组疾病的总称。其常规治疗方法包括健康教育、药物治疗、物理治疗、殆治疗、精神心理治疗、关节镜外科治疗及开放外科治疗。近年来，随着对临床和基础研究的不断深入和医学理念的进步，颞下颌关节紊乱病的治疗理念发生了重大变化，人们正在逐渐从单纯生物医学治疗理念转化为以"生物+心理+社会医学模式"为基础的治疗理念。在制定治疗方案时，医生应对患者的自身情况进行具体分析，应实行个体化治疗策略，切勿机械地采用统一模式。在确定治疗方案前，应采用双轴诊断方法对患者的躯体和精神心理状态进行全面评估，在临床治疗中，缓解、消除症状，改进关节功能是应当考虑的重要问题，应始终坚持以患者付出最小代价而有最大获益为主的原则，将提高患者生活质量，恢复患者关节功能作为最重要的治疗目的。在总体治疗计划中，外科手术治疗的作用非常有限，仅适用于症状严重、经非手术治疗无效、严重影响生活质量并排除了非关节源致病因素，且有明确骨关节病或关节盘病变影像学依据的极少数患者。在手术模式选择上，以治疗特定疾病为目的的颞下颌关节镜外科手术作为颞下颌关节紊乱病非手术与开放性手术治疗之间的一种微创手术，在颞下颌关节疾病治疗上具有重要价值。其手术创伤较小，术后反应较轻，愈合和关节功能恢复较快，并发症较少。治疗性关节镜外科手术已成为较常使用的治疗颞下颌关节紊乱病的方法。

二、创伤性关节强直的病因与治疗模式研究进展

　　创伤导致的髁状突骨折是导致颞下颌关节强直的主要因素，其中矢状骨折是导致关

节强直的危险类型骨折，关节窝外侧与髁状突残端是两个骨创面，两者间紧密接触构成了强直的骨融合基础。关节盘移位是关节强直形成的关键因素，关节盘移位使关节失去了阻挡强直形成的屏障。关节窝软骨层下损伤可以促使骨性强直发生，强直患者的残余张口度与骨球钙化程度、透射带有关，与骨球大小无关；强直骨球内的透射带中含有间充质干细胞，可能是强直骨球持续增生的发生源，这些因素导致创伤性关节强直在发生环境、临床病程、组织学表现和分子生物学特点上都有类似于"肥大性骨不连"。在创伤性关节强直的治疗模式上，完善的髁状突重建有助于恢复关节功能和咬合关系，髁状突位置、形态和患者年龄是影响重建效果的主要因素；应用三维打印技术和导板制作可提高重建髁状突位置的准确性。其中采用人工髁状突和关节窝假体进行半关节或全关节置换是防止关节强直复发最有效的方法，尤其适用于复发的强直。与全关节置换相比，半关节治疗关节强直的远期效果仍存在一定的争议，主要原因是人工髁状突被关节窝的增生骨痂包绕，导致后期开口异常。目前更建议患者改用全关节置换。

三、思政案例——人物简介

1. 口腔颌面外科专家邱蔚六教授

邱蔚六（1932.10— ），生于成都，汉族，中国工程院院士，中华口腔医学会名誉会长。自19世纪60年代初期，他便致力于口腔颌面部肿瘤切除术术后缺损的即刻修复，开创了全额隧道皮瓣一次转移术。19世纪70年代，他率先将显微外科技术引进至口腔颌面外科领域，使口腔颌面外科、颌面整复外科和显微外科得到了有机的结合和迅速的发展；他首次在国内施行颅颌面根治性联合切除术，其三、五年生存率分别在40%和30%以上。为晚期口腔颌面恶性肿瘤患者开辟了一条可能治愈的途径。

19世纪80年代中期，邱蔚六尝试经关节镜滑膜下硬化疗法治疗习惯性颞下颌关节脱位取得成功，并获国家发明奖，之后又被国外专著明确引用，这为以后开展的口腔颌面微创外科奠定了坚实基础。2006年，他提出"探索和发展头颈肿瘤微创外科"，他认为微创外科将是21世纪外科的主旋律，也是21世纪医学的瑰宝之一。口腔颌面部的微创外科在我国应属刚起步阶段，微创手术包括颞下颌关节镜手术、涎腺内镜手术、肿瘤的介入治疗（包括颌骨中心性血管畸形、恶性肿瘤的化疗等）。微创可以通过切口小、分离、牺牲组织少，以及手术操作细致和治疗方式的改变以达到减少手术创伤的目的，比如激光或冷冻治疗。此外，微创治疗还能减少患者生理上的创伤和精神心理上的负担，能更快地使生理和心理得到恢复。

邱蔚六在颞下颌关节外科方面颇有建树。早在19世纪70年代中期，他就在国内进行颞下颌关节强直伴睡眠呼吸暂停综合征的手术治疗，并在国内口腔颌面外科学会下面设立一个阻塞性睡眠呼吸暂停低通气疾病的专门协作组。2010年，中国医师学会睡眠呼吸学分会给中国工程院院士邱蔚六教授颁发了终身成就奖。

2. 案例分析

邱蔚六甘为人梯，一心育英才。"生命有尽头，事业无止境。唯有把培养后人、提携后学作为神圣职责，我们的事业才能得到延续；而且要'未雨绸缪，切勿临渴掘井'。"邱蔚六经常这样说，更是这样做的。他说要学他的恩师张锡泽，他甘愿做一颗铺路石，为青年英才铺设通往成功的道路。他冀望自己带教过的硕士研究生和博士研究生，就像长江后浪推前浪，高过自己，淹没自己。他还说："学生不青出于蓝胜于蓝，这世界就没有进步。"

对待患者，邱蔚六在长达半个多世纪的从医生涯中总是说："要成为一个让患者信赖的医生，就要'将心比心'。应让自己处于患者的角度去理解和体会患者的心情和痛苦。"当患者对治疗方案犹豫不决时，他会以患者家属的身份向患者提供决策意见。

作为一名口腔颌面外科医生，邱蔚六担当起口腔医学在中国发展的责任。在发达国家，口腔医学与临床医学是并列的一级学科，而在此前研究生教育的目录中，我国口腔医学仅仅是在临床医学之下与内、外科齐平的一个二级学科。经过不懈努力，1998年口腔医学终于在研究生教育目录中独立成为一级学科，并从原临床 II 评议组中分离出来，由邱蔚六任第一届口腔医学评议组第一召集人。这是邱蔚六在参加国务院学位委员会学科评议组工作近20年中，自己做的让自己最满意的一件事。

（师莉芳）

第十四章
牙颌面畸形

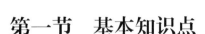

第一节　基本知识点

　　牙颌面畸形是人体在颅颌面生长发育过程中，受先天性或后天性因素，或由二者联合作用导致颜面形态异常及咬合关系错乱的疾病，又称为"骨性错𬌗"。先天性因素包括颌面部发育异常和遗传因素。大多数先天性牙颌面畸形与胚胎发育异常有关，主要是在口腔颌面部的胚胎发育过程中，孕妇所处环境改变，如损伤、感染或某些药物的影响，均可导致各面突联合或融合发生障碍，引起颌面系统的相应畸形。后天性因素包括骨代谢异常、不良习惯、损伤及感染。患者在婴幼儿期，慢性营养不良或过度使用某些抗菌药物可导致骨代谢异常、垂体功能低下，则可出现颌骨发育不足的畸形。患者在儿童时期的不良习惯，如吮吸手指、咬奶嘴等会影响骨骼的正常生长发育。牙颌面畸形按部位可分为上颌骨发育畸形、下颌骨发育畸形、双颌发育畸形和偏颌发育畸形，按病理性质可分为发育不全、发育过度及外伤/肿瘤。

一、上颌骨发育畸形

　　上颌骨发育畸形包括上颌前突、骨性开𬌗和上颌后缩。其中颌面形态是由遗传基因控制，上颌骨发育过度的患者可由家族遗传因素引起。儿童时期的不良习惯，如儿童吮吸手指、咬笔杆等未能得到纠正，也可引起上前牙前突、开𬌗；而上颌骨发育不全与唇腭裂等先天畸形密切相关。

上颌前突

上颌前突又称上颌前后向发育过度。

1.病情特点

　　（1）由先天性因素导致畸形的患者多有家族遗传倾向。由后天性因素导致畸形的患者多为某些口腔不良习惯（吮指、咬下唇及口呼吸）导致。

　　（2）颌面部临床表现为面中份前突，开唇露齿，自然状态下双唇不能闭合，闭唇时颏肌紧张，侧面观呈"鸟嘴"样面容。

　　（3）口腔内临床表现为上、下前牙牙轴方向常向唇侧倾斜，前牙深覆𬌗、深覆盖，后牙安氏Ⅰ类错𬌗关系。

　　（4）患者多伴有颏后缩畸形、颊唇沟变浅或消失等异常。

　　（5）头影测量分析显示SNA角和ANB角大于正常，软组织测量的鼻底点（Sn）前移、颏点正常。

2. 治疗原则

通常采用"正畸—手术—正畸"模式进行治疗。

（1）术前以正畸解决因上颌前突导致的牙排列紊乱。

（2）上颌前部牙槽突发育过度导致的上颌前突可以选择上颌前份节段性骨切开术；面中份前突大于6 mm的患者应选择上颌骨Le Fort Ⅰ型骨切开术。

（3）术前需明确有无下颌发育不足，否则应配合下颌前徙成形术。

骨性开殆

骨性开殆指上颌垂直向发育过度，上颌后牙区的牙槽高度增加，使磨牙早接触、前牙开颌畸形，又称为"上颌垂直向发育过度"。部分骨性开殆患者伴有颌后缩畸形。

1. 病情特点

（1）前牙或全牙列开殆，面高比例失调，双唇不能自然闭拢，牙龈外露。

（2）可以导致颜面结构比例关系失调，头影测量分析显示患者下面高的比例大于全面高的55%。

（3）部分患者常伴有下颌骨发育畸形，特别是颌后缩畸形被称为"长面综合征"。

2. 治疗原则

通常采用"正畸—手术—正畸"模式进行治疗。

（1）术前以正畸解决因上颌前突导致的牙排列紊乱。

（2）一般选择Le Fort Ⅰ型骨切开术游离上颌骨，然后采用上颌骨分段骨切开术，将上颌骨牙槽部分为前、左、右三段向上移动。上颌骨，特别是后份截除部分的骨质上移后关闭前牙开殆，同时缩短下面高。

（3）伴颌后缩畸形患者需同期行下颌骨前徙术及颏成形术。

（4）骨性开殆患者术后有较明显的复发趋势，因此术后应坚持正畸治疗。

上颌后缩

上颌后缩又称为"上颌前后向发育不足"，患者常常伴有下颌骨发育过度。

1. 病情特点

（1）患者曾患有唇腭裂，幼儿时期接受过唇裂整复术和腭裂整复术。

（2）面中部凹陷，垂直距离变短，上唇后缩，鼻部后移。

（3）前牙或全口牙呈反殆，上前牙代偿性唇向倾斜，下前牙代偿性舌向倾斜。

（4）头影测量结果显示SNA角小于正常，SNB角等于或大于正常，ANB角小于正常。

2. 治疗原则

通常采用"正畸—手术—正畸"模式进行治疗。

（1）术前以正畸解决因上颌前突导致的牙排列紊乱。

（2）一般选择 Le Fort Ⅰ型骨切开术将上颌骨前徙。

（3）上颌后缩超过 8 mm 的患者建议采用牵张成骨技术，以促进上颌骨的前徙。

（4）严重上颌后缩患者术后有较明显的复发趋势，因此术后应坚持正畸治疗。

（5）伴有下颌发育过度的患者需配合下颌后退术以获取协调稳定的牙𬌗位置关系。

二、下颌骨发育畸形

下颌骨发育畸形包括下颌前突和小颌畸形。骨性下颌前突又称为"下颌骨发育过度"，可由遗传因素决定，可为近代遗传也可为隔代遗传。患儿骨融合前分泌过多的生长激素也可导致巨颌症（骨性下颌前突），同时伴有其他骨组织异常。下颌骨发育不全的患者多数在少儿时期发生过颌面部损伤和感染性疾病，如颌骨骨折、颞下颌关节损伤，特别是由之引起的颞下颌关节强直，以及因颌骨骨髓炎引起的骨质破坏均可导致下颌骨生长发育中断，引起牙颌面畸形。

下颌前突

下颌骨相对颅底位置过分向前生长，造成前牙反𬌗等咬合关系错乱及面下部畸形，又称为"下颌骨发育过度"。

1. 病情特点

（1）面下 1/3 向前突出，尤以下唇前突更为明显，从而使面中部显得后缩，侧面观呈凹面型。

（2）多伴有颏部前突、颏唇沟变浅。

（3）咬合情况前牙反𬌗、对刃𬌗或开𬌗，后牙安氏Ⅲ类错𬌗关系，下前牙舌倾与上前牙唇倾。

（4）部分患者伴有颞下颌关节功能紊乱、闭口不全、咀嚼功能障碍。

（5）头影测量结果显示下颌骨长度大于正常值，SNB 角大于正常，ANB 角减小。软组织测量结果显示鼻底点（Sn）正常、颏点位置前移。

2. 治疗原则

通常采用"正畸—手术—正畸"模式进行治疗。

（1）术前以正畸解决因骨性下颌前突导致的前牙舌倾代偿。

（2）多采用下颌支垂直/斜行骨切开术和下颌支矢状劈开术。

（3）下颌骨前部发育过度导致的前牙反𬌗而磨牙关系正常的患者，可选择下颌前部根尖下骨切开后退术进行矫正。

（4）伴发颏部形态、大小或位置不理想者，可同期施行颏成形术。

（5）有复发倾向者，需戴保持器来维持牙𬌗关系的稳定。

小颌畸形

1. 病情特点

（1）患者有下颌外伤或感染病史，多数患者伴有颞下颌关节强直。

（2）下颌畸形常表现为面下 1/3 突度不足，侧面观呈凸面型，下颌后退、后缩，颏部不明显，形成典型的"鸟嘴畸形"。

（3）前牙深覆𬌗、深覆盖，后牙安氏Ⅱ类𬌗。

（4）头影测量结果显示下颌骨长度小于正常值，SNB 角减小，ANB 角增大，B 点后缩。

2. 治疗原则

（1）术前以正畸解决小颌畸形患者多存在的上颌牙弓狭窄，下前牙唇倾及 Spee 曲线异常等代偿。

（2）患者多采用下颌支矢状劈开术前徙下颌骨。

（3）严重下颌发育不足及小下颌畸形患者建议采用牵张成骨技术。

（4）伴发颏部形态、大小或位置不理想者，可同期施行颏成形术。

（5）有复发倾向者，可选择性使用Ⅱ类颌间牵引，需戴保持器来维持牙𬌗关系的稳定。

三、双颌发育畸形

双颌发育畸形系同时并发于上颌骨及下颌骨发育异常所致的牙颌面畸形，同时亦可伴有面中份及颧骨畸形。临床常见的双颌发育畸形主要包括上颌前突伴下颌发育不足（骨性Ⅱ类错𬌗），下颌前突伴上颌发育不足（骨性Ⅲ类错𬌗）。上颌垂直向发育过度伴下颌后缩又称"长面综合征"，上颌垂直向发育不足伴下颌发育不足即为"短面综合征"。另外还有双颌前突畸形与不对称性双颌畸形等。

下颌前突伴上颌发育不足

1. 病情特点

（1）面中部及鼻旁区扁平或凹陷，上唇短而后缩，鼻唇角较小。

（2）前牙呈不同程度的反𬌗，或伴有开𬌗，磨牙关系为Ⅰ类𬌗。

（3）上下牙列𬌗关系紊乱，咀嚼功能障碍，重者其上下颌仅有少数牙有咬合接触。

（4）某些患者可出现颞下颌关节弹响、疼痛等颞下颌关节紊乱病的症状。

（5）头影测量结果显示上下颌骨的大小、形态、位置及三维空间关系失调。

2. 治疗原则

（1）术前正畸，制作中间𬌗板及终末𬌗板。

（2）手术设计采用上颌Le Fort Ⅰ型骨切开术前徙上颌，配合经口内双侧下颌支斜行骨切开术或采用双侧下颌支矢状骨劈开术后退下颌。

上颌垂直向发育过度伴下颌后缩

上颌垂直向发育过度伴下颌后缩又称"长面综合征""骨性开𬌗"，是影响牙𬌗功能与颜面美观较明显的一类牙颌面畸形。

1. 病情特点

（1）面部总高度增加，尤其是面下1/3增长。

（2）正常状态下牙齿外露，微笑时上牙龈外露。

（3）患者可出现前牙开𬌗或超𬌗现象，严重者可出现全口开𬌗。

（4）下颌发育不足，呈现明显的下颌后缩，磨牙安氏Ⅱ类𬌗。

（5）头影测量结果显示上下颌骨的大小、形态、位置及三维空间关系失调。

2. 治疗原则

（1）术前正畸，制作中间颌板及终末𬌗板。

（2）手术设计采用上颌Le Fort Ⅰ型骨切开术上移上颌，配合采用双侧下颌支矢状骨劈开术前徙并上旋下颌骨，恢复正常咬合关系，若颏部仍后缩者，可附加颏前徙术。

上颌垂直向发育不足伴下颌发育不足

上颌垂直向发育不足伴下颌发育不足又称"短面综合征"。

1. 病情特点

（1）前面高度缩短，尤以面下1/3过短，与全口无牙颌患者脸型类似。

（2）正常状态下，上下唇紧贴，不露齿，颏前点前突，下唇呈外翻卷曲状，颏唇沟加深。

（3）前牙呈深覆𬌗，覆盖大，磨牙呈安氏Ⅰ类或Ⅱ类𬌗，鼻翼基底增宽。

（4）可伴有颞下颌关节紊乱病的相关症状。

（5）头影测量结果显示全面高缩短，下颌支变短及下颌平面角减小。

2. 治疗原则

（1）术前正畸，制作中间𬌗板及终末𬌗板。

（2）手术设计采用上颌Le Fort Ⅰ型骨切开术前徙并下降上颌，间隙内植骨，配合采用双侧下颌支矢状骨劈开术前徙下颌骨，恢复正常咬合关系，另外可附加颏前徙术。

双颌前突

双颌前突系由上、下颌牙槽骨发育过度、前突引起的一类牙颌面畸形。

1. 病情特点

（1）上下唇及上下牙前突，正常状态下上下唇分离，不能自然闭合；微笑时牙龈外露。

（2）常有颏后缩，侧面观与上下牙前突构成喙状面容。

（3）上下前牙纵轴明显唇向倾斜，上下前牙关系呈深覆𬌗，后牙多为安氏Ⅰ类𬌗。

（4）头影测量结果显示SNA角与SNB角通常均大于正常，其颏点（Pg）后缩。

2. 治疗原则

（1）术前正畸，纠正前牙拥挤，制作𬌗板。

（2）手术设计采用上颌前部骨切开术及下颌前部根尖下骨切开术。若患者有颏部后缩，可附加颏成形术。

四、不对称性牙颌面畸形

不对称性颌面畸形是指由各种原因导致的颌面部软硬组织的不对称。对于大多数人来说，病因尚不十分清楚，主要考虑为个体生长发育期出现的一侧面颌部软硬组织呈进行性萎缩和生长发育障碍，最终引起严重而复杂的牙颌面畸形；也可因颌骨骨髓炎引起的骨质破坏或因肿瘤切除等所致的颌骨缺损，均可导致颌面部的生长发育异常，引起牙颌面畸形。前者称为"进行性偏面萎缩"，后者称为"继发性牙颌面畸形"。

进行性偏面萎缩

进行性偏面萎缩又称为"帕-罗氏综合征"，仅限于单侧颜面。

1. 病情特点

（1）本病好发于青少年，女性多见，发病以后进展快速。

（2）病因不明，部分患者由颜面部外伤或手术诱发。

（3）半侧颜面萎缩，单侧的面部皮肤、软组织、软骨以及骨组织渐进萎缩。

（4）不仅限于牙颌面畸形，可同时累及颧骨及颞骨。

（5）患者可伴有癫痫、三叉神经炎、表皮色素沉着以及同侧的脱发症等。

2. 治疗原则

（1）颌面部不对称畸形的治疗是综合性治疗，需多个学科协作。

（2）治疗前X线检查及颅颌面骨三维重建应作为常规检查，以便了解骨骼畸形的程度及范围。

（3）X线侧位头影测量可反映上下颌骨与颅底的关系，同正位片可测量分析。

（4）通过解剖式𬌗架进行模型外科了解术前情况、预测术后疗效至关重要。

（5）治疗软组织畸形，主要采用充填物充填，如自体脂肪颗粒或高分子材料。

（6）一般采用上颌骨Le Fort Ⅰ型骨切开术矫正偏斜𬌗平面，间隙内植骨，配合采用下颌支矢状骨劈开术，颧骨及颞骨异常可采用植骨术恢复外形。

继发性牙颌面畸形

继发性牙颌面畸形是外伤或肿瘤切除后的牙颌面畸形。

1. 病情特点

（1）本病外伤好发于青少年，多呈缓慢进展性。

（2）病因明确，儿童期曾有摔伤史或颞下颌关节区炎症感染史；医源性、放疗等后天因素都可能导致该病。

（3）患者伴有颞下颌关节功能障碍或张口受限。

（4）临床表现为𬌗关系紊乱，向一侧偏斜，X线片可见关节区不对称。

（5）应与一侧颞下颌关节发育过度导致的偏𬌗畸形相区别。

2. 治疗原则

（1）继发性牙颌面畸形的病因多样，应根据患者情况进行个体化设计。

（2）治疗前的X线检查及颅颌面骨三维重建应作为常规检查，以便了解骨骼畸形的程度及范围。

（3）髁状突明显异常的患者应实施髁状突切除重建术，可采用人工颞下颌关节重建。

（4）外伤导致下颌骨发育不全或肿瘤术后牙颌面畸形可采用牵张成骨修复术。

（5）单侧下颌骨发育不全多伴有颏部偏斜，可联合采用颏成形术，颧骨及颞骨异常可采用植骨术。

第二节　牙颌面畸形的临床分析逻辑思维

1. 从解剖生理学角度分析患者病情

牙颌面畸形由颌面部解剖结构的发育异常导致，不仅会出现硬组织的解剖异常，而且会对患者容貌产生较大影响，如常见的马脸、方脸、凹面脸、雷公脸等都是由牙颌面畸形导致的，对严重患者的心理健康及社交能力都会产生负面影响。对于牙颌面畸形的诊疗我们首先要从口腔及颌面部的解剖生理入手，口腔结构应了解包括牙弓形状，上下牙弓关系是否协调，中线是否对齐；牙排列、前后向关系及咬合曲线是否正常等。颌面部应重点检查颞下颌关节、上颌骨与下颌骨、颌骨与颅颌面的三维关系；并对正面、侧貌、唇形以及𬌗关系等进行综合分析。我们也要从解剖生理学角度对颌骨发育畸形进行分类，以颌骨发育过度畸形为例，可分为前后向发育过度畸形，包括：①上颌发育过度；②下颌发育过度；③下颌颏部发育过度及双颌前突，主要为上、下颌前部前突。垂直向发育过度畸形，表现为伴/不伴有开𬌗的上颌发育过度和下颌发育过度，而横向发育过度又称"宽面综合征"，主要为双侧下颌角发育过度伴咬肌肥大，呈方面型，往往合并颏部发育不足。

分析患者病情，从解剖生理学角度进行分析，如软组织侧貌分析。颌面软组织标志点可构成若干线角，并由此对颏部、上唇、下唇、鼻部以及面高比例等能够反映侧貌和颜面美学的因素进行分析和评估。对颜面部的解剖生理及特异性标记点进行颜面部的美学分析评估及牙颌面畸形外科矫治的设计和疗效评估应注意：①颜面的中线与对称性。颅面正中矢状面通常作为面部中线的基线。正常颜面的前鼻棘点、鼻尖点、上唇唇弓中点以及上下牙弓中线基本上应位于正中矢状面上，而左右眉、眼、颧突、鼻翼、鼻唇沟、口角、颊、下颌角及两侧同名牙亦应基本处于对称位置。②比例匀称。正常人颜面部垂直比例应呈均衡的三等份，即发际点至眉间点、眉间点至鼻下点、鼻下点至颏下点，三部分的高度应基本相等。

2. 从病理生理学观点提出病理变化和发病机制的可能性

牙颌面畸形是由颌骨组织的发育和结构异常导致，根据解剖生理分析，必然存在异常肌骨、牙骨和软组织之间相互关系紊乱而产生病理生理改变，我们需要通过病理、生理观念来矫正因颌骨位置异常而导致的面部畸形和咬𬌗错乱，从而建立牙颌面结构与生理功能的稳定和平衡。

继发性牙颌面畸形是因各种疾病或其治疗引起的牙颌面发育畸形。此类畸形往往需配合正颌外科的诊治技术以达到矫治畸形、恢复功能的效果，如颞下颌关节强直、口腔颌面部外伤，尤其以骨折的错位愈合、颞下颌关节损伤，以及因骨肿瘤或骨髓炎外科治疗引起的颌骨缺损等。

手术愈后不佳也可导致相关组织的病理改变，如软组织张力过大或覆盖不全引起的小区域骨质暴露有可能出现局限性骨密质层坏死。"牙–骨复合体"的血供及感染预防不合理可能导致牙髓及骨坏死。骨切开线设计及骨块复位不当，骨块断面接触不良，特别是骨块固定不牢，是正颌外科术后出现骨愈合不良或错位愈合的常见原因。

3. 考虑可能的致病因素

在病史记录时要了解患者的病因，了解是先天因素还是后天因素，是遗传因素还是胚胎发育因素。若是后天因素，了解患者是代谢障碍和内分泌功能失调还是损伤或感染。特定的先天性腭裂患者，其手术对局部组织的剥离可导致上颌骨发育不良，因此腭裂手术患者常伴有上颌骨发育不足，随年龄增长而越来越明显，导致反𬌗或开𬌗和面中部凹陷畸形，而未行手术的腭裂患者无明显症状。

某些牙颌面畸形患者可由遗传因素引起，颅面形态是由遗传基因控制，因而具有显著的遗传特征，表现为种族和家族的颅面畸形特点。在记录该类患者的家族史时进行系谱调查十分必要，即个体的面型具有同一家族所共有的基本特征。在胚胎发育过程中，由于某些因素，特别是胎儿发育期时母体内环境异常，如母体妊娠期营养不良、内分泌紊乱、损伤、感染，或某些致畸药物的影响，均可导致各胚突的发育或连接融合发生障碍，进而引起牙颌面系统的相应畸形。最常见的畸形为先天性唇裂、腭裂，亦可引起偏侧小颌畸形。

在病因分析时，既要考虑遗传因素，也要考虑全身因素，如代谢障碍和内分泌功能失调，患者在婴幼儿期由于慢性营养不良、维生素D缺乏等可以导致钙、磷代谢障碍，钙不能正常沉积，影响骨骼正常而协调的生长发育，导致佝偻病，引起以下颌骨为主的牙颌面畸形。又如，垂体功能亢进分泌过量的生长激素，可引起巨颌症；反之如因垂体功能低下则可出现颌骨发育不足畸形。

局部因素对牙颌面发育也具有重要影响，患者在儿童时期的不良习惯，如吮吸手指、咬笔杆等未能得到纠正，可引起上前牙前突、开𬌗；严重者尚可引起下颌后缩伴上颌前突畸形。在损伤及感染颌面发育期，尤其是少儿时期发生的颌面部损伤和感染性疾病，如颌骨骨折、颞下颌关节损伤，均可导致颌面部生长发育异常和牙颌面畸形，严重者可导致颞下颌关节强直。

4.分析病情的严重程度

通过头影测量方式了解颅颌面标记点的偏移情况来明确严重程度，牙颌面畸形要了解手术的适应证，部分轻度牙颌面畸形可通过非手术如正畸方式解决。在分析病情时，要有局部与全身观念，牙颌面畸形既可独立存在，又是全身遗传性疾病的口腔表征，如合并面中部发育异常的综合征：颅面骨发育不全的综合征、锁骨颅骨发育不全综合征、尖头并指畸形综合征，合并下颌骨发育不全的综合征：下颌面骨发育不全综合征、小颌腭裂舌后坠综合征、偏面小颌畸形综合征，合并下颌骨前突的综合征：Coffin-Lowry综合征、基底细胞痣综合征、蜘蛛脚样指（趾）综合征。

5.做出初步诊断并鉴别

提出自己的初步诊断及依据，归纳目前患者的病情特点及发展局势，分析阳性体征，权衡支持与不支持的症状和体征。患者多因"面部不对称"入院就诊。对于牙颌面畸形而言，首先要明确患者不对称的原因，然后进行鉴别诊断，病因是牙源性、肌源性还是骨源性，部分患者可以由偏侧咀嚼导致咬肌肥厚造成，部分患者可以由牙缺失或排列异常引起，部分患者是由炎症、肿瘤疾患引起的面部不对称。诊断除考虑病因特点外，还要抓住牙颌面畸形的病情发展特点：病程进展缓慢，早期症状不明显，呈无疼痛生长；X线片表现有助于排除骨源性肿瘤或炎症，牙颌面畸形更多表现为形态异常，颌骨内部并无明显病理性改变，如骨髓炎可以形成骨皮质破坏及死骨，骨化纤维瘤病可以导致毛玻璃样改变，颌骨囊肿可出现低密度影。体格检查局部红肿热痛及功能障碍情况，有助于鉴别是否为炎症引起或第一、二鳃弓综合征。

6. 嘱患者做必要的进一步检查以缩小诊断范围

牙颌面畸形主要表现为颌骨形态和位置异常，大多数患者是由于美观因素来院就诊，因此患者对于诊疗诉求并不一致，有些诉求与医学要求存在一定的冲突和矛盾，在临床检查中需要初步概述患者颅面畸形的轮廓印象。患者检查除常规牙、牙周及颞颌关节的专科检查外，还应着重检查上下颌骨、颌骨与颅基底的侧向、横向、垂直向的大小、比例关系，进行三维形态的美学评估。

对牙颌面畸形的进一步检查包括牙𬌗模型。除记录模型外，应视治疗需要确定制备研究模型及工作模型，通过模型外科可以制备咬合垫。X线头影测量分析应用于正颌外科的目的在于协助诊断，弄清畸形的结构特征，并用测量分析所取得的资料设计治疗方案，预测和评估疗效。

第三节　牙颌面畸形查房范例——双颌发育畸形

一、患者基本病情及病例特点

1. 患者病史摘要

患者，女，23岁，因"口唇前突，要求改善面容"收治入院。

患者10年前自感双唇突出，开唇露齿，微笑时因牙龈外露过多被人歧视，于当地医院就诊，建议待成年后赴大医院就诊。1年前患者在口腔科就诊，行头影测量，考虑为"双颌前突畸形"，术前以正畸上下牙列排齐整平，目前正畸已完成，要求采用正颌手术解决骨性畸形，门诊以"双颌前突"收治入院。

体格检查结果显示，患者目前精神一般，体力正常，食欲差，体重无明显变化，大便正常，排尿正常。专科检查结果显示，面型正面观可见上唇短缩，开唇露齿，唇在自然状态下，上牙冠露出2/3余，闭唇时肌肉紧张；侧面观可见面型为凸面型，鼻唇角较小；强迫闭合时，下唇下方与颏部有明显软组织膨隆。口腔检查结果显示，开口正常，张口度约三横指，上下颌前牙关系异常，磨牙呈正中𬌗关系，双牙槽骨前突，口腔卫生可，口腔黏膜色红，有光泽，无充血破溃；舌体形态正常，无溃疡。双侧髁状突动度良好，关节无压痛，未扪及弹响。

2. 病例特点

（1）病史较长，其母亲双颌也较突出，不排除遗传因素。

（2）患者主述为"要求改善面容"，询问病史了解到其幼小时曾因疾病被人歧视，有一定的自卑心理，目前考虑就业问题要求进一步改善面容，对术后面容期望值较大。

（3）患者在我院口腔科行术前正畸治疗，术前病历描述可见前牙拥挤，排列不齐，头影测量分析考虑为"双颌前突"。

（4）骨性双颌前突患者采用单一正畸模式难以完全解除症状，目前患者仍表现为双颌前突的典型症状，如上唇短缩，开唇露齿，侧面为凸面型，口内双牙槽骨前突等。

3. 初步诊断

骨性双颌前突。

二、查房讨论精要

1. 讨论环节一：病史收集

牙颌面畸形是一种独立存在的生长发育异常，但也可能是某些先天性遗传性发育异常疾病的部分病变在口腔面部的表现，即全身其他器官先天畸形与牙颌面畸形同时并存的某种综合征候群的部分表现。临床所见的牙颌面畸形只是一种外部表现，临床表现相似的牙颌面畸形，却可能是由根本不同的结构异常引起。因此，要治疗牙颌面畸形患者，首先必须充分了解牙颌面畸形的性质、特征，主要问题，畸形涉及的器官、部位及其类型。所以必须全面收集患者病史，进行必要的检查，进而分析汇集的资料，最后得出符合患者个体实际的诊断，指导制订治疗计划。在评估患者术前健康状况上，应着重了解其既往服用药物情况、过敏史、手术外伤史及输血史等，避免忽略可能存在的影响手术安全及效果的不利因素。

任何一个可能接受正颌外科的患者，应充分了解其诉求，多数患者就医的目的并不明确，部分患者会提出通过正颌外科技术达到模仿明星的效果，医生要认真询问患者的主要就诊原因，即主诉，明确患者的主要意图，这对矫治方案的制订及风险规避相当重要。诊断牙颌面畸形有赖于对患者存在的问题进行详细的专科检查，包括X线检查、头影测量和模型外科，以便向医生提供患者术前的基本状态，并对获取的资料做出科学的分析和总结，从而指导治疗。资料收集时应明确区分正颌外科手术要解决的问题和与其无关的其他问题，并做出正确评估。

2. 讨论环节二：疾病的临床分析与病因研究

正颌外科作为颌面外科的重要分支，也是一门医学与艺术相融合的新兴综合性边缘学科，由于正颌外科研究诊治的患者外观表现为容貌异常，就正颌外科医生而言，这对于正常东方人类的容貌特征及认识提出了更高要求。牙颌面异常的诊断分析和手术设计主要来源于X线头影测量的数据资料。作为医生，理解并掌握颌面部X线头影测量的基本检查标记点及在牙颌面畸形诊断与鉴别诊断中的作用及意义十分必要。在对患者病情特点进行归纳分析时，应充分考虑多种原因都可能导致患者牙颌面畸形，如垂体和甲状腺分泌异常与错𬌗畸形有密切关系，患者幼年时不良口腔习惯（如伸舌吞咽、吐舌、咬物、吮唇、吮指、吸颊、口呼吸等）易导致开𬌗畸形，在下颌骨发育期间由于牙齿及颌骨外伤导致发育停滞出现小颌畸形，母亲怀孕期间有药物服用史导致上颌骨先天畸形。医生在病史询问时应注重这些细节，这也是对患者进行诊断的主要依据。牙颌面畸形的诊断与鉴别诊断对为患者制订科学合理的治疗计划十分重要。不同的诊断将产生不同的治疗方案，如果诊断错误而使治疗方案选择不当，将产生难以挽回的严重后果。

问：如何对牙颌面畸形患者进行正确的美学评价？

颌面部水平位可参考"三庭五眼"的大三庭，即通过眉间点和鼻下点使头面部分为三等份，即发际点至眉间点、眉间点至鼻下点、鼻下点至颏下点，其中面下部是影响牙颌面畸形最大的重点区域。对颌面部患者进行体格检查时，重点是对该区域重要标志点的美学观察和评价。

唇在颌面部的美学评价中占有重要意义。唇的对称性、上唇的长度、唇齿间的关系、口裂的宽度及唇红的形态是对牙颌面畸形患者美学评价的重要指标。静态时，上下唇分离3.5 mm，上切牙切缘露出上唇约2 mm。静态时，上切牙暴露过度，闭唇出现面肌紧张表明患者下颌骨水平发育过度；微笑时，上切牙理想的暴露量为牙冠的3/4至牙颈缘，如微笑时牙龈外露表明患者上颌骨垂直向发育过度。

对颏部进行美学评估时，除注意颏的形态改变外，尤其还要注意颏唇沟深度。颏唇沟深度指颏唇沟至下唇突点与颏前点连线的垂线距离。正常约为4 cm，颏唇沟过深常见于Ⅱ类患者，颏唇沟过浅多见于Ⅲ类及开𬌗患者。

问：请描述常规X线头影测量中关于SNA角、SNB角及ANB角分别代表的意义。

X线头影测量是分析牙颌面畸形最常用的一种分析手段，作用机理在于通过头颅定位来分析牙颌面的前后及垂直向关系。

在正颌外科常用标志点中，"S"代表蝶鞍点，"N"代表鼻根点，"A"代表上牙槽座点，"B"代表下牙槽座点。SNA角指SN与NA线之间的夹角，代表上颌与前颅底的前后向相对位置关系，成人正常为83°±4°，此角增大表明上颌前突，反之则代表上颌后缩。SNB角指SN与NB连线之间的夹角，代表下颌与前颅底的前后相对位置关系、成人正常为80°±4°。此角增大表明下颌前突，反之则表示下颌后缩。ANB角指SNA与SNB之差，代表上颌基部与下颌基部的前后向相对位置关系，成人正常为3°±2°。

问：临床上对牙颌面畸形进行诊断与鉴别诊断的要素有哪些？

在概述患者牙颌面畸形的病情特点时，应包括以下要素：①分析畸形发生的原因，是先天性、发育性还是继发性；②明确畸形的性质，是牙性或是骨性错𬌗；③明确畸形部位是上颌还是下颌，或者是双颌畸形；④弄清畸形累及方向、范围与严重程度（了解是矢状向还是垂直向发育异常，或两个方向同时存在）。

3. 讨论环节三：疾病的诊疗模式

在制定诊疗方案时，应遵循其治疗的基本原则，正颌外科不同于其他外科，无论是术前设计还是术中操作都要达到精确化的程度，患者牙颌面畸形设计的个体化方案应与正畸医生共同商议和探讨。此外，即便是骨性错𬌗也并非一味采用正颌外科手段，对于替牙列期的患者建议采用生长改建治疗。通过牙颌面矫形的方法刺激或抑制颌骨的生长来改善和矫正颌骨间位置关系失调；不明显的患者可采用掩饰性正畸治疗，通过移动牙齿或改变牙轴倾斜度来掩饰颌骨间位置关系失调。

问：论述正颌外科治疗设计和治疗程序的基本内容。

患者的正颌治疗设计包括治疗设计与预测试验：①头影描迹设计、预测；②头影剪裁模拟手术试验；③计算机辅助设计与疗效预测；④石膏模型外科。

患者的正颌治疗程序与步骤包括术前正畸治疗：①排齐牙列并消除牙的代偿性倾斜，调整不协调的牙弓与𬌗关系，排除正颌外科手术可能导致的𬌗干扰；②制作𬌗引导板，明确手术术式，实施手术；③术后正畸与康复治疗，尤其是颞下颌关节功能的康复治疗。

问：在对患者制订治疗计划时应注意哪些原则？

在制订治疗计划时应注意以下原则：

（1）外形与功能的并重：正颌外科应把颌面形态改善放在重要的位置，在治疗设计时必须重视患者的主诉要求，在保证术后容貌美观的前提下，同时重视咬合关系、咀嚼、语言、颞下颌关节等口颌系统功能的康复。

（2）局部与整体的关系：手术方案与矫治计划的制订不能忽视其全身整体健康状况，有系统性疾病的患者，尤其是一些颅面综合征患者，应先请相关专科医生会诊。此外，年龄也是重要的因素，生长发育尚未停止的患者一般不宜做正颌外科手术。

（3）个体与实际情况的差异：在进行治疗设计时，既要理解患者，尽可能满足他们的要求，又要根据患者的具体情况和现有的医疗水平对手术可能的效果做出充分客观的估计。

（4）慎重选择手术方式：畸形和缺损的修复方式有很多种，尽量选择简单安全又能取得较好效果的术式。术式的选择要经患者的认可，有多种方案时也可请患者参与选定。

三、临床教学查房总结

疾病总结

以颌面外科与口腔正畸紧密联合、颜面外形与咬合功能同时兼顾为特点的现代正颌外科在我国的开展始于20世纪80年代。近年来，随着我国经济的高速发展与社会文明的不断进步，临床求治的牙颌面畸形患者日益增多。本次临床教学查房的重点在于使医生对牙颌面畸形的分类、专科检测及诊疗模式、技术方法有初步了解，通过对疾病诊疗中应注意的问题进行分析，以及通过分析临床研究热点、发展趋势的展望来探索新的解决问题，拓展医生的创新思维，培养其临床思辨能力。在学习内容上明确牙颌面畸形不仅导致颌骨的体积、形态以及上下颌骨之间及其与颅面其他骨骼之间的关系异常，还在于随之伴发的牙关系及口颌系统功能异常与颜面形态异常，这常是患者要求诊疗的主要诉求。目前以正颌外科与口腔正畸紧密联合、颜面外形与咬合功能同时兼顾为特点的现代正颌外科是牙颌面畸形诊疗的主要手段。现代正颌手术对手术医生也提出了更高的素质要求，要求其必须具备一定的正畸知识，具备颌面部容貌美学的评估知识，掌握社会心理学的基本知识，学会医患沟通的技巧，在诊疗过程中，应有正畸医生共同参与制定诊疗方案。而合理的诊疗措施有助于对患者病情进行正确评估，除一般的诊断检查外，X线头影测量分析、牙𬌗模型，以及颜面与牙𬌗摄影检查分析是获得正确诊断和拟定最佳治疗计划必不可少的条件和步骤，其中X线头影测量是对牙颌面畸形进行分类和严重程度评估的基本手段。通过不断改进完善典型的正颌外科手术，牙颌面畸形的治疗已成为常规手术施行，且已取得了功能与形态俱佳的效果。

第四节　研究前沿与思政教育

作为与医学科学、人文艺术相结合的正颌外科领域，尚有一些未被开拓的领域和尚不清楚或存在争议的基础理论和临床实际问题亟待解决。国内外持续不断地开展了一系列从基础理论到临床应用的研究，取得了现代正颌外科的主要成就。

一、牵张成骨技术在正颌外科中的应用

牵张成骨技术是通过固定在切开患骨两骨段的牵张器，对两骨段持续缓慢地施加特定程度和频率的牵张力，将骨段牵开到计划矫正位置，随之牵开骨段间的间隙逐渐被新生骨组织修复，从而使短缩的骨骼伸长，弯曲的骨骼变直，缩窄的骨骼增宽，低平的骨

段增高，以及使节段性骨缺损被新生骨组织修复。牵张成骨技术的应用为常规临床技术所难以矫治的诸多复杂牙颌面畸形的矫正开辟了新的思路和途径。它不仅可以矫治严重的骨骼畸形，同时也使各类软组织得以延长。加之与常规手术相比，其具有明显减小手术创伤，减少手术并发症，提高术后稳定性等一系列优点。目前，将牵张成骨的原理和技术用于某些原发性或继发性牙颌面畸形的矫治已经取得令人可喜的成效。从基础理论到临床应用牵张成骨矫治颅颌面畸形的工作，正成为当前研究的热点。

二、计算机导航技术在正颌外科中的广泛应用

数字医学包括医学数字化、人工智能设计、图形及处理数据化、计算机导航外科等，其中计算机导航外科技术利用现代数字影像技术所得到的多模式图像数据，通过计算机处理和分析，精确设计手术方案，模拟手术操作；并借助空间定位导航系统，实现术中实时三维可视定位，从而进行手术导航，使外科手术更趋于精确和微创。由于骨组织的三维成像效果和弹性形变稳定性明显优于软组织，决定了计算机导航外科技术在骨骼系统外科手术运用中的优越性，为学科的发展创造了一个崭新的领域。

三、思政案例——人物简介

1. 颌面整复外科专家张涤生教授

张涤生，江苏无锡人，医学家、上海交通大学医学院终身一级教授，中国整复外科事业的创始人和开拓者，被誉为"中国整复外科之父"。

1935年，张涤生考入南京国立中央大学医学院，其求学期间加入了进步组织"南京学联"，参与抗日活动，"七七"卢沟桥事变后，张涤生怀着满腔的爱国情怀，积极投身学生抗日救亡后援团，被委任为救护队队长。1948年归国后其任国防医学院（今海军军医大学）颌面外科主任。1950年冬，张涤生参加上海市第一批抗美援朝医疗手术队，任副大队长之职，由于战争的残酷和地理环境的险恶，烧伤和冻伤战士甚多，在张涤生的建议和努力下成立了一个烧伤整形中心。作为颌面外科中队长，他在战地烧伤、战伤、冻伤等治疗方面做出了杰出的贡献。作为团队的核心人物，他带头冲在一线，不怕苦不怕累，充分展现团结合作，在救治颌面部外伤伤员的过程中发挥了巨大作用。

2. 思政分析

张涤生院士一生勤勤恳恳，任劳任怨，为祖国的医学事业无私奉献。他热爱祖国，敬业爱岗，医德高尚，医术精湛，治学严谨，为人师表，为国家培养了大批高素质医学人才，挽救了众多患者的生命，深受人民的爱戴，具有崇高的科学精神和人格魅力，是我们学习的楷模。

张涤生院士在医学道路上始终秉持着对患者要有人文关怀的理念，不仅仅考虑对疾病的诊治，更重视患者预后功能，对患者美观、心理的保护。基于这一观点，张涤生打破整形外科传统的医疗观点，指出必须把组织器官缺损畸形在形态上的修整和在生理功能上进行最大限度的恢复两者结合起来。在张涤生的倡导下，整复外科扩大了治疗范围，各种先天或创伤所致的四肢畸形、颅颌面畸形以及烧伤畸形，均能得到整复和改善，让一批又一批的创伤患者获得了真正意义上的"新生"。

　　张涤生教授深切的爱国情怀、献身精神以及对患者的殷切关怀之心，必将有力地鼓舞和激励青年学者投身于祖国的医疗科学事业建设，使医疗卫生战线涌现出更多富有创造精神、造福人民群众的先进人物。

（赵树蕃）

第十五章
涎腺疾病

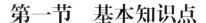

第一节 基本知识点

涎腺由三对大唾液腺——腮腺、下颌下腺、舌下腺及位于口腔的小唾液腺，如腭腺、唇腺、颊腺——组成。涎腺的主要作用为分泌唾液，其与吞咽、消化、味觉、语言以及龋病的预防也有着密切关系。涎腺的常见病变，包括涎腺炎症、舍格伦综合征、唾液腺肿瘤及瘤样病变等。涎腺病变按病因可分为炎症、创伤和肿瘤因素三种，其中涎腺炎症主要由导管逆行感染导致，也可由腺体结石滞留导致；由创伤导致的涎腺病变主要表现为涎瘘；涎腺肿瘤是颌面部最常见的疾病之一。不同类型的肿瘤在临床表现、治疗和预后等方面均不相同。在良性肿瘤中，最常见的是多形性腺瘤，其次是沃辛瘤，在恶性肿瘤中，常见的有黏液表皮样癌和腺样囊性癌；根据涎腺的不同解剖部位可知，腮腺病变的发生率最高，以肿瘤居多，其次为下颌下腺和舌下腺，颌下腺以炎症及结石为主，舌下腺以囊肿为主；在小涎腺肿瘤中其最常发生于腭腺，多形性腺瘤发生率相对较高。

一、腮腺炎

腮腺炎是发生在腺体内的炎症，可分为急性化脓性、流行性和慢性复发性等类型，其中以急性化脓性和慢性复发性腮腺炎最多见。

急性化脓性腮腺炎

1. 病情特点

（1）以20～40岁中青年多见，男性较多，一般与进食或免疫力下降有关。

（2）腮腺区肿大和疼痛是腮腺炎的主要症状，停止进食后症状可逐渐缓解。

（3）腮腺导管口有红肿，挤压腺体时有脓性或黏稠分泌物溢出。

（4）急性炎症患者症状明显，可伴有高热。

（5）急性炎症患者实验室检查可见白细胞计数升高，碱性磷酸酶升高。

2. 治疗原则

（1）针对病因对症治疗，与进食有关的急性炎症应观察患者腮腺导管口是否有食物嵌塞。

（2）对儿童及青少年采取保守治疗，合理使用抗生素，以增强抵抗力、避免反复发作为主。

（3）保守治疗患者可嘱多饮水，可局部理疗即热敷。

（4）一旦确认脓肿形成，患者应及时切开引流。

慢性复发性腮腺炎

1. 病情特点

（1）以20～40岁中青年多见，男性较多，多系急性腮腺炎治疗不规范转为慢性，有反复发作病史。

（2）腮腺区反复肿大和疼痛，治疗后缓解，易再次复发。

（3）腮腺导管口有红肿，挤压腺体时有脓性或黏稠分泌物溢出，自感有"咸味"液体流出。

（4）腮腺造影等检查可见导管及分支粗细不均，呈腊肠状改变。

2. 治疗原则

（1）可行腮腺冲洗及理疗，急性发作可采用抗生素治疗。

（2）保守治疗无效、反复发作患者可行手术以切除腮腺。

二、颌下腺炎

颌下腺炎主要是由涎石、异物或损伤等引起的颌下腺导管炎症、狭窄或阻塞，而导致腺体逆行性感染。

1. 病情特点

（1）以20～40岁中青年多见，无性别差异。

（2）部分患者诱因明确，如进食辛辣食物、劳累、免疫力低下等。

（3）感颌下区肿大和疼痛，如有涎石可出现进食后肿大，半小时后开始复原。

（4）口底颌下腺导管口可有红肿，挤压腺体有脓性分泌物溢出，如导管有结石可在舌下扪及硬物。

（5）实验室检查炎症急性发作者，其血常规检查结果可见白细胞计数升高。

（6）下颌X线片可见腺体内涎石，钙化程度低的阴性涎石不显影。

2. 治疗原则

（1）首次发病者予以抗生素保守治疗，同时嘱患者服用酸性物质促进唾液分泌。

（2）炎症反复发作致腺体硬化的患者可行颌下腺摘除术。

（3）明确有导管涎石者可采用内窥镜或手术摘除涎石。

三、涎瘘

涎瘘主要发生于腮腺区，根据损伤部位可分为腺体瘘及导管瘘，病变起因为颌面部外伤或手术史。

1.病情特点

（1）病因明确，创伤致腺体或导管破裂，涎液外溢。

（2）皮肤上可见点状瘘孔，按压腮腺或进食时常有清亮涎液流出。

（3）通过X线碘油造影或在导管口注入亚甲蓝可明确瘘管来源。

2.治疗原则

（1）若腺体来源涎瘘可用电凝固器烧灼法，缝合腮腺筋膜，加压包扎，同时服用阿托品类药物，减少涎液分泌。

（2）若导管来源涎瘘可经导管口逆行探测瘘口，采用导管断端直接吻合术，加压包扎。

（3）断端靠近颊黏膜者，可做导管改道术。术后需放置中空导管2周，避免创缘瘢痕导致导管狭窄。

四、舍格伦综合征

舍格伦综合征是由淋巴细胞浸润导致外分泌腺进行性破坏，出现口腔黏膜、眼结膜及其他部位黏膜干燥，并伴有各种自身免疫性疾病的综合征。

1.病情特点

（1）以40~60岁中年多见，女性较多。

（2）涎液分泌减少，口腔黏膜干燥、舌乳头萎缩、舌面光滑呈"镜面舌"；病程发展缓慢，呈进行性加重。

（3）涎腺腺体肿大，呈结节状，质地变硬，主要累及双侧腮腺。免疫力低下时可出现化脓性腮腺炎症状。

（4）可采用唇腺活检诊断，可见腺体萎缩变性，淋巴细胞浸润。

（5）可伴有眼部症状，如干燥、畏光、视物疲劳等。

2.治疗原则

（1）以对症处理为主，注意口腔卫生与湿润。患者伴发急性腮腺炎可用抗生素治疗；伴发眼干症状可用人工泪液滴眼。

（2）采用免疫调节及局部理疗，改善腺体功能。

（3）部分结节型舍格伦综合征可诱发为大B细胞淋巴瘤，腺体破坏严重的患者可手术切除。

五、小涎腺囊肿

最常见的小唾液腺瘤样病变，好发于下唇及舌尖腹侧。这是因为舌体运动时受下前牙摩擦以及患者自觉或不自觉的咬下唇动作使黏膜下腺体受伤。

1. 病情特点

（1）好发于青少年，无性别差异，多为创伤性导管破裂。

（2）临床表现以下唇或舌尖腹侧等部位无痛性软质肿块为主。

（3）囊壁较薄，易破溃可反复发作，囊内容物为蛋清样黏稠液体。

（4）反复破溃后，囊肿透明度减低，表现为较厚的白色瘢痕状突起。

2. 治疗原则

（1）以手术治疗为主，可行梭形切口摘除囊肿及周围黏液腺组织。

（2）无法耐受或不愿手术的患者可采用碘酊注入疗法使囊肿纤维化。

六、舌下腺囊肿

根据其病因及病理表现的不同，可分为外渗性黏液囊肿及潴留性黏液囊肿，其中又以外渗性黏液囊肿多见；按临床表现的不同可分为单纯型、口外型及哑铃型，其中又以单纯型多见。

1. 病情特点

（1）好发于青少年，无性别差异，较大的囊肿可将舌抬起，状似"重舌"。

（2）囊肿较大时可跨越下颌舌骨肌等口底肌群进入颌下区域，易误诊为"颈部淋巴管瘤"。

（3）临床表现为舌下区和（或）下颌下区无痛性渐大软质肿块，口底肿物呈淡蓝色，又称为"蛤蟆肿"。

（4）穿刺检查可见黏稠蛋清样液体，黏蛋白含量较多，呈拉丝状。

2. 治疗原则

（1）根治的方法是将舌下腺和囊肿一并摘除。术中应避免损伤颌下腺导管及舌神经。

（2）若儿童和老年患者无法耐受手术，可采用袋形缝合术，将囊肿上壁连同其覆盖的口底黏膜一并切除，囊壁与口底黏膜相对缝合。

七、多形性腺瘤

在唾液腺肿瘤中以多形性腺瘤最为常见，占涎腺上皮性肿瘤的51%，占其良性肿瘤的88%。光镜下以结构多形性为特征的肿瘤，通常包括肿瘤性上皮、黏液样组织及软骨样组织混合存在，因此又称为"多形性腺瘤"，旧称"混合瘤"。

1. 病情特点

（1）以40岁左右的中年人多见，无性别差异。

（2）病史较长，生长缓慢，常无意中发现。

（3）浅叶肿瘤以耳下包块居多，深叶肿瘤以耳后包块居多。

（4）肿瘤呈球形，表面结节状，界限清楚，活动度可。

（5）肿瘤若引起疼痛及面神经功能异常提示癌变可能。

2. 治疗原则

多形性腺瘤属于交界瘤，易复发，有恶变趋势。治疗以手术切除为主，应在包膜外切除。

（1）浅叶肿瘤常规采用肿瘤及腮腺浅叶切除术，也可进行功能保全性手术，切除区域腮腺，保全腮腺导管，保留腮腺功能。

（2）深叶肿瘤常规采用腮腺浅叶切除，在暴露肿瘤后摘除。

（3）无论深浅叶肿瘤都应行面神经解剖术，保留面神经。

八、沃辛瘤

沃辛瘤又称为"腺淋巴瘤"，目前认为其起源于腮腺内及其周围淋巴结，在其胚胎发育过程中有涎腺组织卷入且发展为此类肿瘤。

1. 病情特点

（1）本病常见发生于老年男性，男女之比为5∶1。

（2）沃辛瘤好发于腮腺，最常见的部位是在腮腺后下极部分，多为无意中发现。

（3）肿物生长缓慢，无任何症状。

（4）触诊肿块常位于下颌角后下、表面光滑、质地较软的活动性肿块。

2. 治疗原则

沃辛瘤边界清楚，不易复发，不易恶变，以手术切除为主。

（1）腮腺后下极肿瘤可行功能保全性手术，将后下份腺叶及其内淋巴结、面后静脉进行区域性切除，保留大部分腮腺功能。

（2）深叶肿瘤常规采用腮腺浅叶切除，在暴露肿瘤后摘除。

（3）无论深浅叶肿瘤都应行面神经解剖术，保留面神经。

九、黏液表皮样癌

在唾液腺恶性肿瘤中最为常见的病理类型，是由黏液细胞、中间细胞和表皮样细胞构成的恶性涎腺上皮性肿瘤，因该肿瘤大体剖面可见到大小不等的囊腔，腔内含黏液而得名。

1. 病情特点

（1）以30～50岁中青年多见，女性稍多。

（2）大涎腺中肿瘤最常见发生于腮腺，在腮腺恶性肿瘤中居首位。小涎腺中肿瘤最常见发生的部位是腭腺和磨牙后腺。

（3）生长较其他恶性肿瘤缓慢，多系无意中发现。长者可达十余年。

（4）触诊发现肿物质地稍硬，界限不清，由于腮腺腺体活动度较大，触诊可有活动感，侵袭面神经可出现神经麻痹相应症状。

2. 治疗原则

（1）外科手术，争取获得正常的切缘以达到根治性目的。

（2）复发率及转移率较低，采取解剖保存面神经，全腺叶及肿瘤切除是最佳术式。

（3）患者若出现神经麻痹或在手术中面神经被肿瘤包绕时应切除面神经，癌肿侵袭颌骨组织应考虑截骨。

（4）有淋巴结转移的患者应行腮颌颈联合根治术，术后辅助放疗。

十、腺样囊性癌

唾液腺癌中较常见的一种病理类型，是一种基底细胞样肿瘤。因为在显微镜下上皮团块有圆形的玻璃样变物质，似圆柱状，亦称为"圆柱瘤"。

1. 病情特点

（1）以 40 ~ 60 岁中青年多见，女性稍多。

（2）大涎腺中的肿瘤最常见发生于颌下腺，在颌下腺及舌下腺恶性肿瘤中居首位。小涎腺中的肿瘤最多见于腭腺。

（3）腺样囊性癌一般生长缓慢，近期生长加速，常为患者就诊的主诉症状之一。

（4）腺样囊性癌易侵袭神经，患者诉自发痛或触痛。

（5）肿块大者触诊质地较硬，活动度差，皮肤受压变薄。

2. 治疗原则

腺样囊性癌预后较黏液表皮样癌差，且易神经转移和远处转移，外科手术切除是主要的治疗手段，在不影响功能的前提下应尽可能扩大切除。

（1）腮腺腺样囊性癌应行全部腺叶切除，临床如有面神经麻痹症状的患者，不论肿物是否包绕神经均应切除。

（2）如有癌细胞浸润则应考虑切除下颌骨，如术中肿瘤和骨膜粘连而无明显动度，即使 X 线片下无骨质破坏也应考虑行箱状或部分截骨术。

（3）手术后应常规辅助放疗以根除肉眼不能见到、可能残存的癌细胞，有利于提高治愈率。

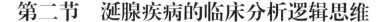

第二节　涎腺疾病的临床分析逻辑思维

临床思维的过程，从理论上讲应该是"收集初步临床资料—对诊断信息加以分析—产生诊断假设—进一步检查或试验—验证或推翻这种假设"周而复始的思维运动。当患者入院后，我们往往会产生若干个假设诊断，然后随着诊断思维的发展逐步减少假设诊断的个数，最后获得或接近正确诊断。在收集临床资料时，我们应充分认识到口腔作为人体重要的组织器官，不仅发挥着咀嚼、语言、吞咽等生理功能，还对患者的容貌外形产生重要影响，当口腔出现疾患必然会出现解剖生理和组织病理的改变，以此入手进行临床思维分析，明确疾病的病因和临床表现，有利于提出诊断假设；我们可以通过反复推理和资料收集及解释，增加一些诊断假设或剔除另一些诊断，使最初的假设范围变得越来越小，最后得到一个或几个已能满意解释临床的假设。诊断假设的完善所涉及的思维策略包括概率的考量和因果关系的推理，入院后的体格检查和辅助检查可以进一步完善诊断假设；口腔疾病存在不同疾病谱的共性问题，每种疾病受个体局部或全身因素影响，可能存在不同的特异性改变，若病例有与该疾病已知表现形式不同的临床特点，则需要判断，比如：①这种不一致仅仅是该疾病表现的一种变异；②如果用该疾病表现的变异来解释，就有必要对这一诊断表示怀疑，因此，必要的特殊检查或辅助诊断有利于进一步核实诊断假设并鉴别。在口腔疾病的临床思维分析中，我们可以通过以下方式进行归纳总结。

1. 从解剖生理学角度分析患者病情

常见涎腺疾病由于腺体的解剖位置和生理功能有所不同，颌下腺以混合型腺体为主，颌下腺是人体涎腺组织中分泌量最大的腺体之一，唾液中含有大量钙磷成分，腺体位于颌下区，导管由下而上走行，开口于舌系带两侧肉阜，该腺体容易产生涎石症。而腮腺以浆液性腺泡为主，是进食时分泌量最大的腺体，腺体内含有大量淋巴组织，腮腺容易产生腺源性肿瘤及淋巴细胞相关疾病。腮腺导管开口于上颌第二磨牙颊侧，容易导致逆行感染。舌下腺相对较小，位于下颌骨内侧，口底舌下肉阜处，由于解剖的特殊性，腺管容易因感染堵塞或外伤导致舌下腺管病变，从而引起分泌物潴留而形成囊肿。

2. 从病理生理学观点提出病理变化和发病机制的可能性

腮腺疾病多样，以腮腺急性炎症为例，常见流行性腮腺炎、化脓性腮腺炎和腮腺区淋巴结炎。该类患者多以腮腺肿痛为主诉前来诊疗，三者在病理变化上具有一定的共性，病理学可见间质水肿以及大量的淋巴细胞和浆细胞浸润，患者临床表现为典型的炎症反应——红肿热痛症状，可与腮腺肿瘤及其他免疫疾病进行区别。但不同病因在病理及生化上也有所区别，流行性腮腺炎为病毒感染，儿童多见，有接触史，急性起病，双侧腮腺弥漫性肿痛，伴高热，导管口无脓性分泌物，末梢血白细胞计数正常或稍低，后期淋巴细胞增加，血清淀粉酶升高明显；化脓性腮腺炎为细菌感染，多表现为单侧，局部触痛，可伴有局部发热症状，全身发热罕见，白细胞数明显升高，导管口有脓性分泌物，血清淀粉酶可轻度升高。腮腺淋巴结炎为腮腺区淋巴结出现化脓性感染，常为一侧发病，肿痛明显、范围局限，可伴局部发热，导管口清亮无脓性分泌物，白细胞数正常或轻度升高，血清淀粉酶正常。涎腺炎症的特点是 B 淋巴细胞在导管和腺泡周围聚集，致其破坏和（或）增殖。其结果是原始唾液在纹状管的钠重吸收减少，钾分泌增加，而水由于渗透作用通过受损伤的导管壁逸出，流量减少。刺激腮腺分泌使其潜伏时间延长，原因是导管扩张。此情况可在腮腺造影片上看到。

3. 分析病情的严重程度

舍格伦综合征，也称为"干燥综合征"，它是一个主要累及外分泌腺体的慢性炎症性自身免疫病，又名自身免疫性外分泌腺体上皮细胞炎或自身免疫性外分泌病。临床除有唾液腺和泪腺受损功能下降而出现口干、眼干外，还有其他外分泌腺及腺体外其他器官的受累而出现的多系统损害症状。对于该类综合征，不仅要了解口腔局部表征的严重程度，还要了解全身的阳性体征，在口腔方面，因唾液腺病变，使唾液黏蛋白缺少，多数患者诉有口干，严重者有口腔黏膜、牙齿和舌发黏，常伴发有猖獗龋。眼部主要症状是畏光、流泪减少，甚至视力模糊。此外，患者关节也可能出现肿胀和疼痛，通常没有关节畸形，但可能伴有发烧和疲劳。随着病症加重，还会影响中枢神经系统，导致患者头痛、半身不遂，甚至癫痫和昏迷。患者泪腺受损情况可通过 Schirmer 试验和角膜染色（+）来了解。唾液腺受损情况可通过唾液流率、腮腺造影和唾液腺同位素检查来了解。由于该疾病属于自身免疫疾病，因此自身抗体检测也具有重要意义。

4. 做出初步诊断并鉴别

涎腺肿瘤多系无意发现，需要注意的是肿块被发现后的生长速度和有无疼痛。虽然短期内的肿块有疼痛常为炎症现象，但不可忽略恶性肿瘤，特别是腺样囊性癌的可能性。了解肿块所在部位常有助于临床诊断：以耳垂为中心生长的活动性肿块常为多形性腺瘤；而腮腺后下部活动性肿块常为沃辛瘤，如患者为男性、年龄在 50 岁以上并有消长史，临床常可确诊。神经方面的症状必须注意，肿块伴面神经麻痹临床首选诊断为恶性肿瘤。触诊除估计肿块大小和质地外，活动度也是诊断的重要方面。值得注意的是来源于深叶的腮腺肿瘤因受到下颌升支的阻挡，肿瘤的移动度相对受限，常被误认为是肿物本身的活动度欠佳，而这一体征常系鉴别肿瘤良恶性的重要依据。除涎腺局部触诊外，颈部各组淋巴结检查也不可忽略，对于恶性肿瘤而言，容易出现淋巴结转移导致毗邻区域的淋巴结肿大，这也是恶性肿瘤的诊断依据与鉴别诊断方式。

5.嘱患者做必要的进一步检查以缩小诊断范围

腮腺病变中，有些是全身炎症的口腔表征，有些可能是以口腔疾患为主的综合征，有些可能是口腔疾病累及全身。在对腮腺进行诊断时，不能忽略患者的其他阳性体征，如流行性腮腺炎是由流行性腮腺炎病毒引起的急性传染性呼吸道疾病，儿童相对容易诊断，常在学校或人群聚集区暴发，一旦感染后会终身免疫。但成年的流行性腮腺炎容易被忽略，广泛的社交活动难以从流行病学方面得到启示。但该类患者可能会出现生殖系统异常，男性容易罹患睾丸炎，发病率为14%～35%，一般在腮腺炎发作后再次出现高热、寒战及睾丸肿痛；女性容易出现卵巢炎，发病率为5%～7%左右，表现为腰部与下腹部酸痛、压痛等。

腮腺肿瘤的鉴别诊断非常重要，不仅要学会鉴别良性肿瘤和恶性肿瘤，还要考虑与其他疾病的异同点。如腮腺恶性肿瘤位于腮腺深叶，常规检查时难以触及肿块，而患者自述有面神经麻痹病史，临床容易误诊为贝儿麻痹。腮腺的米库利兹病是属于IgG4相关性疾病，多见于泪腺、腮腺和下颌下腺□□□□瘤及对称性肿胀。临床上部分患者可表现为腮腺或颌下腺肿瘤样渐进性增大，□□□□学检查结果易与肿瘤等疾病相混淆，容易出现囊腺瘤或腺淋巴瘤□□□免疫组织化学检测有助于区分。对于主诉为口干的患者，如果是□□□□□格伦综合征，初步确立诊断之后，再进行进一步检查，如Schirmer试验、腮腺□□唇腺活检、腮腺平片、空腹血糖，其中检查时要注意，腮腺平片只能检查占位性病变。

第三节 涎腺疾病查房范例——腮腺良性肿瘤

一、患者基本病情及病例特点

1.患者病史摘要

患者龙某，女，37岁，已婚，因"发现左侧耳下区无痛性包块5年余，缓慢增大"入院。

患者5年前无意中发现左侧耳下有一约"黄豆"大小包块，当时无发热、无盗汗、无畏寒及疼痛不适，不影响进食、语言及生活，故未加注意。患者自觉包块逐渐缓慢增大，3天前患者至重庆市某医院就诊，彩超检查结果提示"左侧耳下腮腺内实性占位伴少许液化，腺瘤？甲状腺左右侧叶内异常回声，慢甲炎？建议结合甲功检查；双颈部、颌下淋巴结反应性增生"，诊断为"左侧腮腺肿瘤"，建议手术治疗。患者于今日来我院就诊，门诊以"左侧腮腺多形性腺瘤"收治入院。

患者目前精神一般，体力正常，食欲可，体重无明显变化，大便正常，排尿正常。体格检查提示，颌面部表情正常无面瘫，面部不对称，左侧稍膨隆，左侧腮腺区可触及核桃大小肿块，约2.5 cm×2.5 cm大小，质地中等，边界清楚，活动度可，局部无压痛。口腔检查结果显示，张口度正常，口腔卫生可，牙列正常，口腔黏膜无溃疡；舌体无肿胀，舌感觉运动正常。双侧髁状突动度良好，关节无压痛，未闻及弹响。双侧颌下区及颈部未触及肿大淋巴结，颌下腺及腮腺无肿大及压痛，双侧腮腺导管开口无发红、水肿及脓性分泌物。咽后壁无充血，双侧扁桃体无肿大。

2. 病例特点

（1）患者为中年女性，病史较长，从发现到目前就诊长达5年，呈渐进性增长，符合腮腺良性病变的生物学特性。

（2）无意中发现腮腺区无痛性肿块，约"黄豆"大小，不伴有疼痛及其他不适，近年来肿块逐渐增大，现在约核桃大小，其间未出现局部破溃、疼痛及神经麻木症状，可基本排除恶变可能。

（3）颌面部表情正常无面瘫，左侧腮腺区可触及核桃大小肿块，约2.5 cm×2.5 cm大小，质地中等，边界清楚，活动度可，局部无压痛。

（4）患者曾在外院行CT，考虑为"腮腺内实性占位伴少许液化，腺瘤？"该诊断符合多形性腺瘤的CT特征，肿瘤中含有上皮组织、黏液样组织或软骨样组织，如黏液成分较多，可表现为肿瘤内液化灶。具体病理性质可采用细针穿刺进一步确诊。

3. 初步诊断

左侧腮腺多形性腺瘤。

二、查房讨论精要

1. 讨论环节一：病史收集

患者通常以发现面部肿物收治入院，对于医生而言，首先应明确哪些病变以肿物的形式出现，询问患者病史应注意疾病病因、肿物发展变化及有无功能异常。在询问病史和体格检查时，应针对可能出现的疾病的临床表现进行甄别，如肿物病因、肿物大小、肿物质地，形态变化，持续时间，伴发症状等。首先要明确肿块的性质，不仅要考虑肿瘤性可能，还应考虑炎症性和组织增生性因素，既可能由腮腺局部病变导致，也可能是全身疾病在腮腺的表现，如慢性炎症性病变多有明确病因，慢性炎症导致的肿物质地较硬且与周围组织粘连，良性肿瘤多为无意中发现，肿物边界相对清楚，舍格伦综合征导致的腮腺肿物多为两侧，同时伴发有眼干、口干的症状，恶性肿瘤患者的主诉合并有疼痛、面瘫、张口受限等症状。

以"发现腮腺肿物"为主诉的患者在病史询问及体格检查时应注意如下要点（如下图）：

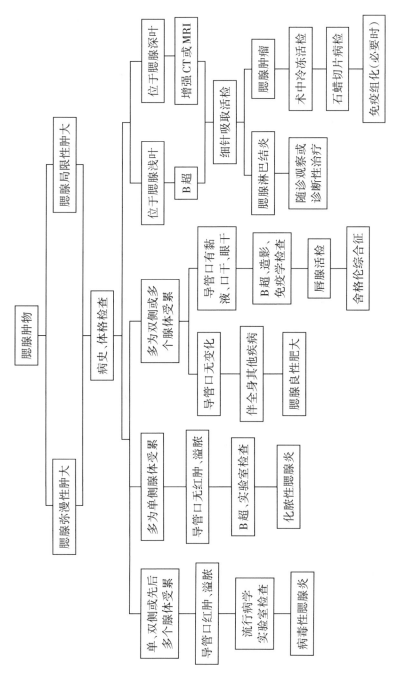

问：若腮腺区有包块应考虑为哪些可能的疾病？

腮腺慢性淋巴结炎：询问病史患者自诉有口腔颌面部、咽部或耳道炎症病史；病因相对明确，部分有急性发作史；局部按压疼痛，抗炎治疗肿块会缩小。

腮腺淋巴结核：询问病史患者既往有结核病史或结核患者接触史；病变呈缓慢增大趋势，病变可破溃形成瘘口，经久不愈，有干酪样物质分泌物，体格检查多为多个肿物，如包块较大时触诊表面不光滑，系病变相互融合形成，可沿淋巴结链形成串珠状结构；颌下区甚至颈部淋巴结均能扪及类似肿物；抗感染治疗无效，抗结核治疗肿块缩小；通过结核菌素及 T-spot 试验验证阳性体征。

腮腺囊肿：该病常见于青少年，询问病史患者自述多为缓慢增长的无痛性肿物；自觉轻重不一的消长史，继发感染可出现急性炎症症状；体格检查质地较软、表面光滑、均匀一致，偶有波动感；B超可见低回声影团。

第一颈椎横突过长：容易误诊为腮腺深叶肿瘤，长大的横突位置较深，硬而不活动，其部位和临床表现极易与腮腺深叶肿瘤相混淆。询问病史多为无意中发现，无明显异常及症状，通常在乳突尖下方可扪及硬性肿块；影像学检测显示横突过长。

恶性肿瘤：询问病史了解到患者病程较短，常有近期生长加速；可侵犯周围组织导致面神经瘫痪、疼痛及张口受限等症状；体格检查显示包块质地较硬、不活动，与周围组织无明显界限。

结节性舍格伦综合征：部分舍格伦综合征患者临床表现为肿瘤性或结节性，询问病史了解到多为双侧缓慢增长肿物；急性感染可出现疼痛及肿胀；伴有口干及眼干症状；体格检查显示整个腮腺质地变硬，表面呈结节状；腮腺造影表现为腮腺末梢导管扩张和排空功能迟缓；Schirmer试验及唇腺活检可进一步明确诊断。大多数患者同时伴有类风湿关节炎，偶出现系统性红斑狼疮、结节性多动脉周围炎、多发性肌炎、硬皮病等自身免疫性疾病，可通过有无类似疾病进行排除。

问：在诊疗涎腺多形性肿物时，有什么注意事项？

不能将包块是否活动作为腮腺深叶肿瘤良恶性的主要依据，腮腺位于乳突前下方和下颌后窝内，腮腺实质内有面神经分支穿过将腮腺分为深浅两叶，尤其是腮腺深叶肿瘤位于下颌支后缘与乳突之间时，深处为茎突。初期不易发现，其持续增大后受局部解剖限制，形态多为哑铃型，表面被腮腺浅叶及皮下组织覆盖，触诊肿块不活动，界限不清，因此不应视为恶性肿瘤的标志。

大涎腺不宜采用活检的方式明确病变性质，主要原因包括：①涎腺具有分泌唾液功能，切取活检可能导致腺泡及腺管破裂，腮腺包膜完整性受损，患者可能出现涎瘘；②腮腺切取活检后局部区域可出现肿痛，继发感染，腮腺通过导管与外界环境相通，本身易发生炎症等病变，若操作人员无菌观念较差，可能导致腮腺继发感染，渗出物潴留导致局部张力变大，出现炎症反应；③活检可能导致肿瘤细胞种植发生，腮腺外有腮腺筋膜包绕，恶性肿瘤一般以局部浸润为主，当突破包膜后才易发生淋巴结等转移，抽吸在破坏包膜的同时将肿瘤组织种植到其他部位，可导致病变范围急剧扩大。如患者必须进行活检以明确诊断，建议采用6号针头抽吸进行细胞学检查，但因其抽吸细胞较少，容易产生误诊，仍不能作为最终诊断依据。

不应将涎腺照影结果作为舍格伦综合征肿瘤型的唯一依据，应与涎腺慢性炎症相区别。两者腮腺造影皆表现为腮腺末梢导管扩张和排空功能迟缓。病因上舍格伦综合征由于淋巴病变导致腺体弥漫性肿大或呈结节状包块。病理特征为淋巴细胞浸润腺泡间隙导致腺泡破裂消失并逐渐被淋巴细胞替代，小叶内导管上皮增生，扩张可出现囊性变，免疫组织化学染色在鉴别本病与非特异性炎症上具有重要意义，舍格伦综合征涎腺组织内浸润的细胞以T淋巴细胞为主。

2. 讨论环节二：疾病的临床特征

询问病史了解到患者包块生长缓慢，无痛性肿块，活动，无粘连，无功能障碍，表面光滑或呈结节状，这符合良性肿瘤的临床表现，对于是否为多形性腺瘤，从腮腺肿瘤的流行性病学调查也可了解。而在腮腺肿瘤中，以多形性腺瘤为主，腺淋巴瘤次之；多形性腺瘤在腮腺肿瘤中的发生率最高，占所有多形性腺瘤的80%，其次为颌下腺。多形性腺瘤其命名体现了该疾病的病理学特性，多形性腺瘤由上皮组织、黏液样或软骨样间质组成，其特征更多地表现在结构的多形性上而非细胞本身。上皮及变异的肿瘤肌上皮细胞成分间混有黏液样或软骨样组织。上皮细胞形成导管、小细胞巢或成大片的细胞团，或呈相互吻合的细胞条索。多形性腺瘤分为细胞丰富型及间质丰富型，前者较易恶变，后者较易复发。在颌面部肿瘤中，腮腺多形性腺瘤虽然属于良性肿瘤，但因其有容易恶变和复发的特性，我们又称其为"交界瘤"。

问：简述多形性腺瘤易复发的主要原因。

多形性腺瘤易复发的原因是：①包膜常不完整，或包膜中有瘤细胞，甚至在包膜以外的腺体组织中也有瘤细胞；②肿瘤的包膜与瘤体之间粘着性较差，容易与瘤体相分离，如采用单纯摘除术，则包膜很容易残留；③术中肿瘤破裂，往往造成种植性复发，种植性复发的肿瘤常为多发性结节。

3. 讨论环节三：疾病的诊疗模式

通过让患者进行MRI检查分析，结果提示腮腺组织经T1加权后与肌肉信号相似，而经T2加权为明显高信号。腮腺组织受压向背侧移位。病灶和周围组织边界清楚，病灶内部在加权像上均为不一信号，提示囊性变可能，冠状位可见肿瘤为分叶状，支持腮腺来源为多形性腺瘤可能。该患者以手术切除治疗多形性腺瘤。治疗成功与否的关键在于手术方式。手术治疗多形性腺瘤的原则是从肿瘤包膜以外的正常组织处切除。若肿瘤位于腮腺浅叶，一般做肿瘤及浅叶切除；但当肿瘤位于腮腺后下极，或肿瘤位于耳前区，且体积小时，可采用肿瘤及周围部分正常腺体组织的区域性切除术；若肿瘤位于腮腺深叶或已波及深叶，需做肿瘤及全腮腺切除；手术均应保留面神经。通过初步诊断，患者最终的手术方案确定为"左腮腺浅叶及肿物切除术+面神经解剖术"。

问：简述腮腺手术的特殊并发症及预防措施。

腮腺手术可能会产生除包括外科常见并发症外的其他并发症，如涎瘘和味觉性出汗综合征。

涎瘘：腮腺是一个多突起的不规则腺体，全部完整地切除不可能，特别是浅叶切除后残留的腺组织仍具分泌功能，腮腺组织缝扎压迫可使其功能丧失。防止和治疗涎瘘的最佳方法是术前充分告知患者进食清淡食物，减少唾液分泌；部分患者可口服阿托品以抑制分泌功能；手术中缝扎残存腺体断端；术后良好加压包扎，压迫残余腮腺组织。如发现皮下积液，用9号针头定期抽吸，放置橡皮引流，继续加压包扎直到涎腺漏现象消失。

味觉性出汗综合征，又称为Frey综合征。Frey综合征的发生原因一般被认为是原支配腮腺分泌的副交感神经再生入被切断的、原交感神经支配的汗腺内。当有味觉刺激时，术区某些范围出现皮肤潮红和出汗现象。多在术后半年出现，患者常以涎瘘为主诉前来就诊。该并发症目前无有效治疗方式，关键在于预防，在选择术式时可采用保留腮腺咬肌筋膜的改良术式，术中可采用脱细胞组织补片屏障副交感神经的错位再生。

三、临床教学查房总结

本次临床教学查房的目的在于让医生通过临床思维分析腮腺区肿物，然后进行诊断与鉴别诊断，其中关键在于对肿物性质、大小、数目、硬度、压痛、活动度、有无粘连，周围皮肤及导管口情况等进行逐一排查。在知识点的掌握上，应理解腮腺良性肿瘤的流行病学特点及临床表现。本次查房的患者最终被诊断为腮腺多形性腺瘤，这也是涎腺最常见的肿瘤。腮腺多形性腺瘤是指一种含有腮腺组织和黏液以及软骨样组织的腮腺肿瘤。腮腺多形性腺瘤一般主要来源于腮腺上皮，其肿瘤内除上皮成分外，还常伴有黏液和软骨样组织等。往往多发于腮腺，其次为腭部及颌下腺。腮腺多形性腺瘤多见于中年，且一般无明显自觉症状，生长过程缓慢，病程可达数年甚至数十年之久。目前，腮腺多形性腺瘤的发病率逐年增加，并且恶变趋势也不断加强。因此，早期手术切除是挽救腮腺多形性腺瘤患者的宝贵生命，提高其生活质量的关键措施。腮腺多形性腺瘤的传统术式为有效避免手术复发而扩大切除范围，往往将肿瘤连同包膜及其肿瘤周围的正常腮腺组织一并切除。随着现代医学水平的不断提高，小切口的部分组织切除也同样可以达到相同的手术治疗效果，这对于减少术后并发症和促进伤口愈合均具有极其重要的临床意义。患者术后容易产生涎瘘、味觉性出汗综合征，应注意区别两者，而预防味觉性出汗综合征的关键在于在术中尽量采用规避措施，如保留腮腺筋膜层及应用组织补片。

第四节　腮腺疾病查房范例——腮腺恶性肿瘤

一、患者基本病情及病例特点

1.患者病史摘要

患者李某，女，57岁，以"右侧耳垂区疼痛2年余，发现右侧耳垂下疼痛且有渐增性包块2年余"为主诉收治入院。

患者约2年前右侧耳后区无明显诱因出现疼痛，考虑为"腮腺炎"，遂到当地医院行抗炎治疗（头孢、炎琥宁等用法及剂量不详）7天，疼痛无明显缓解，其间也在多个医院就诊，分别考虑为"腮腺炎""淋巴结肿大""三叉神经痛"等疾病，给予对症处理，但都无明显效果。约半年后，患者发现耳垂下长有一约"花生米"大小包块，略疼痛。其再次在当地医院行右侧腮腺区穿刺检查，给予抗炎治疗（头孢拉啶），疼痛缓解。穿刺病理检查提示"镜下见大量血液及炎细胞"。约半年前，患者再次在当地医院行右腮腺彩超检查提示"右侧腮腺低回声（考虑炎性）"，未行治疗，随后自行在家多次服用消炎药物（阿莫西林、头孢类），疼痛仍无明显缓解。近1年多来，患者发现右侧耳垂下包块缓慢增大，仍伴疼痛。我院门诊以"右腮腺区包块"收治患者入院。

体格检查结果显示，患者目前精神尚可，体力正常，食欲可，睡眠可，体重无明显变化，大便正常，排尿正常。专科检查结果显示，右面部膨隆，右侧耳垂后下皮肤明显隆起，可扪及一枚直径约3.0 cm大小的椭圆形包块，包块表面光滑，质地中等，界限清楚，活动度较差，触痛，表面皮肤颜色发红，与包块粘连，皮温不高。口腔检查结果显示，张口度正常，口腔卫生可，牙列正常，口腔黏膜无溃疡；舌体无肿胀，舌感觉运动正常。双侧髁状突动度良好，关节无压痛，未闻及弹响。双侧颈部及颌下扪及肿大淋巴结。双侧腮腺导管开口无发红、无水肿及脓性分泌物。咽后壁无充血，双侧扁桃体无肿大。

入院后完善相关检查，MRI提示腮腺区肿物，T2WI出现高而不均匀信号，且形状不规则，边界不清楚，侵袭广泛，考虑恶性肿瘤可能，给予腮腺区细针穿刺检查，结果提示"腮腺腺样囊性癌可能"。

2. 病例特点

（1）患者系中年妇女，病程时间相对较长，以疼痛为主诉到多家医院就诊。

（2）长期反复疼痛，多次按腮腺炎症行对症处理，患者未见明显好转，也未引起患者高度重视；因患者未出现慢性腮腺炎症的反复消长史，也未引起医生重视；而腺样囊性癌在生长上有沿着纤维（神经纤维与胶原纤维）生长的倾向，因此早期易侵犯神经引起疼痛、麻木与面瘫症状。

（3）患者在外院行多次检查和治疗，穿刺病理检查提示"镜下见大量血液及炎症细胞"。从病理结果中未见腮腺组织的生理、病理表现，因此普通针吸检查的准确性应客观分析。在当地医院行右腮腺彩超检查提示"右侧腮腺低回声（考虑炎性）"。这些结果对患者的最终诊断产生了一定的误导，导致病情延误。疑难病例应从多方面考虑。

（4）专科检查提示3.0 cm大小椭圆形包块，包块表面光滑，质地中等，界限清楚，活动度较差，触痛，表面皮肤颜色发红，与包块粘连，皮温不高。其中包块粘连且活动度欠佳不排除恶性可能，表面皮肤颜色发红，考虑病变时间较长，病变可能已侵袭至皮下。

（5）患者疾病的主要鉴定依据来源于MRI检查和腮腺区细针穿刺检查，病理结果提示"腮腺腺样囊性癌"，这可能是最终确定诊断的主要依据。

3. 初步诊断

右侧腮腺区腺样囊性癌。

二、查房讨论精要

1. 讨论环节一：病史收集

腮腺恶性肿瘤既可为原发，也可由良性肿瘤恶变导致，考虑为"腮腺恶性病变"的患者应重点询问其最初出现症状的时间、确切的部位、增长速度以及近期肿物是否突然加速生长，这对区分良性肿瘤与恶性肿瘤和确定是否为转移性肿瘤均有帮助。遇到可疑症状，应抓住不放，不可忽视患者的任何一个主诉。腮腺区恶性肿瘤，在临床上生长较快，可呈浸润性生长，与周围组织有粘连甚至会侵犯神经组织，并且引起神经功能障碍，表现为面瘫、舌麻木、舌运动障碍等，亦可发生颈部淋巴结转移和远处转移。因此在体格检查时，不仅应关注肿块本身性质，还应了解局部神经功能情况，病变区域有无淋巴结肿大等异常。临床检查、病史询问和仔细触诊是腮腺肿瘤临床诊查的重要手段。涎腺肿瘤多系无意发现，短期内发现肿块并有疼痛常为炎症现象，但不可忽略恶性肿瘤，特别是腺样囊性癌的可能。注意肿块所在部位常有助于临床诊断。

问：简述腮腺良性肿瘤、原发恶性肿瘤及转移性肿瘤的区别。

腮腺良性肿瘤，局部有无痛性肿物，生长缓慢，质地中等，边界清楚，不伴有功能障碍，影像学检查可见良性肿瘤表现；细针穿刺有助于鉴别。原发恶性肿瘤局部肿物质地较硬，伴疼痛或溃疡，生长相对较快，常出现神经受累症状，可发生区域性或远处转移，转移性肿瘤系其他部位恶性肿瘤转移至头面部，表现为局部肿物，质地较硬，可为多个结节状，边界相对较清楚，在毗邻部位可见原发病灶，全身系统检查可见原发灶。

问：简述常规腮腺肿瘤辅助检查的方法及其应用。

腮腺肿块影像学检查首选B超检查。临床触诊在不能确认肿块的情况下可做B超了解检查腮腺内有无占位性病变。良性肿瘤在B超图像上表现为边界清楚、后壁回声增强、内部回声呈均质性，低回声常为囊性肿物。恶性肿瘤则边界不清、内部回声呈高度非均质性，并有强回声团。CT和MRI检查可以克服B超检查的不足。这两种检查方法的最大优点是可清楚了解肿块在腺内位置及其与周围解剖结构的关系，特别是腮腺深叶肿瘤累及的范围。PET-CT检查对于鉴别恶性肿瘤及转移性肿瘤具有重要意义。

细针吸取细胞学检查已被广泛承认为是一种安全有价值的术前定性诊断涎腺肿块的方法。涎腺肿瘤，特别是腮腺和颌下腺是绝对禁忌活体组织检查，因此种检查方法有造成种植性复发的危险，而细针吸取细胞学检查正解决了这一难题而成为肿块定性诊断的较佳方法。细针吸取细胞学检查在鉴别肿块是炎症还是肿瘤以及其良恶性方面的准确率可达95%。

冰冻切片诊断涎腺肿瘤的正确率可达95%，冰冻切片检查主要用于检查手术中切缘是否为阳性。送检时要求肿物切除完整，尽量避免切取部分缝合创缘。

2.讨论环节二：疾病的临床特征与分型

患者细针抽吸的病理结果提示为"腺样囊性癌"，腺样囊性癌好发于小涎腺及大涎腺中较小的腺体，身体其他部位相对少见。腺样囊性癌为实性癌，大体解剖并无囊腔形成。根据WHO分类可分为3种亚型：①腺样（筛孔状）型：上皮细胞巢内有许多圆柱状腺隙，形成一种筛孔状结构。②管状型：瘤细胞排列呈腺管状，纵向切面呈管状。腔内含有少量的嗜酸性物质，PAS染色阳性。③实质型：瘤细胞形成大小不等的巢或呈片状，没有或很少有如筛孔状所见的腔隙以及管腔。腺样囊性癌一般生长缓慢，近期可生长加速，常为患者就诊的主诉症状之一。另一就诊的主诉症状则属神经方面，如自发痛或触疼，但均不严重，或呈胀痛、轻微刺痛感。舌下腺或颌下腺发生者常有患侧舌痛，比较集中于舌尖。有时患者就诊于疼痛科或神经内科致病情延误。

问：为何腺样囊性癌容易复发？

手术后，腺样囊性癌局部复发率极高，Conley研究报道显示42%的患者有一次或多次复发。容易复发的原因有：腺样囊性癌是一种侵袭性很强的肿瘤，常见于包膜内，甚至包膜外也有癌细胞浸润，邻近肿瘤的组织如肌、骨及骨膜等，肉眼观察近似正常组织而镜检常见癌细胞浸润，因此很难确定肿瘤所累及的解剖范围。手术安全边界不够，导致复发。栓塞性的区域淋巴结转移率很低，如有发生，多为分化差的实质型，或原发部位在舌根者。易发生腺体周围淋巴结的直接侵犯，应根据不同病理特性选择颈部淋巴结清扫术式。腺样囊性癌远处转移发生率较高，主要转移部位是肺。因此，控制局部复发和远处转移是临床治疗中的主要问题。手术是治疗的基本手段，术后配合放疗可明显降低术后复发率，提高患者生存率。

问：简述腺样囊性癌的扩散途径及临床特征。

肿瘤易沿神经扩散，因此常有神经症状，如疼痛、面瘫、舌麻木或舌下神经麻痹。腭部肿瘤可沿腭大神经扩散到颅底。

肿瘤浸润性极强，与周围组织无界限，有时甚至累及非紧邻组织。

颈部淋巴结转移率很低，但肿瘤易侵入血管，造成血行性转移，转移部位以肺最多见。

肿瘤细胞沿骨髓腔浸润，常为散在的瘤细胞团，如肿瘤与骨膜粘连，即使X线片上无明显的骨质破坏，也应按照骨转移处理。

3. 讨论环节三：疾病的诊疗模式

外科手术切除是主要的治疗手段，在不影响功能的前提下尽可能局部大块切除。手术后应常规辅助放疗以根除肉眼不能见到的、可能残存的癌细胞，有利于提高治愈率。腺样囊性癌除实性型以外，一般生长缓慢，肺部转移灶也进展缓慢，患者可以长期带瘤生存。因此，即使出现肺转移，如果原发灶可以得到根治，仍可行原发灶的手术治疗。腮腺癌手术的重点在于面神经的处理方式，恶性程度高的肿瘤如果面神经没有被肿瘤包裹，或虽然贴近肿瘤，但肉眼见神经膜未受侵，则可以保留面神经，术后予以放疗以扩大安全界。但腺样囊性癌具有沿神经侵袭扩散的特性，故要做到受侵神经的切缘为阴性为止。恶性程度低的肿瘤只要面神经能被分离开，则应尽量保留。可借助显微外科方法进行分离，既可以将肿瘤尽量切除干净，又可以将面神经的损伤程度降到最低。从临床症状看，恶性肿瘤如术前已有面神经麻痹，则应连同肿瘤全部切除；如术前无面神经麻痹征象，但术中见临近肿瘤的面神经色泽变暗紫或增粗变硬、面神经穿过肿瘤等，均应切除受累部分。

问：简述手术治疗腺样囊性癌的基本原则。

（1）涉及神经的处理原则：腮腺腺样囊性癌应行全部腺叶切除，临床有面神经麻痹征象或术中见面神经毗邻肿瘤且有变性表现，不论其轻重程度均应切除。面神经切除后可考虑神经移植。

（2）涉及颌骨的处理原则：术中肿瘤突破腺体，但并未与颌骨完全粘连，建议切取邻近骨膜做冰冻切片检查，即便未发现癌细胞浸润也应考虑箱状切除，如与颌骨粘连，手术时应沿安全边界切除下颌骨。

（3）颈部淋巴结的处理原则：腺样囊性癌患者不考虑做颈部淋巴结清扫术。除非原发灶在颌下腺或舌根部或在颈部扪及明显肿大淋巴结且高度怀疑有转移时应行功能型淋巴结清扫术。

（4）复发的处理原则：腺样囊性癌生长缓慢，复发间隔时间较长，不少病例局部复发后甚至带瘤生存若干年。原发灶复发，如患者条件容许，仍可继续行手术切除，重视后续放疗及免疫治疗。

三、临床教学查房总结

本次临床教学查房的目的在于让医生通过临床思维了解颌面部以"疼痛"为主诉的患者的诊断和临床诊断，让医生了解疼痛的发生机制、掌握疼痛的诊断方法和鉴别诊断。本次查房所采用的病例主要是疼痛患者曾在多家医院就诊。其实疼痛可能是某些严重疾病的信号，如肿瘤等器质性疾病引发的继发性疼痛。在收集病史时，注意对疼痛部位、时间、性质及原因进行深入分析，避免误诊。在知识点掌握上，要学会对颌面部恶性肿瘤与良性肿瘤鉴别诊断。本次临床教学查房的患者最终诊断为腺样囊性癌，其中有恶性肿瘤的共性问题，如呈浸润性生长，与周围组织有粘连甚至侵犯神经组织，并且引起神经功能障碍，表现为面瘫、舌体麻木、舌运动障碍等症状，亦可发生颈部淋巴结转移和远处转移。在学习过程中还应注意其流行病学特点和部分个性问题。腺样囊性癌的发病率仅次于黏液表皮样癌，排在第2位，高于腺泡细胞癌和腺癌。与其他恶性肿瘤相比，腺样囊性癌生长缓慢，病史较长。腺样囊性癌的特征在于具有很强的"嗜神经性"，早期可侵犯神经出现神经受累症状，因此患者多以疼痛为主诉前来就诊。腺样囊性癌由于其肿瘤生物学行为及其特殊性，目前已被列入高度恶性肿瘤范畴。诊疗腺样囊性癌应注意远处转移率较高，若病变涉及颌骨、神经等周围组织侵袭时应遵循手术治疗的基本原则。

第五节　研究前沿与思政教育

一、功能外科理念在腮腺良性肿瘤切除术中的应用前景

常规的腮腺浅叶良性肿瘤术式为肿瘤及腮腺浅叶切除术，腮腺肿瘤手术的常规入路为"S"形切口，切口瘢痕较明显，对外观有一定影响。这种常规腮腺手术术中需结扎腮腺导管，导致患侧腮腺功能丧失。此外，患者术后容易出现面瘫、术区麻木、涎瘘、味觉性出汗综合征、不对称性凹陷、瘢痕等并发症，这些都与切口与手术术式密切相关。如何减少手术并发症、提高患者生活质量是腮腺手术的重要原则。近年来，功能外科理念正逐渐在腮腺切除术式中推广并改良。腮腺功能性外科分为保存性功能性外科（CFS）和整复性功能性外科（RFS），基本原则以彻底切除肿瘤为前提，尽可能保留或者保护患者正常的组织器官，并通过改进手术切口或手术入路，重建或恢复患者面部形态和功能。这是腮腺手术从广泛性外科向微创性外科的回归。与常规浅叶切除术相比，功能外科手术有下列优点：①因手术范围缩小，缩短了手术时间；②因只暴露面神经下颌缘支及颈面干，减少了面神经损伤；③切除组织少，面部凹陷畸形得以减轻；④降低味觉性出汗综合征的发生率；⑤保留了大部分腮腺功能。目前采用腮腺功能性外科设计手术的入路，包括耳后发际入路、耳前发际入路、耳前耳后发际入路。这些入路的应用具有位置隐蔽、术后瘢痕少、美容效果佳的优点，基本上做到了手术不留可见瘢痕的美学效果。腮腺功能性外科有效弥补了传统术式的弊端，其不仅仅是单纯切除肿瘤组织，还是将患者的腮腺肿瘤连同周围部分正常的腺体一同切除，在术中最大限度地保留了部分腮腺组织和腮腺导管，从而将剩余腺体分泌的大部分涎液通过腮腺导管流入患者的口腔，尽可能地保留了患者剩余腺体的正常分泌功能。同时手术瘢痕短且有效减轻了耳周区和面部的凹陷畸形。

二、涎腺腺样囊性癌转移特性与细胞外基质的相关性研究

涎腺腺样囊性癌是最常见的涎腺恶性肿瘤之一，涎腺腺样囊性癌起源于涎腺组织，由腺上皮细胞和肌上皮细胞构成，其生物学特点是具有很强的侵袭性和很高的远处转移率，涎腺腺样囊性癌的发生、发展和转移是一个多因素参与、多步骤共同完成的复杂过程，受多因素、多个基因及其产物的调控。因对其转移机制缺乏了解，目前尚无有效的预防方法。目前的研究显示，涎腺腺样囊性癌远处转移与细胞外基质的降解具有密切关

系，它是肿瘤侵袭转移的关键步骤之一。ECM 主要由胶原、糖蛋白、蛋白多糖和氨基葡聚糖等组成。肿瘤细胞可能释放某种酶，如基质金属蛋白酶 MMP 的高表达，使癌周的基底膜样物质和胶原原纤维溶解，有利于癌细胞的侵袭扩散，侵入血管内发生血行性转移；ADAM 10 在涎腺腺样囊性癌转移癌组织及肺高转移细胞株中呈明显的高表达，而沉默 ADAM 10 基因的表达则使涎腺腺样囊性癌细胞生长、侵袭以及转移能力都下降，提示 ADAM 10 在涎腺腺样囊性癌的发生及转移过程中发挥了重要的作用。组织蛋白酶 D 免疫组化研究显示，出现远处转移患者的阳性表达率明显高于无转移患者，提示组织蛋白酶 D 与腺样囊性癌的远处转移有一定关系，它参与基底膜的降解，有助于肿瘤细胞对基底膜的溶解，促进肿瘤的远处转移。

三、思政案例——疾病认知

1. 干燥综合征

干燥综合征是一个主要累及外分泌腺体的慢性炎症性自身免疫病，又名"自身免疫性外分泌腺体上皮细胞炎"或"自身免疫性外分泌病"。临床除有唾液腺和泪腺受损功能下降而出现口干、眼干外，尚有其他外分泌腺及腺体外其他器官因受累而出现多系统损害的症状。其血清中则有多种自身抗体和高免疫球蛋白。

1988 年，Hadden 在一次伦敦学术会议上首次报道了一例 63 岁的女性同时合并口腔干燥和泪液分泌不足的案例。该报道描述了该女性患者舌表面干裂，口腔黏膜光滑而苍白，但视诊和触诊颌下腺等均未发现异常。

1930 年，Sjögren 收治了一例 49 岁的女性患者，该患者有 6 年的手关节炎病史，同时伴有眼部灼烧、干燥。随后又观察到该患者存在口腔干燥，进食需水送服。该病例促使 Sjögren 进行更深入的研究。在接下来的数年里，Sjögren 研究了 19 例类似的患者，均为女性，年龄在 29～72 岁，其中 13 例合并有关节炎。有 10 例患者进行了泪腺组织学检测，发现病变组织被淋巴细胞浸润。1933 年，Sjögren 发表了该研究：他认为该病是一种系统性综合征，泪液减少是导致眼部溃疡性病变的主要机制。Sjögren 的贡献不仅在于准确地认识到了该病是一种系统性疾病，也首先系统地描述了该病的眼部病变。

随着细胞生物学和免疫学的发展，科学家们逐渐对这些疾病在微观层面有了更系统的了解。如今，干燥综合征也有了国际公认的诊断标准，此病也与系统性红斑狼疮、类风湿关节炎鉴别诊断。

干燥综合征从发现至今有过许多病名，但最终"舍格伦综合征"得到了最广泛的使用，此名也是给予瑞典眼科学家 Sjögren 的荣誉。

2. 思政分析

认识某一种疾病，需要很长时间的探索与发现。尽管目前我们对很多疾病的认识都很全面，但是仍然有相当一部分的疾病连病因都无法明确，只能对症治疗，延缓疾病的发展。在干燥综合征的探索历程中，我们看到了科学家们追求真理，孜孜不倦的探索精神。面对未知的疾病，科学家们表现出了相当程度的细心与耐心，抽丝剥茧，归纳总结。从发现到认识干燥综合征，再到制定治疗方案，制定诊断标准，这个过程相当漫长，但这并不是终点，未来有无限可能。

四、思政案例——慈善公益

1. 医疗扶贫

2021年温州医科大学校长李校堃院士带领多学科专家团队，来到海拔4500多米的西藏嘉黎县人民医院，为当地百姓"送医上门"，造福高原地区百姓，助力精准扶贫扎实推进。温州医科大学专家团队顾不上十几个小时长途跋涉的辛苦和高原反应带来的身体不适，迅速在当地开展义诊活动，为百位患者进行细心入微、耐心周到的诊治。此前一天，专家团队已在拉萨开展联合义诊活动，为藏民开展了详细的全身检查及健康咨询。

那曲市嘉黎县地处唐古拉山与念青唐古拉山脉之间，平均海拔4500米，高寒缺氧的自然环境威胁着藏民的健康，加上当地医疗资源匮乏，不少人因病致贫、因病返贫。长期以来，温州医科大学一直致力于藏区医疗的精准扶贫，温州医科大学"川藏青高原光明行""大拇指工程""微笑联盟"等公益慈善活动多年来坚持在藏区开展，受益的藏族群众已经有数千人。在温州市援藏25周年之际，温州医科大学集合附属医院的高水平专家队伍赴嘉黎开展医疗公益活动，再次彰显了温州医科大学在助力国家脱贫攻坚战中的责任担当。附属口腔医院麻健丰带领口腔团队为当地数十名儿童进行唇腭裂筛选和手术后复查。"今后我们将会借助我们的'微笑工程'慈善活动，派专家到嘉黎县为符合手术条件的孩子做手术，或把患者接到温州治疗，帮助藏区唇腭裂孩子重新绽放笑容。"

在温州医科大学"嘉黎县考察交流工作会"上，学校为嘉黎县捐赠价值130多万元的医疗物资。嘉黎县委副书记、县长吾金才塔说，嘉黎县医疗资源缺乏，有些患者要长途跋涉到那曲和拉萨看病，温州医科大学的医疗专家团队不远万里来到嘉黎，真是一场"及时雨"，也充分证明了藏汉一家亲。

"没想到母校的校长来看望我，非常感动。我在这里工作挺顺利的，医院给了我很多关心和照顾，我也一直努力用母校教给我的知识，尽量为那曲的医疗建设做出自己的贡献。"在那曲市人民医院工作的毕业生卓典典激动地说。卓典典是温州医科大学2018

届仁济临床专业毕业生，温州洞头人，通过"西部计划"进入那曲市人民医院工作。尽管他工作时间不长，但是已经展现出较强的工作能力，成为医院重点培养的骨干。在赴嘉黎县的途中，李校长专程到那曲看望了他，鼓励他秉持医者仁心，充分利用在温州医科大学所学的知识为西藏百姓的健康作贡献，在祖国最需要的地方绽放青春之花。

2. 思政分析

医疗是民生大事，作为医生要争做教育扶贫、医疗扶贫的担当者、执行者、实践者、开拓者。通过医疗精准扶贫不仅为藏区患者带来了新的希望，为患者家庭带去更好的生活，还有效提升了嘉黎县医疗卫生水平，造福当地百姓，并通过与嘉黎县医疗机构的合作帮扶，嘉黎县医疗服务水平得到提升，力阻"病根"变"穷根"，为脱贫攻坚和实现全民健康、全面小康贡献温州医科大学的力量。

医疗扶贫不仅要"输血"，更要"造血"。长期以来，温州医科大学不仅组织公益医疗团队为藏区患者提供优质的医疗服务，更一直注重提升藏区"造血"能力，为藏区培养优秀医生、培训医务人员。目前温州医科大学还有西藏在校生20余人，学校鼓励优秀毕业生积极参加"西部计划"，到祖国最需要的地方建功立业。目前先后有20多名学生到西藏日喀则、那曲、林芝等地区的医疗系统工作，很多人已经成为医院的主力，在雪域高原上继续守护人民的健康。

（师莉芳）